KB242552

잘 자고 잘 먹는

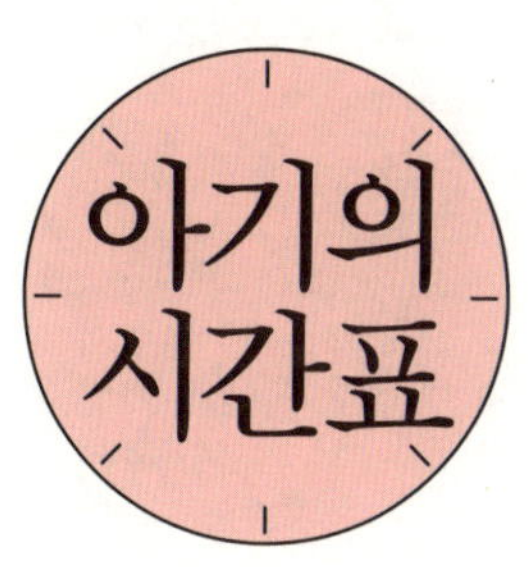
아기의
시간표

잘 자고 잘 먹는 아기의 시간표

: 0~2세 수면교육, 수유, 이유식에 관한 가장 신뢰할 수 있는 기준

초판 1쇄 발행 2014년 6월 5일
개정판 1쇄 발행 2026년 5월 6일

지은이 정재호 / **펴낸이** 김태헌
기획/편집 총괄 임규근 / **팀장** 권형숙 / **책임편집** 김희정 / **교정교열** 박선주 / **디자인** 형태와내용사이 / **일러스트** 이이오
영업/마케팅 총괄 신우섭 / **영업** 문윤식, 김선아 / **마케팅** 손희정, 박수미, 송수현 / **제작** 박성우, 김정우
펴낸곳 한빛라이프 / **주소** 서울시 서대문구 연희로 2길 62 / **전화** 02-336-7129 / **팩스** 02-325-6300
등록 2013년 11월 14일 제 25100-2017-000059호 / **ISBN** 979-11-94725-43-5 13510

한빛라이프는 한빛미디어(주)의 실용 브랜드로 우리의 일상을 환히 비추는 책을 펴냅니다.

이 책에 대한 의견이나 오탈자 및 잘못된 내용은 출판사 홈페이지나 아래 이메일로 알려주십시오.
파본은 구매처에서 교환하실 수 있습니다. 책값은 뒤표지에 표시되어 있습니다.
홈페이지 www.hanbit.co.kr / **이메일** ask_life@hanbit.co.kr / **인스타그램** @hanbit.pub

지금 하지 않으면 할 수 없는 일이 있습니다.
책으로 펴내고 싶은 아이디어나 원고를 메일(writer@hanbit.co.kr)로 보내주세요.
한빛라이프는 여러분의 소중한 경험과 지식을 기다리고 있습니다.

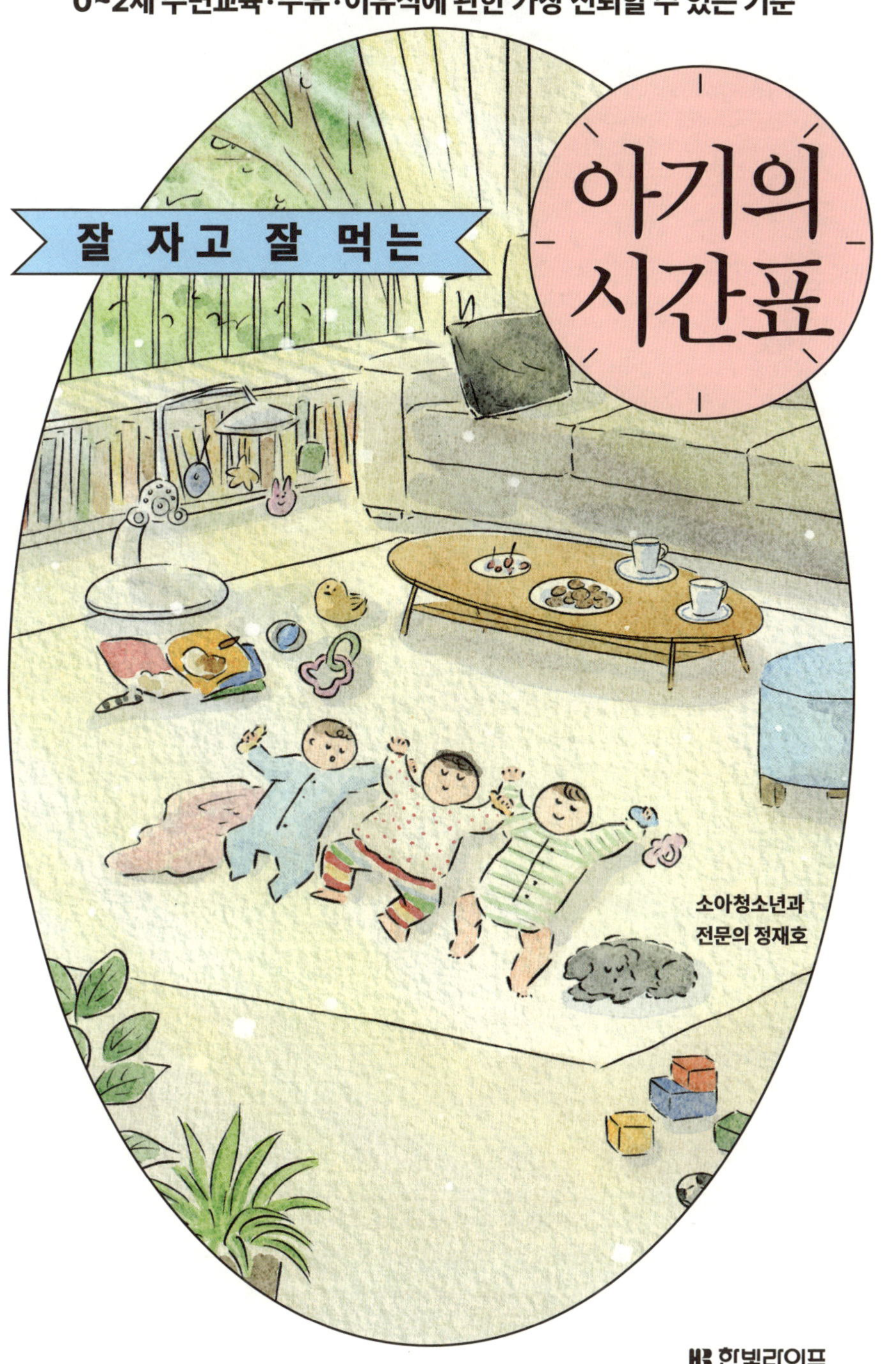

0~2세 수면교육·수유·이유식에 관한 가장 신뢰할 수 있는 기준
잘 자고 잘 먹는
아기의 시간표
소아청소년과 전문의 정재호
HB 한빛라이프

일러두기
이 책의 내용은 아이를 직접 진찰한 의사의 의견을 대신할 수 없습니다.
이 책은 2014년에 펴낸 『잘 자고 잘 먹는 아기의 시간표』를 전면 수정하고 보완한 개정
판입니다.

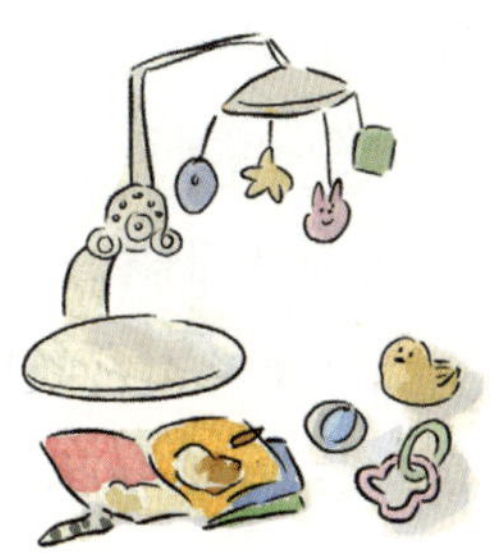

누군가에게 육아에 대한 조언을 건넨다는 것은 이 책을 처음 출간한 2014년이나 지금이나 무척 조심스러운 일입니다. 게다가 그것을 활자로 펴낸다는 것은 두려움이 앞서는 작업입니다. 이론과 현실의 간극이 아주 크고, 다양한 의견과 참견이 가득한 분야이기 때문입니다.

여기에 하나 더, '나의 조언이 남의 귀한 아이에게 조금이라도 해가 되면 어떡하나' 하는 의사로서의 무거운 책임감은 번번이 개정 작업을 망설이게 했습니다.

그러던 어느 날 문득, 어느덧 훌쩍 자란 아들이 아주 어렸을 때 들려주었던 옛날이야기와 그때 나눈 대화가 떠올랐습니다. 산에 사는 괴물에게 잡혀간 엄마를 구하러 가는 꼬마의 이야기였습니다.

'길을 떠나는 꼬마에게 마법사 할머니는 색깔이 다른 주머니 세 개를 쥐여주며 위급할 때 쓰라고 당부했습니다. 꼬마는 파란 주머니로 홍수를, 빨간 주머니로 큰불을, 초록 주머니로 가시덤불을 소환해 괴물을 물리치고 엄마를 무사히 구해냅니다.'

당시 이야기를 흥미진진하게 듣던 아이가 걱정 가득한 눈으로 불쑥 물었습니다. "아빠, 주머니를 다른 순서로 꺼냈으면 어떻게 됐을까?" 저는 잠시 생각하다 이렇게 답했습니다. "글쎄, 그래도 엄마를 잘 구해냈을 거야. 그 꼬마에게는 이미 무서운 괴물에게 맞서 엄마를 구하러 갈 용기가 있었으니까. 주머니를 꺼내는 순서가 바뀌었든, 심지어 주머니가 없었더라도 그 용기라면 어떻게든 엄마를 구했을 것 같은데."

즉흥적인 대답이었지만, 그 순간 머릿속을 번쩍 스치는 깨달음이 있었습니다. '『잘 자고 잘 먹는 아기의 시간표』가 부모님들에게 바로 저런 마법 주머니 같은 책이었으면 좋겠다. 새로 책을 쓴다면 이 마음을 꼭 전하고 싶다.' 그렇게 다시 자료를 찾아 정리하며 새 원고를 쓰다 멈추고, 멈추다 다시 쓰기를 몇 년 반복한 끝에 이제야 세상에 내놓습니다.

이 책에 담긴 내용은 "반드시 이렇게만 해야 한다"는 유일한 정답이 아닙니다. 더 좋은 길을 찾기 위해 고민하는 것만으로도, 여러분은 이미 아이에게 최고의 부모입니다. 엄마를 구하러 떠난 꼬마에게 마법 주머니 이전에 용기가 있었다면, 이 책을 읽고 있는 엄마 아빠에게는 깊은 사랑이 있습니다.

돌아보면 아쉬운 순간도 있겠지만, 누구보다 최선을 다했다는 걸 자기 자신이 가장 잘 알고 있을 것입니다. 다만 육아가 잠시 버겁고 뜻대로 되지 않을 때, 이 작은 주머니를 한 번 열어보세요. 지금 내가 어디쯤 서 있는지, 그리고 내가 지금 당장 할 수 있는 일이 무엇인지 궁금하고 막막할 때 도움이 되었으면 좋겠습니다.

용기 있게 발걸음을 내디딘 꼬마의 손에 쥐여 있던 세 개의 마법 주머니처럼, 이 책이 매일 밤낮으로 아이를 지켜내는 부모님들에게 작으나마 '믿을 구석'이 되고 지칠 때 잠시 기대어 쉴 수 있는 '비빌 언덕'이 되기를 진심으로 바랍니다.

2026년 5월 정재호

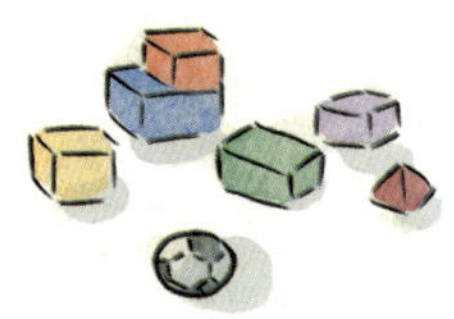

육아에 대해 공부를 하면 할수록, 책을 읽으면 읽을수록 결국 좋은 부모가 되는 길은 '좋은 사람'이 되는 길 외에는 없다는 생각이 듭니다. 그래서 "어떻게 책대로 아이를 키우냐"는 이야기가 나오는 거겠지요. '좋은 사람'이 되기를 말하는 건 쉽지만 실천하기는 어려우니까요.

이미 몸과 마음과 경제적으로 최선을 다하고 있을 부모님들에게 더 채찍질을 하고 싶지는 않았습니다. 하지만 각자의 최선이 오히려 아이의 건강에 방해가 된다면 어떨까요? 조금 덜 노력하고, 조금 덜 애쓰며 여유를 찾는 게 부모는 물론이고 아이에게도 더 도움이 된다면 어떨까요? 실제로 평소 진료실에서 하는 육아 상담의 결론은 대부분 "그렇게 안 하셔도 됩니다. 그냥 두세요"로 요약할 수 있습니다.

육아의 세부 사항을 수면, 식사, 배변 교육 등으로 나누어 생각해 볼 수는 있지만, 그것들이 따로 떨어져 작동하지는 않습니다. 잘 자고 일어나야 잘 놀 수 있고, 잘 놀아야 식욕이 돕니다. 잘 먹어야 잘 싸고, 잘 싸야 또 편안하게 지낼 수 있습니다.

흙탕물을 맑게 하려면 기다리는 수밖에 없습니다. 떠다니는 흙먼지를 하나하나 떠내는 일은 또 다른 물결을 일으킬 뿐입니다. 아이가 걱정스러운 모습을 보일 때 부모가 택할 수 있는 가장 괴로운 대책은 가만히 기다리는 일입니다. 하지만 이것이 옳은 선택일 때가 참 많습니다.

아이들의 울음이 무엇을 뜻하는지 모르는 게 부모의 죄는 아니지요. 어떻게든 울음을 멈추게 하는 일은 차라리 쉽습니다. 울음소리를 견뎌내면서 품어주는 게 정말 사랑하는 사람이 할 수 있는 일입니다. 사랑으로 음식을 만들어 먹여야 하지만, 음식 자체가 사랑은 아닙니다. 그때그때 입안에 맛있는 음식을 넣어주기는 쉽습니다. 옆집 아줌마도 할 수 있는 일이지요. 배고플 때 맛있게 먹을 수 있도록 기다려주는 게 정말 사랑하는 사람이 할 수 있는 일입니다. 그렇게 가만히 기다려도 되는 이유와 그 강력함을 설명하고 구체적인 방법을 제시하고자 노력했지만 여전히 아쉬움이 있습니다.

아직 어린 아이를 키우는 젊은 아빠로서 육아책을 쓰는 것은 부담이 큰 일입니다. 경험담이 주 내용이라면 경솔한 처신일 수도 있습니다. 그래서 이 책은 아빠보다는 소아청소년과 의사의 입장을 내세워 써나갔습니다. 부모의 입장에서 또 다른 부모에게 아이를 키우는 일에 이래라저래라 하는 것은 자기의 세계관과 취향을 강요하는 일과 같습니다. 굉장히 폭력적인 행동이라고 생각합니다. 그런 참견이 다른 집 아이에게는 해로울 수도 있다는 점에서 위험하기도 합니다. 아무리 조심해도 참견이 아닐 수 없겠지만, 소아청소년과 전문의라면 부모들의 선택에 근거가 될 만한 의견을 내놓아야 한다는 책임감이 여러 망설임을 앞섰습니다.

이 책에서 권하는 대로 생활할 수 없는 환경을 가진 가정도 있다는 것을 알고 있습니다. 늦은 퇴근과 그에 따른 피곤은 그분들의 잘못이 아닙니다. 그분들께도 어떤 대안을 제시하고자 고민했지만 부족한 부분이 많습니다. 가정의 저녁 시간을 지켜줄 수 있는 우리 사회가 되기를 간절히 바랍니다.

이 책을 쓰는 내내 격려와 응원을 아끼지 않으면서 게으름 피우지 못하게 다잡아준 아내 김나연에게 먼저 고마움을 전하고 싶습니다. 실제로 아이를 키우는 엄마의 입장에 서서 초고를 읽고 싹싹하지 못한 남편의 모난 말투를 다듬어주었습니다. 접촉할 방법이 거의 없는 상태에서 저를 찾아내어 책의 출간을 제안하고 설득해 주신 한빛라이프 김희정 차장님과 이 책이 나오기까지 애써주신 모든 분께 감사합니다. 거짓말처럼 늘 어떤 일에 쫓기듯 살고 있어 원고를 작성하는 데만 유독 불성실했던 저를 믿어주셨습니다. 고생 많으셨습니다.

책 집필과 진료실에서의 육아 상담을 적극 지원해 주신 조명구 병원장님, 그리고 질병의 진료뿐만 아니라 소아청소년과 의사로서 살아가는 자세를 가르쳐 주신 스승, 김길영·이영혁·고경옥·천은정·임재우 선생님께 이 자리를 빌려 감사의 말씀을 올립니다. 초고를 읽고 진심 어린 충고를 전해준 오랜 친구 박일경, 김성현 부부에게도 고마움을 전하고 싶습니다.

고집스럽고 되바라진 젊은 부부를 이해해주신 장모님과 어머님께 감사드립니다. 그리고 하루도 한순간도 잊은 적 없는, 내가 살아갈 길을 보여주고 떠나신 아버지께, 당신의 손자 연우의 손에 얹어 이 책을 바칩니다.

2014년 5월 정재호

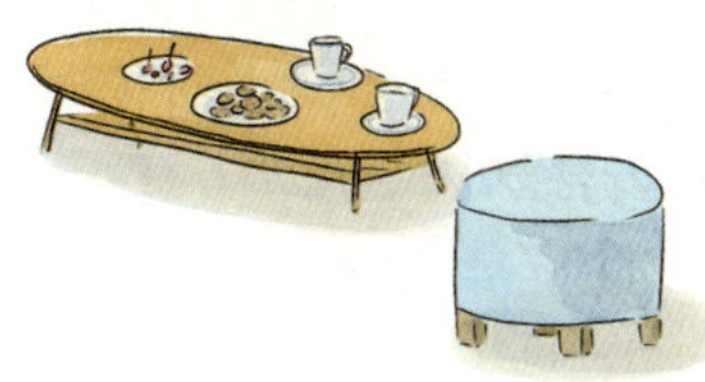

차례

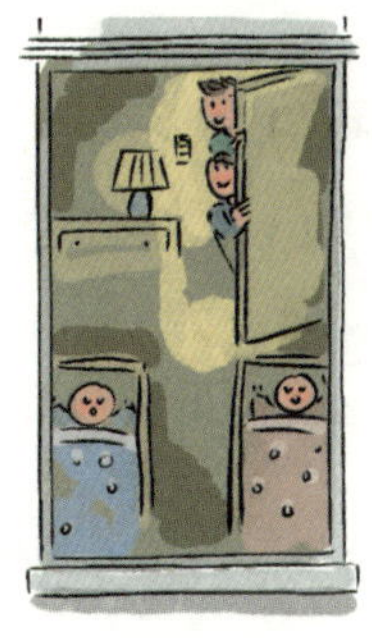
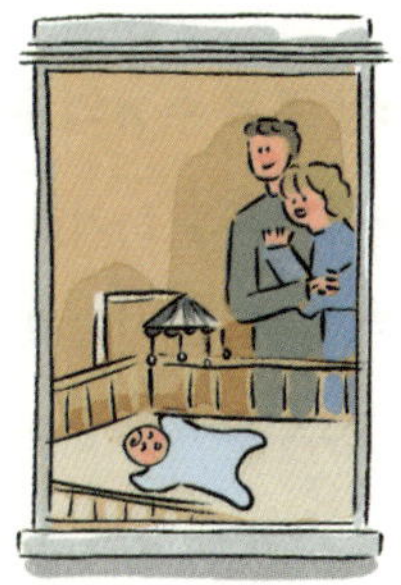

2부 섭식

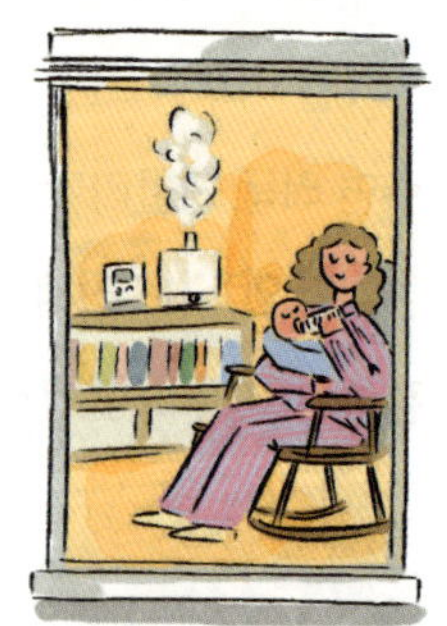

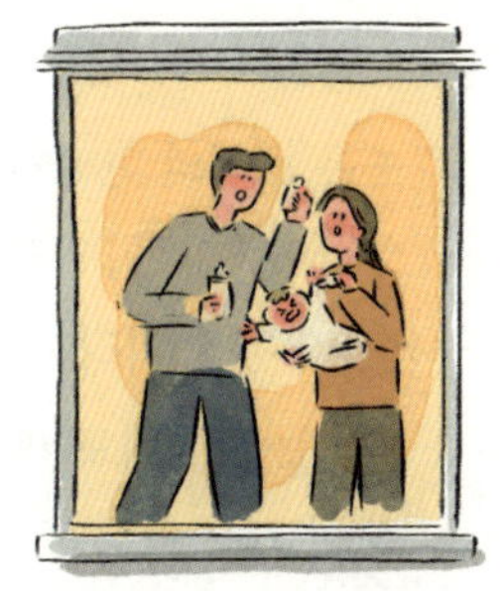

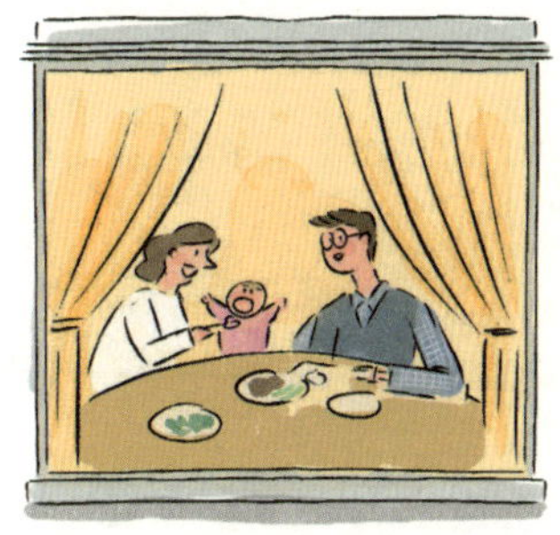

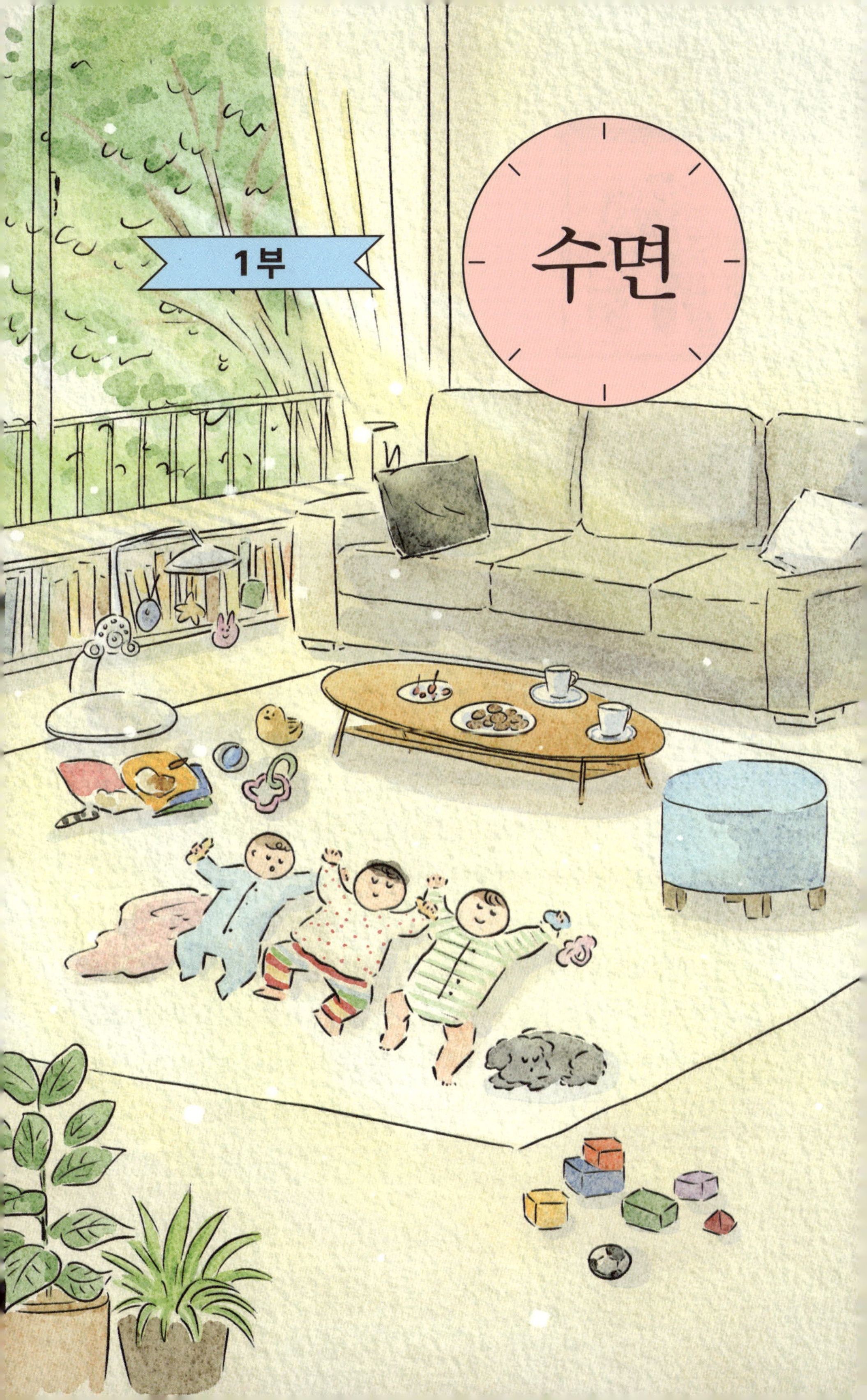

1부
수면

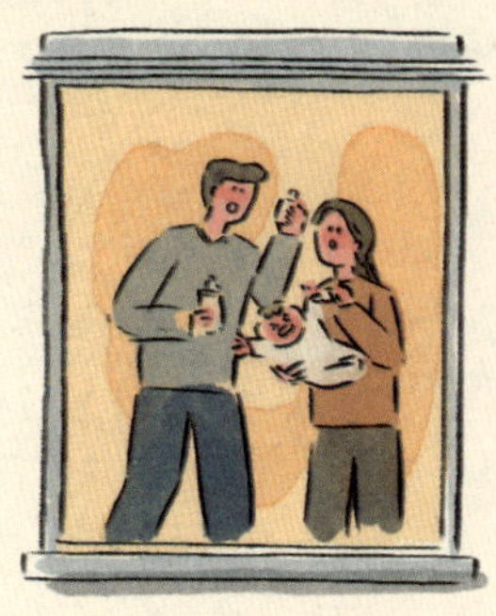

임신하고 아이를 기다리며 그렸던 출산 후의 모습과 아이를 낳아 키우고 있는 지금의 모습은 어떤가요? 잠시 엄마 이야기를 들어볼까요?

"아침에 일어나 밥을 짓고, 남편과 오붓하게 식사하고, 아이가 깨어나면 젖을 먹이고, 아이가 잠들면 음악을 틀어놓고 햇살을 맞으며 짬짬이 책을 읽는 하루, 때로는 미뤄둔 영화를 보기도 하고, 밑반찬을 만들기도 하는 등의 여유로운 생활을 기대했어요. 물론 "애 낳고 한숨도 자지 못했다"라는 말이나 "아이가 배 속에 있을 때가 가장 편하다"라는 얘기를 듣긴 했지만, 그냥 흘려들었죠. 아이 먹이고 재우고 목욕시키는 게 힘들고 바쁘겠지만, 임신했을 때보다 몸이 가벼워지니까 괜찮을 거라 여겼거든요.

이런 생활을 기대하며 아이를 낳았어요. 천사가 따로 없더라고요. 꼬물거리는 손가락이며 오물거리는 입술이며 실눈을 뜬 모습을 보노라면 세상 부러울 게 없었어요. 세상에 이렇게 아름다운 게 있을까 싶더라고요. 한데 천사처럼 아름다운 녀석을 집에 데려왔는데 이게 무슨 일이죠?
아이가 병원과 조리원에서도 그다지 잘 먹고 잘 잔 건 아니었어요. 하지만 대부분 시간을 간호사 선생님이 돌봐줘서 저는 모유량을 늘리는 것만 생각하며 보름을 보냈어요. 그런데 아이가 집에 오자마자 내내 칭얼거리더라고요. 젖을 달라는 건가 싶어 젖을 물리면 몇 번 빨다 자버리고, 자는가 싶어 눕히면 등에 센서라도 달린 것처럼 울어 젖히고…. 울어대는 아이를 이러지도 저러지도 못해 온종일 안아 올렸더니 이제 팔이며 허리며 다리며 남아나는 게 없어요. 늘 배고파하는 것 같고, 늘 졸려 하는 것 같은데 젖도 잘 안 먹고 잠도 잘 안 자니, 이걸 어떡해야 하는 걸까요?

하루만 지나도 몸이 눈에 띄게 망가지는 느낌이었어요. 하지만 진짜 악몽은 저녁에 시작되더군요. 어두워지기 시작하면 졸리는지 연신 하품을 해대면서도 절대 자질 않아요. 낮에 울던 건 아무것도 아니었어요. 저녁엔 온 집 안이 떠나가라 울어대서 밤이 오는 게 무서울 지경이에요. 두 시간 내내 안아 올렸다가 내리기를 반복하고, 카시트에 앉혀놓고 드라이브를 하면서 재워도 두 시간이 멀다 하고 깨서 젖을 달라는 통에 밤이라고 편하게 발 뻗고 잘 수도 없어요. 너무 힘들어서 젖을 물린 채로 잠드는 일도 일상이 된 것 같아요. 제 몸도 예전 같지 않은데, 밤낮으로 이렇게 시달리다 보니 이러다 몸이 부서지는 게 아닌가 싶어 무섭기도 해요. 도대체 신생아 수면 시간이 17시간이라고 한 사람은 누군가요? 정말 하루 17시간을 자는 아이가 있긴 한 거예요? 아이가 아무리 예뻐도 힘든 건 어쩔 수 없네요. 도대체 언제까지 이런 생활을 계속해야 하나요? 제발 좋은 방법 좀 알려주세요."

아이를 낳은 지 얼마 되지 않은 엄마들 입에서 공통으로 나오는 말입니다. 이 시기에는 잘 키워야 한다는 압박감, 뜻대로 되지 않을 때의 답답함, 아이와 단둘이 있는 것만 같은 외로움이 마음을 가득 채웁니다. 왜 이런 일이 생기는 걸까요? 분명 육아 책에는 신생아는 하루 동안 20시간

가까이 자고, 18개월을 넘긴 아이도 13시간 이상을 잔다고 쓰여 있는데, 왜 유독 우리 아이만 못 자는 걸까요? 부모가 무엇인가 잘못 하고 있는 걸까요?

그건 책에서 말하는 잠과 엄마들이 생각하는 잠이 다르기 때문입니다. 엄마에게 안기거나 업혀서 자는 것, 젖을 물고 자는 것, 엄마 다리에 올려둔 수유패드에 누워 자는 것, 잠깐잠깐 졸면서 자는 것을 모두 책에서는 자는 시간으로 계산합니다. 하지만 엄마들은 '바닥에 누워 자는' 시간만 자는 시간으로 계산하지요. 당연합니다. 바닥에 누워 자는 게 아니라면 엄마는 아이와 한 몸이 되어 옴짝달싹 못 하고 가만히 있어야 해요. 엄마 관점에서 이렇게 자는 건 결코 자는 게 아닌 거죠.

여기에 더해 아이의 잠은 '잠'으로만 이루어져 있지 않습니다. 눈을 반쯤 뜨고 있거나 웃거나 얼굴을 찡그리는 등 어른의 눈에는 깨어 있는 모습이지만 실상은 잠들어 있는 상태일 때도 많습니다. 아이가 이런 '잠' 같지 않은 잠으로 하루를 보내면 엄마는 자신이 뭔가 중요한 것을 모르고 있거나 큰 잘못을 하는 것은 아닌지 불안감이 생길 수밖에 없지요.

그렇다면 부모가 바라는 아이의 잠은 어떤 모습일까요? 첫째는 잠드는 데까지 오래 걸리지 않아야 하고, 둘째는 부모의 도움 없이도 쉽게 잠들어야 하고, 셋째는 한 번 잠들면 잘 깨지 않아야 합니다. 정리하면 '바닥에 등을 대고 스스로, 푹 잠들어야' 합니다. 이 중에는 노력으로 바꿀 수 있는 부분도 있지만, 아이의 발달 특성상 자연스럽게 받아들여야 하는 부분도 있습니다. 아기의 발달 과정을 이해하고 기대치를 현실적으로 조정하면 견딜 수 있는 부분이 늘어납니다. 조금씩, 천천히 아이와 함께 변해갈 수 있고 자세히 이해하면 마음 편하게 받아들일 수 있는 부분이 많아집니다. 물론 예민한 아이라면 더 오랜 시간이 걸릴 수도 있고 잘 자던 중에도 깨는 일이 잦을 수 있지만요.

비 오는 날, 창밖을 바라보며 어떤 생각을 하시나요? 이 비가 지구가 망할 때까지 내릴 거라고 생각하면 절망적일 수 있지만, 우리는 모두 언젠가 비도 그치고 해가 뜰 것을 압니다. 그래서 많은 사람이 부침개나 칼국수를 만들어 먹는다든지, 창문을 열고 비 냄새를 즐긴다든지 각자 비 오는 날을 즐기는 방법을 하나쯤은 가지고 있지요.

우는 아이를 달래면서도 흐뭇한 얼굴로 아이를 바라보는 할머니들이 있습니다. 비 오는 날을 즐기는 마음과 다르지 않을 겁니다. 이것도 잠시 잠깐 한때라는 것을 알기 때문에 그 울음도 예쁘게 보이는 거죠. 아이를 달래는 여러분에게도 이런 시간이 찾아오기를 바랍니다.

이 책이 비를 멈추게 할 수는 없습니다. 하지만 이 비가 왜 오는지, 언제쯤 그칠지, 그리고 비 오는 날을 조금 덜 힘들게 보내는 방법만큼은 함께 찾아드리겠습니다.

1장

수면교육: 부모

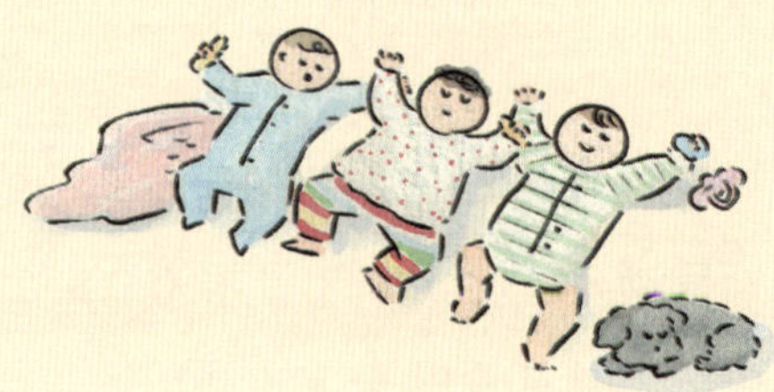

부모에게 수면교육 또는 수면훈련을 권유하는 일은 단순히 '아이를 울릴 것인지, 말 것인지'를 고르라는 게 아닙니다. 어떤 경우에는 부모의 도움이 필요하지만, 또 어떤 경우에는 부모의 개입이 오히려 방해가 된다는 것을 알려주는 일입니다. 아이가 자다 깬 것처럼 보여도 스스로 다시 잠들 수 있는 상황이 많으므로, 때로는 그냥 기다리는 게 오히려 아이를 위한 대응이지요. 따라서 이 장에서는 단순한 재우기 기술을 넘어서, 아이의 잠이란 대체 무엇이며 어떤 모습이 정상인지부터 짚어보려 합니다. 이를 바탕으로 언제 개입하고 언제 물러나야 하는지 그 판단 기준을 세우고, 아이의 월령에 따른 구체적인 대처법을 알아보겠습니다.

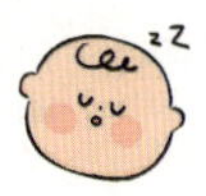

우리는 흔히 잠을 '깨어 있지 않은 상태'라고 여깁니다. 하지만 잠은 그저 의식을 끄는 행위가 아닙니다. 수면 의학자인 카스커던과 디멘트는 다음과 같이 수면을 정의합니다.

"잠은 바깥 세상과의 감각적 연결이 느슨해지는, 그러나 언제든 다시 깨어날 수 있는 상태[1]."

다시 말하면, 잠은 외부 자극에 반응이 줄어든 상태이지만, 필요하면 언제든 깰 수 있는 상태입니다. 겉으로 보기에는 깨어 있지 않은 것처럼 보여도, 실제로 수면 중 우리의 뇌는 놀라울 만큼 바쁘게 움직입니다. 특히 성장기 아이의 뇌는 잠을 자는 동안 더욱 활발하게 활동합니다.

공연을 준비하는 과정을 떠올려보세요. 1시간짜리 공연을 하려면 무대 뒤에서 수많은 정리와 준비가 필요하지요. 무대의 문이 닫혀 있다고 해서 그 안이 조용한 것은 아닙니다. 뇌 역시 마찬가지입니다. 우리가 잠든 동안에도 뇌는 깨어 있을 때를 위해 끊임없이 작업을 이어갑니다. 그래서 아이가 잠든 동안 움직이거나 소리를 내는 모습이 보여도, 그것이 곧

'잠이 깬 것'이나 '도움이 필요한 신호'를 의미하지는 않습니다.

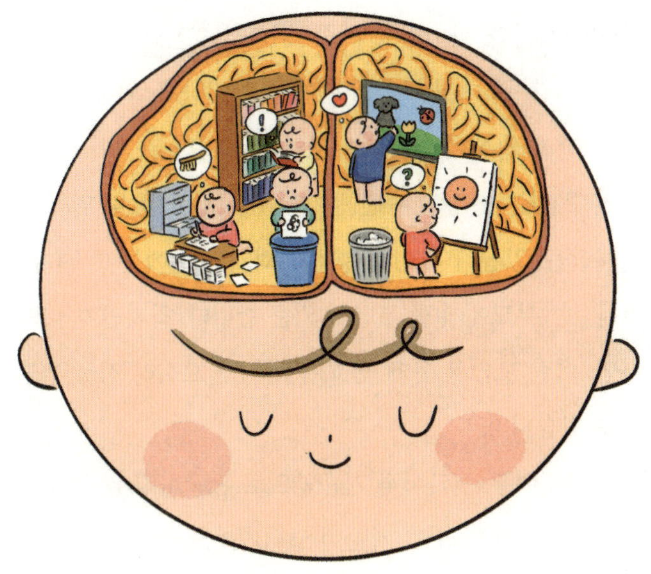

뇌과학에서는 수면을 단순한 휴식이 아니라, 뇌가 능동적으로 작동하는
시간이라고 설명합니다. 수면 중 뇌는 손상된 세포를 복구하고, 노폐물을
제거하며, 필요한 물질을 재생산합니다. 수면은 크게 **렘(REM)수면**과 **비렘
(Non-REM)수면**으로 나뉘는데, 렘수면은 뇌가 매우 활발히 움직이는 시
간입니다. 렘수면 동안에 뇌는 꿈을 꾸고, 낮 동안 학습한 내용을 정리하
며, 감정을 안정시키고 기억을 강화합니다. 반면 비렘수면 동안에 뇌는 불
필요한 연결을 정리하고, 장기 기억을 형성하며, 뇌 전체의 회복을 담당합
니다. 이러한 과정은 성인에게도 중요하지만, 특히 영유아에게는 더 큰 의
미가 있습니다. 렘수면과 비렘수면 모두 언어와 인지 발달에 관여하며, 수
면의 질과 양은 아이의 정서적 안정과 행동 발달에 큰 영향을 미칩니다.
잘 자는 아이가 잘 자란다는 이야기입니다.

진화심리학에서는 잠을 생존을 위한 적응 전략으로 해석합니다. 잠을 자는 동안 우리는 에너지를 절약하고, 위험으로부터 몸을 보호하며, 신체와 뇌를 회복시킵니다. 아이들이 자주 깨는 것도 진화의 결과물로 해석합니다. 수면 중에 자주 깨어 부모의 존재를 확인하고, 외부 환경을 점검하는 아이들이 더 오래 살아남았다는 것입니다. 이런 관점에서 보면 오늘날 아이들이 자주 깨는 현상도 수면 문제가 아니라 생존을 위한 본능적 행동으로 이해할 수 있습니다. 이런 행동은 과거 생존에는 매우 유리했지만, 현대 사회에서는 부모에게 큰 부담이 되곤 합니다. 하지만 아이의 잠을 이해하고 나면, 이런 모습은 문제 신호가 아니라 오히려 정상 발달 신호로 받아들일 수 있습니다.

수면의 '정상' 여부는 과학적 기준만으로 판단하지 않습니다. 어떤 문화에서 살아가느냐에 따라 그 기준이 달라지기도 합니다. 예를 들어 어떤 나라에서는 아이가 밤에 자주 깨는 것을 별다른 문제로 여기지 않지만, 어떤 나라에서는 아이의 수면 문제가 부모와 전문가의 주요 관심사입니다. 아시아권의 부모들은 서구권과 비교하면 아이와 함께 자는 비율이 높고, 아이가 잠에서 깰 때 개입하는 빈도도 더 높습니다. 이러한 양육 방식은 아이가 밤에 더 자주 깨는 결과를 만들 수 있지만, 그렇다고 아이에게 문제가 된다는 뜻은 아닙니다.

흥미로운 조사 결과가 있습니다. 태국 부모들은 자신의 아이가 '잠을 잘 자지 못한다'라고 응답한 비율이 11%였지만, 중국 부모들은 같은 행동을 보이는 아이를 두고 무려 76%가 문제라고 여겼습니다[2]. 이 차이는 아이의 행동보다는 부모가 그것을 받아들이는 인식 차이에서 비롯됩니다. 즉, 같은 행동도 어떤 문화에서는 문제로, 다른 문화에서는 자연스러운 성장 과정으로 받아들이는 겁니다. '아이들이 다 그렇지'라고 생각한다면 문제로 여기지 않고 '아이가 왜 어른처럼 (통잠을) 자지 않는 거야?'라고 생각하면 대다수 아이에게 수면 문제가 있다고 느낄 수밖에 없습니다. 지금까지 밝혀진 과학적 사실에 따르면 '아이들이 다 그렇지'라고 여기는 것이 현명한 대응으로 보입니다.

정상적인 잠은 나이에 따라서도 달라집니다. 성인과 아이는 잠드는 모습도 다르고, 자는 동안 깊은 잠과 얕은 잠을 오가는 주기도 다르고, 깊은 잠을 자는 시간도 다르고, 꿈꾸는 시간도 다릅니다. 특히 깊은 잠과 얕은 잠을 오가는 동안 어른과 달리 깬 듯한 모습도 흔히 나타나기 때문에 어른의 기준으로 보면 이른바 '통잠(한 번도 깨지 않고 쭉 자는 잠)'을 자는 아이는 아주 드뭅니다. 이 부분에 대해서는 앞으로 자세히 이야기하겠습니다.

이렇듯 잠에 대한 정상과 이상은 다양한 관점에서 접근하게 됩니다. 흥미롭게도, 결국 수면의 정상 여부는 얼마나 오래 잤는지 또는 밤에 얼마나 자주 깼는지보다 아침에 개운하게 일어나는지와 낮 동안 활기차게 생활하는지로 판단합니다. 특히 아이의 경우, 오후 늦게(5시 무렵) 심하게 짜증을 내지는 않는지, 그리고 다시 밤잠을 드는데 어려움은 없는지를 보면서 잠의 질을 평가할 수 있습니다. 잠들기 어렵거나 자주 깨어 보채는 등 밤잠 동안 벌어지는 다양한 모습은 대부분의 아이에게는 정상이기 때문입니다. 이것이 지금까지 축적된 소아 수면 연구의 일관된 결론입니다.

잠은 무슨 일을 할까

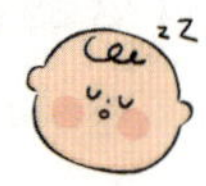

잠은 단순히 활동을 멈추고 쉬는 시간이 아닙니다. 잠을 자는 동안 우리 몸은 신체를 회복하고 충전합니다. 특히 아이들에게 잠은 피로 회복에 더해서 신경 발달과 신체 성장도 함께 일어나는 시간입니다.

몸을 지키는 잠: 회복과 면역

비렘수면 그중에서도 깊은 잠 단계에서 우리 뇌는 '글림프 시스템 (glymphatic system)'을 가동해 낮 동안 뇌 활동으로 쌓인 노폐물과 독소를 청소합니다[3]. 이 과정은 깨어 있을 때보다 수면 중에 더 활발히 일어납니다. 성장호르몬 역시 깊은 잠을 잘 때 가장 많이 분비됩니다. 성장호르몬은 단순히 키를 자라게 하는 것을 넘어 조직 재생, 면역 기능 강화, 신체 기능 회복에도 필수 역할을 합니다.

수면 부족은 스트레스 호르몬인 코르티솔 수치를 높여 면역 기능을 떨어뜨리고 인지 발달을 저해합니다. 심지어 자가면역질환의 위험이 증가한다는 보고도 있습니다. 잠이 부족하면 호르몬의 균형이 깨지며 아이의 건강을 위협합니다. 그중, 수면을 유도하는 호르몬인 멜라토닌은 빛 노출이 줄어들수록 분비가 늘어나며, 성호르몬의 조기 분비를 억제하는 역할도 합니다. 그런데 늦은 밤까지 스마트폰이나 인공조명에 노출되면 멜라토닌 분비가 최대 50%까지 억제됩니다[4]. 분비가 억제되면 성호르몬이 지나치게 활성화되어 성조숙증 위험 증가와도 연관된다는 보고가 늘어나고 있습니다. 저녁 시간의 스크린 노출과 성조숙증 발생률이 관련 있음을 보고한 연구가 이를 뒷받침합니다[5].

수면과 식욕의 관계는 생각보다 복잡합니다. 성인은 잠이 부족하면 식욕을 자극하는 호르몬인 그렐린이 늘고 식욕을 억제하는 렙틴이 줄어 살이 찌기 쉽습니다[6]. 반면 아이들, 특히 영유아는 아직 이런 호르몬 변화가 어떻게 작용하는지 확실히 밝혀진 것이 없습니다.

다만 진료실에서 보면 수면 부족이 아이의 체중을 단순히 늘리는 방향으로만 작용하는 것 같지는 않습니다. 잠을 제대로 못 자면 아이의 기질(이를테면 예민하거나 충동적인 성격, 식욕이 많은지 적은지 등 본래 가진 기질) 가운데 취약한 부분이 더 두드러지게 나타나는 경우가 많습니다. 편도선과 아데노이드가 커서 수면 무호흡이 심했던 아이들에 관한 연구가 있습니다. 이 아이들에게 수술을 진행했더니 비만이었던 아이는 살이 빠지고, 마른 아이는 식욕이 늘어 체중이 늘었다는 보고가 있습니다[7]. 진료실에서도 수면 문제로 고생하던 아이가 잠을 잘 자게 되면, 과체중인 아이는 체중이 줄고 평소 잘 먹지 않던 아이는 식욕이 늘었다는 보호자들의 이야기를 자주 듣습니다. 이런 사례를 보면 부족한 잠이 아이들의 기질적 취약성을 더 강하게 드러낸다는 의심이 듭니다. 이 부분에 대해서는 좀 더 연구가 필요합니다.

깊은 잠 단계인 N3에서는 면역 체계를 활성화는 사이토카인(특히 인터루킨-1, 인터루킨-6, TNF-알파)과 같은 면역 물질의 혈중 농도가 높아져 감염에 대한 저항력이 강화됩니다. 또 면역세포가 염증 부위에 더 효과적으로 결합해 작용합니다. 따라서 잠이 부족한 사람은 충분히 자는 사람에 비해 감기에 잘 걸리고 합병증도 잘 생깁니다. 백신 접종 후에도 잠을 충분히 자면 항체 생성 비율이 높아져 예방 효과가 더 좋아집니다[8]. 수면은 단순한 '휴식'이 아니라, 면역계가 회복하고 재조정되는 시간입니다. 아이든 어른이든, 건강한 면역 기능을 유지하는 데 충분하고 규칙적인 수면은 필수입니다.

마음을 지키는 잠: 감정 조절과 행동

잠은 정서 발달과 행동 조절에도 직접 영향을 미칩니다. 렘수면 동안 뇌는 낮에 겪은 부정적이거나 불쾌한 감정을 처리하고 기억을 정돈합니다[9]. 잠을 제대로 못 자면 이 과정이 누락되어 긍정적 기억보다 부정적 기억을 더 많이, 더 강하게 회상하는 경향이 있습니다.

우리 몸은 수면이 부족하면 외부 세계를 비상 상황으로 인식합니다. 비상 상황에서는 부정적 기억을 모아서 학습하고 대비해야 살아남을 확률이 높습니다. 행복한 기억은 비상 상황에서 당장 생존에는 도움이 되지 않습니다. 이는 수면 부족이 우울증, 불안장애와 같은 기분장애의 위험을 높이는 메커니즘을 설명합니다. 수면 부족은 기분장애의 원인이면서 결과로 볼 수 있습니다. 악순환의 고리로 들어가는 가장 쉬운 방법입니다.

특히 아이들의 수면 부족은 전두엽의 실행 기능을 떨어트려 충동 조절, 집중력, 감정 조절에서 어려움을 겪고, ADHD와 유사한 증상을 보인다는 연구가 있습니다[10]. 어른은 졸리면 처지고 잠이 부족하면 어딘가에 숨어서라도 잠을 보충하려 필사적입니다. 하지만 아이들은 잠이 부족하면 졸음을 이기고 깨어 있기 위해 오히려 더 산만하게 움직이고 자극을 추구합니다. 마치 이런 자극을 통해 잠에서 깨어 있으려 애쓰는 것처럼 보이기도 합니다. 아이가 이유 없이 짜증을 내거나 부모에게 혼날 행동을 골라 한다면, 이는 반항심 때문이 아니라 졸리다는 생리적 신호일 가능성이 높습니다.

영유아의 수면 문제가 양육자의 우울 증상과 서로 영향을 주는 관계라는 연구가 있습니다[11]. 충분히 잔 아이는 대체로 낮 동안 기분이 좋고 명랑합니다. 반면에 잠이 부족한 아이는 온종일 짜증을 내고 양육자에게 더 의존적이며, 이는 양육자의 스트레스를 증가시키고 부모와 자녀 관계의 질을 떨어뜨릴 수 있습니다.

온종일 칭얼거리고 매달리는 아이를 돌보는 건 친부모라도 무한정 감내할 수 있는 일은 아닙니다. 부모 역시 아이의 행동에 짜증 가득한 반응을 보일 수밖에 없고 그럴수록 아이는 더 칭얼거리며 어렵게 잠듭니다. 잠든 아이를 보며 후회와 반성 그리고 자기 혐오감을 경험하지 않은 부모가 있을까요? 아이의 수면 문제는 부모의 양육 스트레스를 높이고, 결국 부모의 짜증이 아이를 더 잠들기 어렵게 하는 악순환으로 이어집니다.

뇌를 발달시키는 잠: 기억과 효율화

마지막으로 잠은 학습한 내용을 저장하고 뇌 구조를 발달시킵니다. 렘수면과 비렘수면은 각각 다른 종류의 기억을 장기 저장하는 과정과 밀접하게 연관되어 있습니다. 비렘수면 단계에서는 사실, 개념, 사건에 대한 기억인 '선언적 기억'을 저장합니다. 의식적으로 떠올릴 수 있지만 반복하지 않으면 잊히기 쉬운 기억입니다.

렘수면 단계에서는 절차적 기술, 운동 기능, 감정 기억인 '비선언적 기억'을 저장합니다. 악기를 연주하거나 자전거를 타거나 수영하기처럼 어떤 사건과 관련된 기억입니다. 말로 설명하기 어렵지만 잊으려 해도 잊기 어려운 것들입니다. 즉, 그날 배운 것을 온전히 내 것으로 만들기 위해서는 두 가지 수면 단계가 모두 필요합니다.

렘수면은 서로 관련이 없어 보이는 정보를 연결하고 통합하는 역할도 합니다. 렘수면을 충분히 취한 아이들이 창의적 문제 해결 과제에서 더 나은 성과를 보였다는 연구도 있습니다[12]. 꿈을 꾸는 동안 우리는 자유롭습니다. 갑자기 공간이나 시간이 바뀌기도 하고 하늘을 날거나 물속에서 오랜 시간 머물 수 있습니다. 이렇듯 렘수면 중에는 전두엽의 논리적 제약이 일시적으로 완화되어 더 자유롭고 창의적인 사고가 가능해진다고 합니다. 이는 유아에게서 관찰되는 '이 어린 것이 어떻게 이런 생각을 했을까?' 싶은 독창적 발상이나 어느 순간 폭발적으로 어휘가 늘어나는 현상과도 관련 있을 것으로 해석됩니다.

잠을 자는 동안 우리 뇌는 깨어 있을 때 입력된 감정, 경험, 지식 등의 정보를 복습하여 중요한 것을 선별해서 장기 기억으로 저장합니다. 그러니 아이에게 아무리 많은 경험을 쌓아주고 많은 것을 가르쳐도 잠을 잘 자지 못하면 밑 빠진 독에 물 붓는 일일 수 있습니다.

잠은 단순히 기억 저장을 넘어 뇌의 신경 연결을 효율적으로 만드는 시냅스 가지치기(synaptic pruning)를 합니다. 뇌는 자는 동안 불필요한 정보와의 연결은 끊어내고 중요한 연결은 강화합니다. 이 과정이 제대로 이루어지지 않으면 뇌의 정보처리 속도가 느려지고 정확성이 떨어집니다.
과도한 정보량에 중요한 정보와 그렇지 않은 정보를 구분하기 어려워집니
다. 결국 주의력과 감정 조절 능력도 떨어질 수 있습니다.

* * *

이처럼 잠은 아이의 몸과 마음, 그리고 뇌를 키우는 가장 중요한 시간
이라는 걸 기억해 주세요.

잠에도 단계가 있다

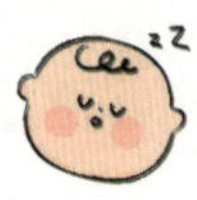

잠은 크게 **렘(REM)수면**과 **비렘(Non-REM)수면**으로 나뉩니다. 렘은 Rapid Eye Movement(급속 안구 운동)의 첫 글자를 딴 이름으로, 렘수면 동안 눈꺼풀을 감은 채로 눈알이 빠르게 움직이는 운동을 반복하기 때문에 붙여진 것입니다. 비렘수면에서는 이름 그대로 눈알이 빠르게 움직이는 운동이 없습니다.

렘수면: 몸은 쉬지만 뇌는 깨어 있는 상태

렘수면(REM Sleep)은 몸은 쉬고 있지만, 뇌는 깨어 있을 때와 비슷할 정도로 활발히 활동하는 단계입니다. 렘수면 중에는 편도체나 해마와 같은 감정과 기억을 처리하는 뇌 영역의 활동이 증가합니다. 교감신경계가 활성화되어 심장박동과 호흡수는 불규칙해지고 혈압도 변동합니다.

이 단계에서 우리 뇌는 낮 동안에 입력된 정보를 다시 떠올리며 반복하여 더 잘 기억할 수 있게 도와줍니다. 앞서 설명한 것처럼, 렘수면이 제대로 이루어져야 그날 학습한 내용을 장기 기억으로 저장할 수 있습니다.

또 그날의 부정적인 기억을 중화하고 정리하여 심리적 안정감을 느끼게 도와줍니다. 사람들이 '꿈을 꿨다'고 이야기하는 경우가 렘수면에서 특히 많아 **'꿈꾸는 잠'**으로 불리기도 합니다. 흥미로운 점은 꿈속에서 몸을 움직이지 못하도록 근육은 일시적인 활동 억제 상태가 되지만, 뇌파만큼은 깨어 있는 시간 못지않게 치열하게 움직이며 정보를 처리한다는 사실입니다.

아이들에게 렘수면은 단순히 꿈꾸는 시간을 넘어, 뇌가 폭발적으로 성장하는 시간입니다. 성인은 렘수면 비율이 20% 남짓인 것에 비해 신생아는 수면의 50%가 렘수면입니다. 이 시기 렘수면의 비중이 큰 것은, 뇌가 발달 과정에서 활발히 조직화되는 시기와 맞물려서라고 해석됩니다.

이 시기 아이의 뇌는 깨어 있을 때 못지않게 치열하게 움직이며 낮 동안 받아들인 새로운 세상을 처리하고 저장하는 과정을 거칩니다. 이때 아이는 어른과 달리 근육이 완전히 이완되지 않아 잠을 자면서도 얼굴을 찌푸리거나 낑낑대고 팔다리를 움찔거리거나 몸을 꿈틀거리는 모습을 보이기 때문에 **'활동적인 잠(active sleep)'**이라고 따로 부르기도 합니다. 많은 부모가 이런 모습을 보고 아이가 깼거나 악몽을 꾼다고 오해해 급히 안아 올리곤 하는데, 이는 뇌가 부지런히 집을 짓고 있는 건강한 신호일 뿐입니다. 이때는 '완전히 깬 것'이 아니라 수면 단계 전환일 경우가 많은데, 부모가 바로 안아 올리면 오히려 각성이 확정되기도 합니다. 5~20분 정도(아이가 자랄수록 더 긴 시간 동안) 관찰한 뒤, 정말로 깬 것이 확실할 때만 개입하는 편이 낫습니다.

비렘수면(Non-REM Sleep)은 우리 몸과 뇌가 휴식하며 에너지를 충전하는 시간으로, 렘수면이 아닌 잠은 모두 비렘수면입니다. 최신 수면 의학에서는 뇌파의 양상에 따라 비렘수면을 N1, N2, N3의 세 단계로 구분합니다.

N1 단계: 잠과 깨어 있음의 경계

N1은 전체 수면의 약 5%를 차지하는 단계로 깨어 있는 상태에서 잠으로 넘어가는 아주 짧은 과도기입니다(1~5분 내외). 이 단계에서는 체온이 떨어지기 시작하고 근육의 긴장이 풀리면서 눈 움직임이 느려지지만, 작은 소음이나 인기척에도 금방 깨어납니다. 가끔 자다가 몸(대개는 다리)을 움찔거리는 '**수면 놀람**(hypnic jerk)'이 일어나는데, 이는 정상적인 모습입니다.

어른은 잠들 때 자연스럽게 N1 단계부터 시작하지만, 신생아는 얕은 잠 단계인 N1과 N2를 생략하고 렘수면으로 바로 빠져드는 경우도 많습니다. 그러다 생후 3~4개월 무렵이 되면 아이의 수면 패턴이 성인처럼 N1 단계부터 시작하는 형태로 바뀝니다. 이 시기 아이들이 잠들자마자 금방 깨거나 잠투정이 늘어나는 이유는, 바로 이 얕은 잠인 N1 단계가 수면의 시작점에 새로 생겼기 때문입니다.

최근 연구에 따르면 N1 단계의 몽롱한 상태는 뇌가 외부 자극에서 분리되는 과정이면서, 통찰과 연상에 유리한 창의적 사고와도 연관이 있다고 합니다[13].

N2 단계: 소음을 차단하는 진정한 잠

N2는 성인의 전체 수면에서 가장 큰 비중을 차지하는 단계(대략 절반 내외)입니다. 지속 시간은 평균적으로 약 20~25분 정도로 보지만 상황에 따라 큰 차이를 보이며, 수면 전반부보다 후반부 주기에서 더 길게 나타나는 경향이 있습니다. 체온과 심박수가 떨어지며 몸이 이완되는데, 가장 중요한 특징은 뇌가 외부 소음을 스스로 차단하기 시작한다는 점입니다. 이때 자는 사람에게 말을 걸어 보면 뇌파는 반응하지만 몸이 반응하지 않습니다. 드디어 뇌가 소음을 무시하고 잠을 유지하기 위해 애쓰는 잠의 단계로 들어섰다는 의미입니다. N1과 N2를 합쳐서 **'얕은 비렘수면'**으로 부르기도 합니다.

다만 갓 태어난 아이는 이 소음 차단 기능이 미숙합니다. 그래서 작은 소리에도 소스라치게 놀라며 깨는 일이 잦습니다. 이 기능은 생후 3~4개월 무렵에야 성숙해지는데, 이 시기 수면 구조가 달라지면서 부모가 '통잠이 늘었다'고 느끼는 경우가 많습니다.

이 단계의 수면은 운동 기술이나 악기 연주 등 반복해서 학습한 내용을 기억하는 데 중요한 역할을 합니다. 한 번 익히고 나면 이론은 잊어도 몸이 방법을 기억하게 되는 것이 이 단계 잠의 도움을 받은 결과입니다. 운동이나 악기 연습 뒤에 잠을 잘 자면 다음에는 실제로 연습한 것 이상의 성과를 보여줄 수 있습니다.

N3 단계: 업어가도 모르는 깊은 잠

N3는 잠든 직후 밤 전반부에 집중되는 단계로 **깊은 수면, 깊은 비렘수면, 서파 수면, 델타 수면**이라고도 부릅니다. 이 단계에서는 깨어 있을 때보다 혈압이 떨어지고 호흡이 느려지는데, 흔히 말하는 업어가도 모르는 상태입니다. 성장호르몬이 분비되는 시간이며, 염증 조절과 면역세포가 활성화되어 질병에서의 회복을 돕고, 뇌와 몸의 에너지 저장소를 재충전하고 기억을 뇌의 기억저장소에 단단히 고정합니다.

이 단계의 수면은 외우고 이해해야겠다는 의도를 갖고 학습한 지식을 장기 기억으로 전환하는 데 중요한 역할을 합니다. 밤새워 공부한 지식이 시간이 지나면 기억나지 않는 이유, 공부 잘하는 학생이나 천재들이 일상에서 잠을 중요시하는 이유가 모두 여기에 있습니다.

아이들의 수면에서 이 단계는 어른보다 훨씬 깊고 깁니다. 아이를 안아서 침대로 옮겨도 세상 모르고 자는 이유가 바로 이 단계에 머물고 있어서입니다. 반면, 너무 깊이 잠든 탓에 뇌의 일부만 깨어나 비명이나 울음을 터뜨리는 야경증이 나타나기도 합니다. 이는 아이의 정서적 문제가 아니라, 깊은 잠에서 깨어나는 뇌의 각성 조절 기능이 아직 미숙해서 생기는 자연스러운 발달 과정입니다.

어른도 극도로 피곤하거나 잠을 못 잔 사람을 나중에 잠들게 하면 N3 단계로 빠르게 넘어가고, 평소보다 이 단계를 길게 보냅니다. 우리 몸이 신체를 회복시키기 위해 N3 단계인 깊은 잠을 우선하여 확보하려는 기전으로 추측합니다. 앞서 말했듯 아이들도 비슷합니다. 다만 영아는 성인처럼 'N1→N2→N3'로 깔끔하게 진행되지 않고, 수면 시작 양상이 다양하게 나타납니다. 잘 놀던 아이가 갑자기 기절하듯 잠드는 모습을 보이는 것도 이 때문입니다. 큰 아이들이나 어른이라면 기면증으로 볼만한 상황이지만 수면 진입 패턴이 다양한 영아에게는 정상적인 모습입니다.

아이는 렘수면으로 잠을 시작하는 경우도 흔합니다. 어른이라면 극심한 피로나 수면 부족 상태 또는 기면증 등의 수면 장애가 있을 때 일어나는 현상이지만, 아이에게서는 정상적인 모습입니다. 저녁보다는 낮잠을 잘 때 흔히 볼 수 있는데, 완전히 감지 않은 아이의 눈동자가 갑자기 빠르게 움직인 다음 잠들기 때문에 부모가 놀랄 수 있지만 이 역시 걱정할 일은 아닙니다.

잠의 전반부에는 비렘수면이 주로 나타나고 후반부로 갈수록 렘수면이 나타나는 빈도와 비중이 높아집니다. 그래서 비렘수면과 관련된 수면 이상 증상인 야경증은 주로 수면의 전반부(잠든 후 1~3시간 내)에 나타나고, 렘수면과 관련된 문제 수면인 악몽은 수면의 후반부(새벽녘)에 더 자주 발생합니다. 잠들고 깨는 시간이 매일 크게 차이 나거나 늦게 잠드는 일이 잦으면 야경증이나 악몽이 더 악화하는 경향이 있습니다.

* * *

각 수면 단계의 특성을 알면, 언제 개입하고 언제 기다려야 할지를 판단하는 기준이 생깁니다. 렘수면 중 꿈틀거림은 기다려야 할 신호이고, N3 단계의 야경증은 깨우려 할 것이 아니라 지켜봐야 할 순간입니다. 잠의 단계를 이해하는 것이 우리 아이의 잠을 돕는 첫 단추입니다.

아이와 어른의 잠은 다르다

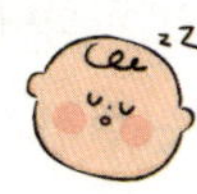

아이의 잠과 어른의 잠은 매우 다릅니다. 하루 중 잠이 차지하는 시간도 다르고 잠드는 모습과 잠의 구성도 다릅니다. 이런 구조의 차이 때문에 어른이 보기에는 문제로 보이는 상황이 아이들에게는 정상적인 수면인 경우가 많습니다.

아이와 어른의 수면 단계별 비율

어린아이일수록 잠이 든 처음 몇 시간 동안은 깊은 잠인 N3 단계의 비율이 높습니다. 최근 연구들은 N3 단계가 뇌 발달과 성장에 필수라고 강조합니다[14]. 아이의 잠을 밤새 관찰해 보면, 잠든 후 2시간 정도까지는 깊은 잠 상태로 유지하다가, 이후부터 약 50분 주기[15]로 깨거나 깰 것 같은 행동을 보입니다. 이는 자주 깨는 아이뿐만 아니라 대부분의 아이에게서 관찰되는 정상 패턴입니다.

　N3 단계와 렘수면이 아이들에게 유독 많은 이유는 무엇일까요? 바로 뇌 발달과 성장을 촉진하기 위해서입니다. 어린아이가 깊은 잠인 N3 단계

에 있는 동안, 뇌에서는 불필요한 신경 연결을 정리하는 가지치기가 활발히 일어납니다. 이 과정은 뇌를 효율적으로 만드는 데 필수입니다. 또한, 사람의 아기는 다른 동물 종의 새끼와 비교하면 수면 중 렘수면의 비율이 유난히 높은데, 이는 사회적·인지적 기능이 빠르게 발달하는 인간 영아의 특성과 맞물려 해석됩니다. 즉, '업어가도 모르는 깊은 잠'과 '금방 깰 듯 뒤척이는 렘수면'의 양극단을 오가는 것이 아이들 잠의 특징입니다.

아이가 자라면서 이 비율은 변합니다. 갓 태어난 신생아는 전체 잠의 50%가 렘수면이고 나머지가 비렘수면입니다. 그러다 생후 3~4개월이 지나면 수면 주기가 자리를 잡으며 잠든 초기의 N3 단계가 길어지고, 새벽이 가까울수록 렘수면이 늘어납니다. 돌 무렵을 지나 학교에 들어갈 나이가 되면 렘수면 비율은 점차 줄어들어 성인과 비슷한 구조를 갖추게 됩니다. 반면 노년기가 되면 깊은 잠인 N3 단계가 현저히 줄고 얕은 잠인 N1~N2 단계가 늘어나, 작은 소리에도 자주 깨고 새벽잠이 없어지는 경향이 생깁니다. 어르신들이 낮잠으로 모자란 잠을 보충하거나 일찍 잠자리에 들고 새벽에 일찍 일어나는 까닭입니다.

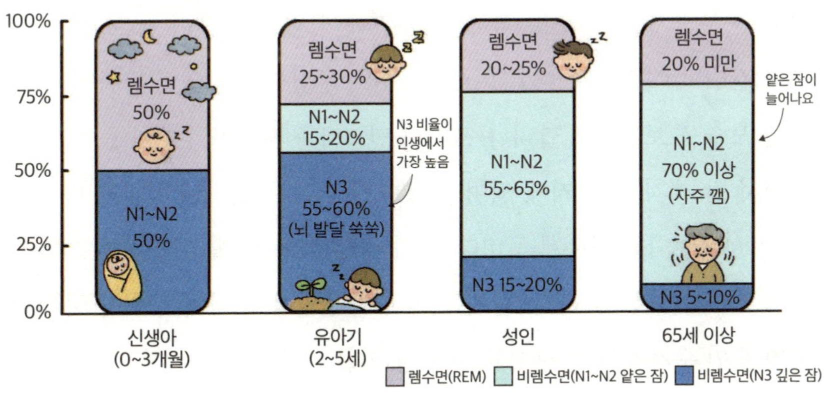

수면 단계별 비율 변화

아이와 어른의 수면 주기

수면의 각 단계는 나이나 환경에 따라 달라지지만, 대체로 '깨어 있는 각성 상태→N1→N2→N3'로 빠져들다가 다시 'N3→N2→렘수면'으로 올라오는 주기를 반복합니다. 가장 큰 차이는 한 주기에 걸리는 시간입니다. 어른은 이 한 주기가 약 90~120분이 걸리지만, 영아는 약 50분으로 훨씬 짧습니다. 주기가 짧다는 것은 그만큼 잠에서 깰 '기회'가 자주 찾아온다는 뜻입니다. 영아들이 하룻밤에 평균 4~6회 정도 깨는(혹은 깰 뻔한) 이유가 바로 여기에 있습니다.

수면 주기의 발달

갓 태어난 아이는 처음부터 수면 주기가 체계적이지 않습니다. 일주기 리듬(circadian rhythm)은 뇌가 외부의 '빛과 어둠'과 가족의 '생활 리듬'에 적응할 시간이 필요하기 때문입니다. 그러다 생후 6~12주경부터 멜라토닌이 생성되면서 하루 주기의 리듬이 만들어집니다[15]. 이때부터 아이는 밤낮을 구분하기 시작하며, 점차 낮에는 깨어 있는 시간이 늘고 밤에 자는 시간이 길어집니다. 빠른 아이들은 6주 무렵부터 확연히 밤잠이 늘어나는 모습을 보이기도 합니다. 그러다 만 3세를 지나면 주기가 눈에 띄게 길어져 잘 깨지 않고 자게 되며, 학교에 들어갈 무렵이면 성인과 비슷한 90~120분 주기를 갖추게 됩니다. 따라서 생후 3~4개월까지는 부모가 적극적으로 '낮에는 환하게, 밤에는 어둡게' 환경을 조성해 주어야 아이의 뇌가 수면 주기를 빨리 완성할 수 있습니다.

늦게까지 불을 켜놓거나 어른들이 늦은 아침까지 푹 자려고 커튼을

치고 지내는 생활방식은 아이의 수면 주기 형성을 어렵게 합니다. 규칙적인 일과를 유지하고 주간에는 밝은 환경, 저녁에는 어두운 환경에서 지내는 적절한 빛 노출이 건강한 수면을 만드는 토양이 됩니다.

수면 이행기와 미세 각성

잠의 한 주기가 끝나고 다음 주기로 넘어가는 사이, 혹은 N3 단계에서 렘수면으로 전환되는 과정을 '**수면 이행기**(sleep transition)'라고 합니다. 이름을 따로 붙인 까닭이 있겠지요. 이 시기에 뇌는 각성 상태에 아주 가까워지는 '**미세 각성**(micro-arousal)'이 일어납니다. 어른은 미세 각성을 의식하지 못하고 스르르 다시 잠들지만, 아직 수면 연결이 미숙한 아이는 이때 완전히 잠에서 깨는 일이 많습니다.

이때 아이가 잠깐 깨서 보이는 행동은 '술주정'과 비슷하다고 생각하면 이해하기 쉽습니다. 술에 취하면 어떤 사람은 그냥 잠들고, 어떤 사람은 말이 많아지고, 이떤 사람은 울기도 하듯이 아이들도 저마다 다른 반응을 보입니다. 몸을 비틀기도 하고, 갑자기 울음을 터트리기도 하고, 헛소리를 하기도 합니다. 수면 주기가 바뀌는 동안에는 이성적 판단을 담당하는 뇌의 활동은 줄어든 반면, 감정을 담당하는 부분은 여전히 활발합니다. 술에 취했을 때 이성은 무뎌지고 감정만 격해지는 것과 비슷하죠.

부모님은 이를 보고 '아이가 불편한가?' 혹은 '어디 아픈가?' 하며 안아주거나 젖을 물리려 하지만, 사실 아이는 깨어난 게 아니라 자는 중일 확률이 높습니다. 겉보기에는 깨어난 것 같지만 꿈속을 헤매고 있어 달래지지도 않는 상태인 거죠. 따라서 이럴 때는 즉각 개입하기보다 '아! 또 한 주기가 끝났구나. 꿈속을 헤매고 있군. 곧 다시 잠이 들겠지. 오늘은 좀 요란하네' 하고 잠시 지켜봐 주는 여유가 필요합니다.

수면 퇴행

앞에서 일주기 리듬은 개인차가 있지만 생후 6~12주 무렵에 형성된다고 말했습니다. 하지만 아이가 자라는 과정에서 수면 패턴이 일시적으로 나빠지는 일도 생깁니다. 대개 생후 4개월, 8~10개월, 12개월, 18개월 무렵 갑자기 자주 깨거나 잠을 거부하는 현상이 종종 나타나는데 이를 '수면 퇴행(sleep regression)'이라고 합니다. 이름은 퇴행이지만 아이의 뇌와 운동 기능이 급격히 성장하면서 생기는 일시적 진통으로 정상 과정입니다[16].

고속도로를 달리다 차선을 변경할 때 바닥에 파인 홈 때문에 드르륵 소리와 진동이 느껴지는 상황과 같습니다. 차에 문제가 생긴 게 아니니 가던 길을 가면 됩니다. 수면 퇴행도 마찬가지입니다. 아이가 뒤집기를 배우거나 걷기를 시작할 때, 뇌가 너무 흥분해서 잠을 설치는 것뿐입니다. 이때 부모가 당황해서 안아주거나 젖을 물려 재우기 시작하면, 아이는 '아, 잠이 깰 때는 부모가 안아줘야 다시 잘 수 있구나'라고 잘못된 학습(수면 연관)을 하게 됩니다. 수면 퇴행이 찾아온 시기일수록 평소와 다름없는 일관된 태도가 가장 중요합니다.

＊ ＊ ＊

아이의 잠은 어른의 잠과 다릅니다. 자주 깨거나 깬 것처럼 보여도 대부분 정상적인 수면 중입니다. 이를 이해하고 불필요한 개입을 줄이는 것, 그것이 수면교육(이해)의 핵심이자 수면훈련(적용)의 출발점입니다.

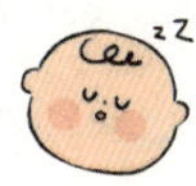

수면과 각성의 주기는 아이 내부의 생체시계와 외부 환경의 영향을 받아 조정됩니다. 중요한 일이 대부분 그렇듯 잠 역시 우리 몸 안과 밖의 상호작용으로 작동합니다. 스트레스나 질병 등 건강에 이상이 생기면 잠을 잘 자지 못하게 되고, 건강한 상태여도 외부 환경이 적당하지 않으면 수면에 어려움을 겪습니다. 이런 수면과 각성의 균형은 두 가지 시스템으로 조절됩니다. 바로 '**수면 압력**'과 '**생체시계**'입니다.

잠들고 깨는 시스템1: 수면 압력

수면 압력(프로세스 S 또는 수면·각성 항상성)은 '피곤하면 졸리고, 잠을 충분히 자면 깨어난다'라는 개념입니다. 깨어 있는 시간이 길수록 수면 압력이 올라가고, 수면 압력이 높을수록 졸음이 커집니다. 반대로 충분히 잠을 자면 수면 압력이 낮아져 자연스럽게 깨어나게 됩니다. '잠 빚' 또는 '수면 빚'이라고도 하는데 깨어 있을수록 잠 빚이 쌓이고, 잠을 자는 것으로 빚을 갚아나간다는 거지요.

우리 몸의 세포는 활동하면 할수록 아데노신 같은 피로물질을 축적합니다. 생각을 많이 하거나 운동을 하면 더 많이 만들어지지만, 가만히 숨만 쉬고 있어도 아데노신은 혈액 안에 계속 쌓입니다. 일정 수준 이상으로 쌓이면 뇌는 피로하다고 느껴 졸음이 찾아옵니다. 카페인은 피로물질을 없애는 게 아니라 피로물질이 축적된 것을 알 수 없게 만듭니다. 카페인이 작용하는 동안에도 피로물질은 쌓이므로, 카페인 작용이 끝나면 오히려 피로물질이 더 많은 상태가 됩니다. 아이들은 이 작용에 더 민감하게 반응하므로 소량의 카페인으로도 수면 리듬에 상당한 영향을 받습니다.

중간에 낮잠을 자면 수면 압력이 일시적으로 낮아집니다. 그래서 낮잠을 너무 오래 자거나 늦은 오후에 자면 저녁에 잠들기 어려워집니다. 낮잠이 부족해 수면 압력이 지나치게 높아져도 생체시계 작동에 영향을 줘 오히려 잠들기 어려울 수 있습니다. 아이가 자랄수록 깨어 있을 때 수면 압력이 천천히 증가하고, 수면 압력에도 불구하고 뇌 활동을 유지할 수 있는 능력이 향상되기 때문에 3~5세 사이를 지나면서 낮잠을 자지 않게 됩니다. 하지만 수면 압력의 변화와 반응 정도는 아이마다 타고난 부분이 달라 '잘 자는 아이'와 '잘 못 자는 아이'의 차이가 만들어집니다.

잠들고 깨는 시스템2: 생체시계

우리 몸 안의 시계, 즉 **생체시계**(프로세스 C 또는 내인성 일주기 리듬)는 뇌의 시상하부에 있는 시교차상핵에 있습니다. 이곳에서 수면과 각성의 타이밍과 주기를 조절합니다. 또한, 식욕 조절에도 관여해, 수면과 식욕은 뇌의 같은 부위에서 조정받습니다. 한쪽 기능에 문제가 생기면 다른 쪽도 영향받게 됩니다. 잘 자야 잘 먹고, 잘 먹어야 잘 잘 수 있는 까닭입니다.

생체시계는 빛, 시간의 흐름, 멜라토닌 등의 영향을 받아 작동하는데, 그중 가장 강력한 것은 빛입니다. 시교차상핵은 시각 정보를 전달하는 신경 다발 바로 아래에 있어서, 빛 자극이 생체시계에 직접적인 영향을 줍니다. 아침에 일찍 일어나 햇볕을 쬐는 것이 수면 주기 조정의 처음인 이유입니다.

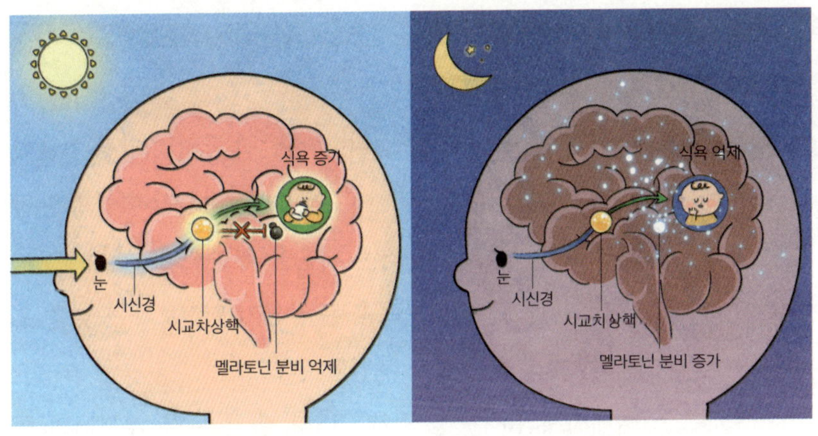

아이가 엄마 배에서 나왔을 때, 생체시계는 24시간보다 조금 더 길게 설정되어 있습니다. 출생 직후부터 수면 환경과 일과가 비교적 일관된 아이는 빠르면 생후 6주경부터 변화를 보이며, 보통은 12주, 즉 3개월령이 되면 대부분 생체시계가 24시간을 주기로 작동하기 시작합니다. 반면 밤늦게까지 조명을 밝게 켜 두는 일이 반복되면, 생체시계와 실제 하루의 차이가 점점 벌어집니다.

잠들고 깨는 시스템을 방해하는 요소

아이의 수면-각성 주기에 문제가 있다면, 특히 잠들기 힘들거나 자주 깨어난다면 생체시계의 작동을 방해하는 요인이 있을 가능성이 큽니다. 대표적 요인에는 **조명**, **체온 변화**, **스트레스**, **불규칙한 일과**가 있습니다.

저녁 시간의 밝은 조명은 생체시계를 교란해 잠드는 것을 방해합니다. 낮 동안 충분한 빛을 받지 못하는 것도 문제를 일으킬 가능성은 있지만, 저녁 늦은 시간의 환한 빛만큼 생체시계를 혼란스럽게 하지는 않습니다. 건강 문제가 없는데도 잠을 잘 못 자는 아이라면, 너무 늦게 재우는 것이 가장 흔한 원인이자 악화 요인입니다.

체온 변화도 수면을 방해하는 요인입니다. 편안히 자려면 약간 서늘하다고 느끼는 상태가 적절합니다. 더운 침실은 아이를 잠들기 어렵게 만듭니다. 잠들기 직전의 운동이나 목욕 역시 체온을 상승시키고 약간 흥분한 상태로 만들 수 있습니다. 따라서 목욕은 잠들기 직전보다는 늦은 오후나 수면의식의 초반에 끝내는 것을 추천합니다.

스트레스도 생체시계의 작동을 방해합니다. 슬픈 사건, 부모님의 꾸중, 피곤한 여행 등 불쾌한 경험뿐만 아니라 너무 신나는 일을 겪었거나 앞둔 경우에도 잠들기 어려울 수 있습니다. 박진감 넘치는 게임이나 동영상 역시 아이를 지나치게 흥분시켜 피곤하게 만들 수 있습니다.

불규칙한 일과도 생체시계를 혼란스럽게 합니다. 하루는 서울에서, 다음 날은 두바이에서 그리고 다다음 날은 도쿄에서, 또 그다음 날은 런던에서 아침을 맞는 일정을 상상해 보세요. 그것도 내가 아니라 돌도 안 된 우리 아이가 말입니다. 이런 생활 속에서 아이가 잘 자고 잘 먹고 짜증 없기를 바라기는 어렵지 않을까요?

아이가 잠들어서 깰 때까지

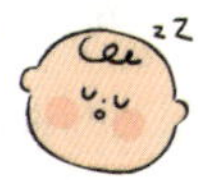

소아청소년과 의사의 관점에서 본 보통의 수면 상황을 알려드리겠습니다. '이렇게 해야 한다'라는 의미보다 '이렇게 되는 게 보통의 경우다'라고 받아들이길 바랍니다.

최근 연구에 따르면 한국 아이들은 다른 나라 아이들보다 전체 수면 시간이 짧고, 더 늦게 자고 더 늦게 일어나는 경향이 있습니다. 서구권 아이들은 보통 저녁 7시 30분~8시에 잠들고, 아시아권 아이들은 8시 30분 ~9시에 잠듭니다. 반면 한국 아이들은 이보다 1~2시간 늦은 9시 30분

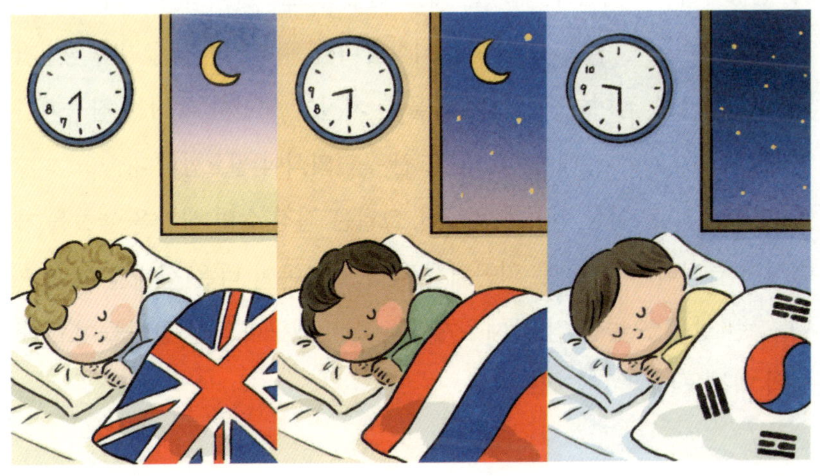

~10시에 잠드는 경우가 많습니다[17]. 물론 문화적 차이가 있겠지만, 여러 소아 수면 전문가들은 영유아의 발달을 고려할 때 7시 30분~8시 30분 사이에 잠드는 게 아기에게 이롭다고 보고합니다[18].

앞서 문화 차이를 존중해야 한다고 말했지만, 취침 시간에 관해서는 생체시계와 호르몬 분비의 생리학적 근거가 비교적 명확합니다. 밤에 자주 깨는 것을 문제로 보느냐는 문화에 따라 다를 수 있지만, 너무 늦게 재우는 것은 문화와 무관하게 아이의 수면 질을 떨어뜨릴 수 있습니다.

잠들기 시작할 때

아이를 저녁 8시 전에 잠자리에 눕히면 잠들기까지 보통 15~30분(평균 약 19분)이 걸립니다[19]. 이 시간을 **'수면 잠복기(sleep latency)'**라고 하는데, 아이마다 차이가 커서 10분 만에 잠에 빠지는 아이도 있고 30분을 꽉 채우는 아이도 있습니다. 30분이 넘어가면 보통보다 오래 걸린다고 봅니다.

신생아나 2~3개월 된 아이는 바로 렘수면으로 들어가기도 하지만, 그보다 큰 아이들은 주로 N1 단계로 시작합니다. 평소처럼 뒹굴거나 칭얼거리다가 스르르 잠이 드는 것이죠. 물론 기질이 예민한 아이는 잠들기가 더 어려울 수 있어서, 더욱 일관되고 긴 수면의식이 필요합니다.

아이가 30분 이상 심하게 운다면, 그날은 적정 수면 시간을 놓쳤을 가능성이 큽니다. 이미 너무 피곤해서 각성 호르몬이 나온 상태일 수 있으니, 그런 날은 '오늘은 잠을 재우기 힘든 날이겠구나'라고 받아들이고 내일의 대책을 세워야겠지요.

첫 수면 주기

아이가 눈을 감고 잠들기 시작하면 N1 단계를 거쳐 약 5~10분 후에 N2 단계로 진입합니다. 이때 몸을 갑자기 움찔하는 '**수면 놀람**' 현상이 나타나기도 하는데, 예민한 아이는 이때 깨서 울기도 합니다. 월령과 아기의 기질에 따라 다르겠지만 대략 4~6개월 미만이라면 짧게 토닥여주고, 그 이상이라면 스스로 다시 잠들도록 잠깐 기다려보는 것이 좋습니다.

잠든 지 약 20~40분이 지나면 비로소 N3 단계에 도달합니다. 어린아이일수록 N3이 길고 깊이 유지되는데, 이때 성장호르몬이 많이 분비되고 뇌 발달이 활발히 일어납니다. 깊은 잠을 푹 자고 나면 다시 N2 단계를 거쳐 렘수면으로 넘어갑니다. 이렇게 한 바퀴를 도는 데 첫 수면 주기는 약 50분이 걸립니다.

앞서 잠의 한 주기가 끝나고 다음 주기로 넘어가는 사이, 혹은 N3 단

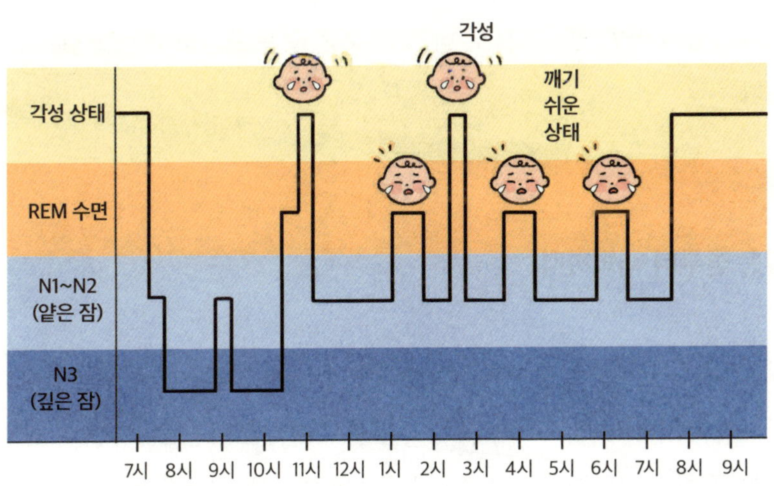

시작해서 내려갔다 다음 정점까지가 약 50분 주기

계에서 렘수면으로 전환되는 과정을 수면 이행기라고 부른다고 했습니다. 이때 아이들은 잠시 뒤척이거나 끙끙대는 소리를 내곤 하는데, 3~5세 아이들에게 나타나는 야경증이나 몽유병은 주로 첫 번째 수면 주기의 N3 단계가 끝나고 N2 단계로 바뀌는 시점에 가장 많이 발생합니다[15].

반복되는 수면 주기

아이들의 수면 주기는 평균 50분으로, 어른의 평균 90~120분보다 훨씬 짧습니다. 주기가 끝날 때마다 아이는 미세하게 깨어나 뒤척이거나 부모를 찾을 수 있습니다. 하지만 건강한 아이라면 이내 스스로 다시 잠듭니다. 적절한 수면 환경에서도 30분 이상 계속 우는 아이는 드뭅니다. 만약 그런 경우라면 중이염, 치아 통증, 복통 등 신체적 불편함이 없는지 우선 확인해야 합니다. 다만 젖을 물려 재우던 아이가 처음으로 수면 습관을 바꾸는 경우라면 일시적으로 더 오래 우는 일은 비교적 쉽게 볼 수 있습니다.

깊은 밤부터 새벽까지

밤이 깊어 새벽으로 갈수록 N3 단계는 줄어들고 렘수면은 길어집니다. 아이들이 악몽을 꾸고 깨는 시간이 주로 새벽녘인 이유입니다. 렘수면 중 뇌는 낮 동안 경험한 감정 스트레스를 처리하는데, 무서운 영상을 봤거나 스트레스가 심했던 날은 악몽을 꿀 확률이 높습니다. 특히 악몽은 3~6세 아이에게서 흔하게 나타납니다.

아이가 평소보다 덜 잤거나 여행 등으로 잠을 설쳐 매우 피곤한 날이 있을 수 있습니다. 이럴 때 아이의 몸은 아주 똑똑하게 부족한 잠을 보충하여 회복합니다. 일반적으로 첫 번째 밤에는 신체 피로를 풀기 위해 N3 단계를 우선 늘립니다. 두 번째 밤에는 정서적·인지적 회복을 위해 렘수면 비율을 늘립니다. 렘수면이 많다는 건 뇌가 활발하다는 뜻이고, 그만큼 자다가 깰 확률이 높다는 의미입니다. 그래서 아이들은 행사 또는 여행 당일보다 오히려 그다음 날에 더 자주 깨거나 뒤척일 수 있습니다.

* * *

정리하면, 영유아의 밤잠은 약 50분 주기로 N3 단계와 렘수면을 오가며 반복됩니다. 주기 사이마다 뒤척이거나 소리를 내는 것은 정상이며, 건강한 아이는 점차 스스로 다시 잠드는 능력을 키워갑니다. 이 구조를 이해하는 것만으로도 불필요한 개입을 줄이는 데 도움이 됩니다.

그래서 아이는 얼마나 자야 할까

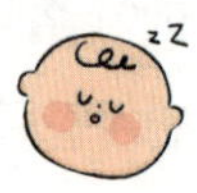

2016년 미국 수면의학회(American Academy of Sleep Medicine)[20]와 2015년 미국 수면재단(National Sleep Foundation)에서 발표한 소아청소년 수면 시간은 다음과 같습니다.

나이	보통의 범위	권장 수면 시간(낮잠 포함)
0~3개월[21]	11~19시간	14~17시간
4~12개월	10~18시간	12~16시간
1~2세	9~16시간	11~14시간
3~5세	8~14시간	10~13시간
6~12세	7~12시간	9~12시간
13~18세	7~11시간	8~10시간

부모라면 누구라도 이런 숫자에 긴장합니다. 아무리 권장이라고 해도 웬만하면 지키려고 애를 씁니다. 그러지 않아도 괜찮습니다. 그런데도 굳이 이 표를 보여드리는 데는 이유가 있습니다. 표를 이해하면 오히려 아이의 잠을 바라보는 마음이 편해질 것으로 예상되기 때문입니다.

첫째, 사람마다 필요한 수면 시간의 차이가 꽤 크다는 점입니다. 하루 10시간을 자는 아이와 18시간을 자는 아이를 키우는 것은 부모에게 하늘과 땅만큼 큰 차이일 수 있습니다. 이러한 개인차는 유전적 요인과 환경적 요인이 비슷한 비중으로 작용하는 것으로 알려져 있습니다[22]. 부모가 아무리 애를 써도 잠이 적은 아이를 더 많이 자게 하는 방법의 효과는 제한적이라는 뜻입니다. 아이가 제시된 수면 시간보다 적게 잔다고 무조건 문제가 있는 것도 아닙니다. 수면은 양뿐만 아니라 질도 중요하며, 적절한 수면 효율성(침대에 누워 있는 시간 대비 실제 수면 시간)이 85% 이상이면 권장 시간보다 조금 짧더라도 발달에 큰 영향이 없다는 연구도 있습니다. 적게 자더라도, 아침에 짜증 없이 잘 일어나는지, 낮에 활동할 때 기분은 좋아 보이는지, 잘 먹는지, 잘 싸고 잘 크고 있는지를 살펴보아 문제없다면 그냥 잠이 적은 아이로 볼 수 있죠.

둘째, 어릴수록 하루 중 잠에 쓰는 시간이 더 많다는 점입니다. 학교에 들어가기 전까지는 하루의 절반을 잠으로 채웁니다. 절반입니다! 아이를 키우면서 여러 활동의 우선순위를 정하기 어렵다면, 바로 여기에 답이 있습니다. 무엇보다도 잠이 최우선입니다. 우리가 아이 잠에 관심을 기울여야 하는 진짜 이유입니다.

수면훈련: 아이

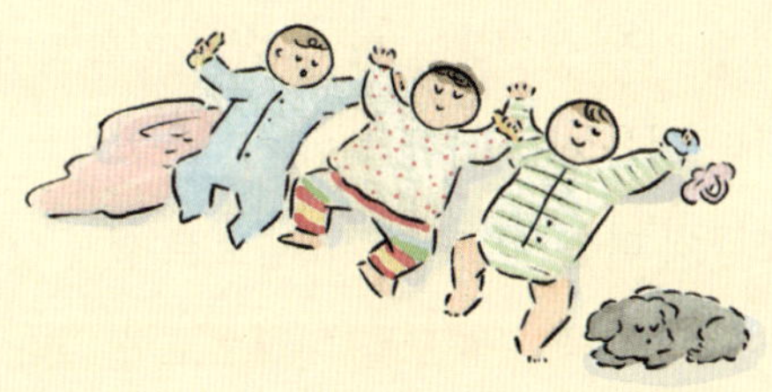

2장에서는 수면훈련을 구체적으로 살펴보겠습니다. 다양한 수면훈련 방법이 있지만, 궁극적으로 모든 방법의 목표는 같습니다. 아이가 성장하는 데 필요한 충분하고 질 좋은 수면을 확보하도록 돕는 것입니다. 이는 아이 자신을 위해서뿐만 아니라 부모와 가족 전체의 건강과 행복을 위해서도 중요합니다.

수면훈련의 오해, 방법, 현실

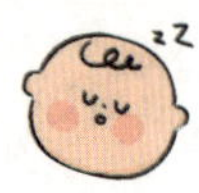

지금까지 우리가 아이의 수면에 어떤 특징이 있는지, 아이의 뇌와 몸이 어떻게 자고 깨는지, 보통의 수면과 문제 수면의 모습을 살펴본 것은 모두 수면교육에서 가장 중요한 부분인 '도와줘야 하는 경우'와 '기다리는 경우'를 구분하기 위해서였습니다.

본격적인 이야기를 하기에 앞서, **'수면교육'**과 **'수면훈련'**이라는 두 용어의 차이를 구분하려 합니다. 전문가들 사이에서 확립된 정의는 아니지만, 수많은 상담을 하면서 이 두 가지를 서로 다른 개념으로 나누어 설명할 때 훨씬 결과가 좋았습니다. '부모가 머리로 이해해야 할 부분'과 '아이에게 직접 실천해야 할 부분'이 명확해지기 때문입니다. 더불어 "아이가 자다 깼을 때 어떻게 해야 하나요?"라는 질문에 왜 전문가마다 대처법이 조금씩 다른지도 이 두 개념으로 쉽게 설명이 됩니다.

'수면교육'은 부모를 대상으로 합니다. 아이의 수면이 어떤 특성을 가지며, 뇌 발달과 어떤 관계가 있는지, 정상적인 수면과 비정상적인 수면의 차이는 무엇인지를 과학적으로 이해하는 과정입니다. 즉, 지금까지 우리가 살펴본 내용이 바로 수면교육입니다. 부모가 아이의 수면에 대한 정확한 지식을 가지면 불필요한 불안과 과도한 개입을 줄이고, 더 일관된 방식으로 아이의 수면 신호에 반응할 수 있습니다.

반면 '수면훈련'은 아이를 대상으로 합니다. 수면교육을 통해 부모가 단단한 기준을 세웠다면, 수면훈련은 아이가 스스로 건강한 수면 습관을 들일 수 있도록 월령에 맞는 방법을 선택하고, 일관된 루틴을 적용하며, 때로는 부모의 개입을 참아내는 실전 과정입니다.

기존에는 '수면교육'이라는 하나의 개념 아래 아이의 수면을 이해하고 해결책을 적용하도록 설명하는 것이 일반적이었습니다. 그러나 저는 '수면교육'과 '수면훈련'을 구분해 부모가 아이의 수면을 이해하는 것이 실제 수면훈련만큼이나 혹은 그 이상으로 중요하다는 점을 강조하려 합니다.

수면훈련을 둘러싼 오해

수면훈련을 둘러싼 가장 큰 오해는 '수면훈련이 아이의 정서 발달에 해롭다'라는 것입니다. 많은 부모가 아이를 울게 두면 애착 형성을 방해하고, 아이에게 스트레스를 주며, 심지이 트라우마를 남길 수 있다고 걱정합니다. 이 걱정은 충분히 이해됩니다. 우는 아이를 두고 방문을 닫는 행위는 부모의 본능에 반하는 일이고, 그것이 옳은지 그른지 확신하기 어렵습니다. 그런데 현재까지 축적된 과학적 연구들은 이 불안이 생각보다 근거가 탄탄하지 않다는 것을 반복해서 보여주고 있습니다.

필라델피아 아동병원 수면센터의 조디 민델은 소아 수면 분야에서 가장 많이 인용되는 연구자 중 한 명입니다. 민델은 2006년 미국 수면의학회 의뢰로 치료 연구를 52편 검토하여 수면 중재의 효능을 종합 정리했습니다[23]. 이 리뷰에서 수면훈련에 참여한 영아들에게 부정적인 효과가 보고된 연구는 단 한 편도 없었습니다. 오히려 수면훈련에 참여한 영아들이 더 안정적이고 예측 가능한 행동을 보이며 울음과 보챔이 줄었다고 보고합니다. 다만 이 연구는 수면훈련의 '효능'을 정리한 문헌 리뷰이며, 애착을 직접 측정한 연구는 아닙니다.

애착을 더 직접 살핀 것은 호주 머독 아동연구소와 멜버른 왕립 아동병원의 연구팀입니다. 아동 공중 보건 연구자인 안나 프라이스와 소아청소년과 전문의이자 머독 아동연구소 건강서비스연구 그룹을 이끌고 있는 해리엇 히스콕이 이끈 연구팀은, 생후 7개월에 수면 문제가 있었던 아이 326명을 대상으로 수면훈련을 받은 그룹과 일반 관리를 받은 그룹을 5년간 추적했습니다[24]. 두 그룹 사이에 아이의 정서·행동 문제, 부모-자녀 관계의 친밀도, 코르티솔로 측정한 만성 스트레스 수준, 아이와 부모의 정신 건강 지표 모두에서 의미 있는 차이가 없었습니다. 연구자들은 "수면훈련은 눈에 띄는 장기적 해악도, 장기적 이익도 없다"라고 결론지었습니다. 수면훈련이 아이에게 해롭다는 증거는 없었지만, 동시에 더 낫다는 증거도 없었다는 것이 이 연구의 정확한 결론입니다.

호주 플린더스 대학 소아·청소년 수면 클리닉을 이끌었던 임상심리학자 마이클 그래디사르 역시 생후 6~16개월 영아 43쌍을 대상으로 한 연구에서, 수면훈련을 받은 아이들과 받지 않은 아이들 사이에 12개월 추적 시점의 애착 안정성, 정서 및 행동 문제에 차이가 없음을 확인했습니다[25]. 또한 이 연구에서 수면훈련 직후 아이들의 스트레스 호르몬인 코르티솔 수치는 오히려 대조군보다 소폭 낮아지는 경향을 보였습니다.

수면훈련 과정에서 아이가 울음을 그치더라도 내부의 스트레스 반응이 지속될 수 있다는 우려도 있습니다. 노스텍사스 대학의 웬디 미들미스는 소거법 수면훈련 3일째, 아이가 울음을 멈췄음에도 스트레스 호르몬 수준이 여전히 상승해 있었다는 결과를 보고해 큰 주목을 받았습니다[26]. 하지만 이 연구는 입원 시설에서 진행되어 가정과 다른 환경이었고, 참여한 아이와 부모가 25쌍으로 매우 적었습니다. 게다가 스트레스 호르몬이 실제로 달라졌다고 볼 만큼 뚜렷한 차이도 없었다는 한계가 있습니다. 이후 연구자들의 재분석과 반론이 제기되었고, 연구의 해석을 둘러싼 논쟁은 현재까지 이어지고 있습니다.

반면 그래디사르 연구에서는 수면훈련을 한 아이들이 다음 날 아침 스트레스 호르몬 수치가 더 낮게 나왔습니다. 리사 멜처와 민델의 체계적 문헌 검토 역시 행동적 수면 중재가 아이의 발달에 부정적 영향을 미친다는 일관된 근거를 찾지 못했습니다[27 28].

부모의 정신 건강이 아이의 정서 발달에 미치는 영향을 고려하면, 수면훈련의 논의는 아이만이 아니라 부모까지 포함해야 합니다. 멜버른 왕립 아동병원의 소아과 전문의 해리엇 히스콕은 생후 6~12개월의 수면 문제가 있는 영아 156쌍을 대상으로 한 연구에서, 수면훈련을 받은 가정의 산후 우울 증상이 더 줄었다고 보고했습니다[29]. 아기의 수면이 개선되자 어머니의 정신 건강도 함께 나아진 것입니다. 이후 여러 연구가 아이의 수면 문제 해결이 부모의 우울, 불안, 스트레스 감소와 연관된다는 결과를 반복해서 확인했습니다.

물론 이 연구들에도 한계가 있습니다. 그래디사르의 연구는 표본이 43쌍에 불과해 일반화에 한계가 있습니다. 호주 머독 아동연구소와 멜버른 왕립 아동병원의 연구팀의 5년 추적 연구는 수면훈련 방법을 소거법으로 한정하지 않았습니다. 히스콕 연구는 단기 추적 연구입니다. 수면훈련이 부모의 정신 건강에 도움이 된다는 것이 곧, 아기가 자다 깨었을 때 '울게 두는 것'이 최선이라는 의미도 아닙니다.

수면훈련에 대한 안전성 연구와 우려 연구 모두, 현재의 증거만으로는 수면훈련이 아이에게 '분명히 해롭다'거나 '분명히 안전하다'고 단언하기 어렵다는 것이 정직한 현황입니다. 그렇다면 수면 과학은 우리에게 무엇을 알려주고 있을까요?

가장 일관되게 재현되는 소견이 하나 있습니다. 부모의 야간 개입이 많을수록 아이가 밤에 더 자주 깬다는 것입니다. 텔아비브 대학교 심리학과 교수이자 소아 수면 연구의 선구자였던 아비 사데의 검토에 따르면, 잠들 때 안아주기·수유·흔들기 등 부모의 도움에 의존하는 영아는 스스로 잠드는 영아보다 야간 각성 횟수와 지속 시간이 일관되게 더 많았습니다[30]. 부모가 많이 개입할수록 아이가 더 자주 깨는 경향이 있다는 것은 이후의 여러 연구에서 반복되어 확인되는 사실입니다.

이유는 뒤에서 자세히 설명할 '수면 연관(sleep association)'이라는 개념으로 설명할 수 있습니다. 아빠의 품에서, 또는 엄마의 젖을 물고 잠든 아이는 밤사이 주기적으로 자연스럽게 찾아오는 얕은 수면마다 그 조건이 달라져 있다는 것을 느낍니다. 그 낯섦이 완전한 각성과 울음을 만들어냅니다. 잠드는 조건과 유지하는 조건이 다를수록, 아이는 더 자주 부모를 찾게 됩니다.

아이의 배고픔, 통증, 공포에 대한 반응은 언제든 중요합니다. 다만 수면 연관에 의한 습관적 요청(밤에 깰 때마다 같은 조건을 다시 만들라는 신호)에 매번 즉각적으로 반응하는 것은 오히려 아이가 스스로 다시 잠드는 능력을 익힐 기회를 빼앗을 수 있습니다. 부모의 개입이 정성스러울수록, 역설적으로 아이의 밤은 더 자주 깨질 수 있다는 것이 수면 과학이 일관되게 가리키는 방향입니다.

아이가 깨었을 때 '울게 두는 것'만이 답은 아닙니다. 하지만 '달래주는 것이 무조건 좋고, 수면훈련은 해롭다'는 이분법도 근거가 충분하지 않습니다. 아이에게 스스로 잠드는 경험을 허용하는 것이 해롭지 않다는 것, 이것이 수면 연구가 부모에게 전하는 가장 정직한 메시지입니다.

수면훈련의 다양한 방법

수면훈련은 '아이를 울게 두는 것'만을 의미하지 않습니다. 다양한 방법이 있습니다. 가장 좋은 수면훈련은 수면 문제가 생기기 전에 시작하는 것입니다. 이를 예방적 부모 교육이라고 합니다.

예방적 부모 교육

수면 문제가 생긴 뒤에 고치는 것보다, 처음부터 올바른 수면 습관이 자리 잡도록 돕는 방법입니다. 미국 수면의학회의 수면훈련 근거 검토에서 소거법과 함께 근거 수준이 가장 높은 방법[23]으로 분류될 만큼, 효과는 입증되어 있습니다.

핵심은 단순합니다. 아이가 잠자리에서 스스로 잠드는 경험을 초기부터 쌓을 수 있도록 환경을 만들어주는 것입니다. 가장 중요한 실천은 '졸리지만 아직 깨어 있는 상태(drowsy but awake)'에서 아이를 눕히는 것입니다[31]. 젖을 물리거나 안아서 완전히 재운 뒤 눕히면, 아이는 잠드는 순간 부모의 도움을 수면 연관으로 기억합니다. 밤중에 자연스럽게 깼을 때 같은 조건이 아니면 다시 잠들지 못하고 신호를 보내게 됩니다. 반면에 처음부터 스스로 잠드는 경험을 쌓은 아이는 밤중에 깨더라도 혼자 다시 잠드는 경우가 많습니다.

생후 6~8주 전후, 수면 연관이 단단히 굳기 전에 시작하면 아이도 부모도 큰 어려움 없이 평화로운 밤을 맞기 쉬워집니다. 그리고 생후 초기에 수면 환경과 취침 루틴을 일관되게 만들어두는 것만으로도 이후 수면 문제가 생길 가능성을 낮출 수 있습니다. 월령별 구체적인 실천 방법은 3장에서 따로 소개하겠습니다.

이미 수면 문제가 생긴 아이에게 적용 가능한 방법은 크게 나누어 '울게 두는 방법'과 '점진적 소거법'으로 나눌 수 있습니다. 그리고 그사이에는 수많은 중간 단계가 있습니다. 가장 직접적인 방법부터 가장 점진적인 방법까지 단계별로 소개하겠습니다.

울게 두는 방법 (소거법)

가장 직선적으로 문제에 접근하는 방법입니다. 일정한 시간이 되면 아이를 침대에 눕히고, 이후 울더라도 다른 대응 없이 스스로 진정하고 잠들 때까지 기다리는 방법입니다. 일반적으로 6개월령 이후에 권하며, 2~3개월 아이에게 써 볼 방법은 아닙니다. 단순하고 명확할 뿐만 아니라 다른 수면훈련 방법에 비해 빠르게(3~5일) 효과를 보는 경우가 많다는 점이 가장 큰 장점입니다. 하지만 부모와 아이 모두에게, 특히 부모 관점에서 마음 편하게 시도할 방법은 아니라는 게 단점입니다.

이 방법과 관련해 빠뜨릴 수 없는 인물이 있는데, 바로 '수면훈련(sleep training)'이라는 용어를 처음 만든 마크 와이스블러스[32]입니다. 그의 방법은 흔히 '울게 두는 방법'의 간판으로 알려져 있지만, 자세한 내용은 조금 다릅니다. 아이가 피로가 쌓이기 전에 재우는 것, 즉 '타이밍'을 제일 먼저 강조합니다. 잘 쉰 아이일수록 더 잘 자고, 과도하게 피로가 쌓인 아이일수록 오히려 잠들기 어려워집니다. 따라서 낮잠을 충분히 재우고, 이른 취침 시각을 지키고, 아이의 졸음 신호를 놓치지 않는 것이 그가 주장하는, 수면훈련보다 앞서는 조건입니다.

처음부터 올바른 수면 환경과 습관을 만들어두면 굳이 울게 두지 않아도 되는 경우가 많습니다. 다만 이미 수면 문제가 생긴 경우라면, 아이가 울더라도 모든 소리에 즉각 반응하지 않는 일관성이 필요하다는 것이 그의 입장입니다. 결국 와이스블러스 방법의 본질은 '어떻게 울음을 버티느냐'가 아니라 '아이가 충분히 쉰 상태에서 잠자리에 들도록 환경과 습관을 먼저 만드는 것'입니다.

퍼버법 (점진적 소거법)

아이를 울리는 수면훈련의 대명사로 알려진 퍼버법[33]은 점진적 소거법에 가깝습니다. 아이를 침대에 눕힌 후 아이의 울음에 즉각 반응하지 않고 첫날 첫 번째 울음에는 3분, 그다음 울음에는 5분, 그다음에는 10분, 둘째 날에는 5분, 10분, 15분 등으로 점차 울음에 반응하는 시간을 늘려가는 방법입니다. 아이가 우는 동안 완전히 개입하지 않는 것에 비해 부모의 심리적 부담이 덜할 수 있고 (부모 생각에) 아이에게 부모가 곁에 있다는 안심감을 줄 수 있으며 비교적 빨리(5~7일) 효과를 볼 수 있다는 장점이 있습니다. 반면 수면훈련 첫날 심하게 우는 것은 다른 방법과 비슷하며 중간에 아이를 달래는 행동이 오히려 아이를 혼란스럽게 하거나 자극하여 깨우는 상황이 될 수도 있다는 단점이 있습니다. 이렇듯 구체적 지침이 있음에도, 퍼버법이 단순히 '울리는 방법'으로만 알려져 모호함을 느끼는 부모가 많습니다.

안아 올리지 않고 불을 켜지 않은 채 "괜찮아 아가, 엄마 여기 있어"처럼 안심시키는 말을 한다면 '체크 앤 컨솔'이라고 조금 다른 이름으로 부르기도 합니다. 가볍게 토닥이거나 자세를 바꿔주는 정도는 허용합니다.

슬립 레이디/의자 방법/캠프 아웃 (점진적 소거법)

퍼버법이 반응하는 시간을 늘려가는 방법이라면, 이번에는 반응 시간은 물론 물리적 거리도 늘려가는 방법[34]입니다. 처음 사흘 정도는 아이의 침대 바로 옆에 앉아 있다가 필요할 때마다 말로 격려하고 토닥여줍니다. 그다음 사흘은 침대와 아이 방문의 중간 정도에 앉아 있다가 반응하고, 그다음 사흘은 아이가 볼 수 있는 문 근처에서, 그다음에는 문밖에 있다가 반응하는 식으로 아이와 거리를 두는 만큼 반응하는 시간도 늘려가는 방법입니다.

반응을 늘려가는 면에서는 퍼버법과 비슷하지만 반응하지 않을 때도 (부모 생각에) 아이가 부모를 확인할 수 있다는 점에서 차이가 납니다. 점진적 방법이라 부모와 아이의 스트레스가 덜할 거라 기대할 수 있고, 초기 며칠 동안 보이는 심한 울음이 덜할 수 있습니다. 일반적으로 10~14일 정도의 기간이 필요하며, 이때 부모의 일관된 태도가 중요합니다.

점진적 잠들기 방법 (페이딩)

가장 천천히 진행하는 방식입니다. 어떤 방법이든 기존에 아이를 재우던 수면 연관을 점차 줄여가는 방법입니다. 빈도도 줄이고 방법도 더 소극적인 형태로 바꿔 갑니다. 안아서 재우던 것을 토닥이는 것으로, 토닥이는 것을 그저 손을 올리거나 신체 일부를 접촉하는 것으로, 나아가 말로만 달래는 방법까지, 젖 먹여 재우던 것을 세 번, 두 번, 한 번 먹이는 식으로 줄여나가는 등 기존에 잡힌 수면 연관의 질과 양을 조금씩 줄여가는 방법입니다.

생각하기에는 아이의 적응 속도에 맞춰서 진행하기 때문에 (부모 생각에) 아이의 스트레스와 울음을 최소화할 수 있을 것 같고, 부모에게 가장 정서적으로 부담이 덜하다는 장점이 있습니다. 단점으로는 시간이 몇 주에서 몇 달까지 오래 걸리며 그사이에 아이나 부모에게 감기 등 건강 문제가 생기거나 여행 등의 잠자리 변화가 생기면 다시 처음부터 시작해야 한다는 점입니다. 아이 잠이 개선되기까지 시간이 오래 걸리는 만큼 부모가 일관성 있게 실행하기 어려운 방법이기도 합니다. 수면훈련 기간에 부모가 잠결에 다시 안고 토닥이고 젖 물리는 등 훈련 이전의 행동을 보이면 다시 처음부터 시작해야 할 수 있습니다. 일관성 있게 같은 반응을 보여줄 다른 가족의 도움이 없다면, 생각보다 훨씬 어려운 방법입니다.

현실 속 수면훈련

어떤 수면훈련 방법을 선택하든지 장기적으로 아이와 부모의 애착 관계나 정서에는 영향이 없다는 게 많은 연구의 공통된 결론입니다. 각 방법의 스트레스 차이도 부모가 느끼는 것일 뿐, 객관적인 연구에서는 방법 간에 유의미한 차이가 확인되지 않았습니다. 그렇다면 선택 기준은 무엇이 우리 집 상황에 맞는지 우선 생각해 보는 것입니다.

수면훈련의 목표는 아이가 밤중에 깨더라도 부모의 도움 없이 스스로 다시 잠드는 것입니다. 목표 달성을 위해 가장 중요한 건 어떤 방법을 선택하든 일관성을 유지하는 것입니다. 아이가 울 때 그냥 듣고만 있는 게 너무 고통스러운 일이라면 점진적 방법을 택해야 합니다. 물론 점진적 방법일수록 성공하는 데 시간이 오래 걸립니다.

시간이 오래 걸리는 만큼 적어도 2주간은 계획이 필요합니다. 유쾌하든 불쾌하든 외부 자극은 최소화하는 게 좋습니다. 루틴을 벗어난 일상은 다 자극이라고 생각해야 합니다. 일상의 산책, 그 이상의 나들이나 여행은 뒤로 미뤄야 합니다. 다른 아이들을 만날수록 감기에 걸리거나 아플 가능성이 커지므로 역시 피해야 합니다. 매일 밤 아이가 깼을 때 일관된 반응을 보이려면 당직을 서는 것과 다를 바 없습니다. 특히 잠결에는 일관성을 유지하기가 훨씬 더 어렵죠. 그럴 때는 아빠와 엄마가 시간을 배분하거나 진짜 당직처럼 날을 나누어 교대로 아이를 돌보는 것이 좋습니다. 맞벌이 가정이라든지 여러 사정으로 주어진 시간이 많지 않을 수도 있습니다. 이때는 점진적인 방법을 택하더라도 시간 면에서 압축하는 프로그램을 짜거나 그냥 2~3일 정도 울게 두는 방법을 택하는 게 나을 수 있습니다.

저는, 과거에는 여러 방법을 소개하고 부모의 성향에 맞추어 수면훈련을 알려드렸지만, 해가 갈수록 와이스블러스 박사의 의견에 동의하게 됩니다. 특정 방법이 더 '옳다'는 의미라기보다, 제 진료실에서 반복해서 관찰된 현실적인 선택의 결과입니다. 일찍 깨우고 일찍 재우며, 아이가 피곤을 표현하기 전에 잠자리에 들기 시작하는 주간의 환경 조성이 밤시간의 대처보다 더 중요하다는 것에 점점 더 동의하게 됩니다.

이미 문제가 발생한 아이들의 경우에는 2~3일 정도는 밤에 깨어도 단호하게 반응하지 않도록 권하는 것에도 공감합니다. 아이의 잠 문제로 오신 분들은, 점진적인 방법을 이미 다 해보고 안 되어서 찾아온 분이 대다수였고, 수면 문제로 부모가 제일 많이 고통받는 시기는 신생아 때 다음으로 10개월 무렵인데, 이즈음이 아이들이 자주 아프기 시작하는 때여서 점진적 방법을 적용하다 실패하고 다시 시작하는 일이 반복되고 있어서입니다. 실제로 '그냥 두도록' 적용해 보면 사흘이 아니라 첫날만 심하게 울고 이튿날 밤만 되어도 훨씬 덜 깨고 편하게 자는 아이들이 많았습니다.

울게 두는 방법을 택했을 때 걱정은 아이의 정서나 애착 관계에 해를 줄 것 같다는 불안함입니다. 많은 연구에서 해롭지 않다고 이야기하지만, 여전히 걱정하는 부모가 많으니 해롭다고 가정하고 이야기해 보겠습니다. 매일 밤 우는 아이를 달래느라 잠이 부족해진 부모가, 낮에 지치고 예민한 상태로 아이 앞에서 짜증 내거나 소리를 지르는 모습을 보여주는 상황은 어떨까요? 2~3일 울게 두는 것과 매일 짜증 내는 부모를 보여주는 것 중에 아이 정서에 무엇이 더 나쁠까요? 어느 쪽이 낫다고 단정할 수는 없지만, 많은 부모가 이 지점에서 깊이 고민하게 됩니다.

부모가 스스로를 무던한 성격이라고 자신하기 어렵다면, 수면훈련 없이 아이를 키우는 것은 매우 힘든 선택이 될 수 있습니다. 밤중에 여러 번 깨어 울고, 그때마다 달래고, 젖을 먹이고, 안아 재우는 일이 매일 반복되면 아무리 강한 부모도 점차 지쳐갑니다.

가족에게 맞는 방법을 찾는 것이 가장 중요합니다. 어떤 부모에게는 점진적인 방법이 더 편안할 수 있고, 다른 부모에게는 더 직접적인 방법이 효과적일 수 있습니다. 중요한 점은 선택한 방법을 꾸준히 유지하고, 아이에게 적응 시간을 주는 것입니다.

어떤 방법이든 얻고 잃는 게 있을 뿐 어떤 것이 더 좋거나 나쁜 선택이 아닙니다. 선택한 방법에 단점이 보이면 대책을 세우고 감당하면 됩니다. 아이가 밤에 많이 운다면 낮에 더 안고 비비며 더 예뻐해 주는 게 대책일 수 있고, 시간이 걸리는 방법이라면 장거리 여행은 미루고 사람 많은 장소를 피해 감염 위험을 차단하는 등 계획을 잘 세우는 것이 기대하는 결과를 얻을 확률을 높여줄 것입니다.

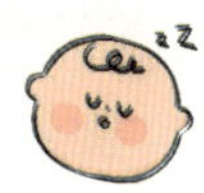

수면훈련을 시작하기 전에 우리가 마지막에 다다를 곳이 어디인지 분명히 해야 합니다. 많은 부모가 '밤새 깨지 않고 자는 아이'를 최종 목표로 삼지만, 지금껏 제 이야기가 잘 전해졌다면 그게 비현실적이라는 것도 알았을 겁니다. 그렇다면 '몇 번을 깨더라도 스스로 다시 잠드는 아이'가 우리의 목표라는 것도요. 그런데, 사실 그 전에 우선하여 확실하게 확보해야 하는 게 있습니다. 바로 '안전'입니다.

수면훈련의 목표를 좀 더 자세히 나눠서 살펴보면 다음과 같습니다.

- **안전한 수면 환경 만들기**
- **건강한 수면 습관 만들기**
- **스스로 잠들고, 스스로 다시 잠들 수 있도록 방해하지 않기**
- **가족 구성원 모두의 건강한 수면 확보하기**

위 네 가지 중에서 가장 기본은 '안전한 수면 환경 만들기'입니다. 아무리 아이가 잘 안 깨고 푹 자는 방법이 있더라도 안전하지 않다면 의미가 없으니까요. 대표적인 예가 갓난아이를 엎어 재우는 방법입니다. 아이가 훨씬 잘 잠들고 덜 깨고 배앓이도 덜하지만 위험합니다. 그래서 하면 안 되는 수면 형태입니다. 그럼 어떻게 아이의 안전한 수면 환경을 만들 수 있을까요? 영아돌연사증후군(이후 SIDS)을 예방하는 침대와 침구의 조건부터 살펴보겠습니다.

"아이 침대(crib)를 사용하세요"

부모와 아이가 같은 침대에서 자기보다는 같은 침실을 사용하되 다른 침구를 사용하도록 권합니다. 한 침대나 소파에서 아기와 같이 자는 것이 수면 중 일어날 여러 위험 가능성을 높이기 때문입니다.

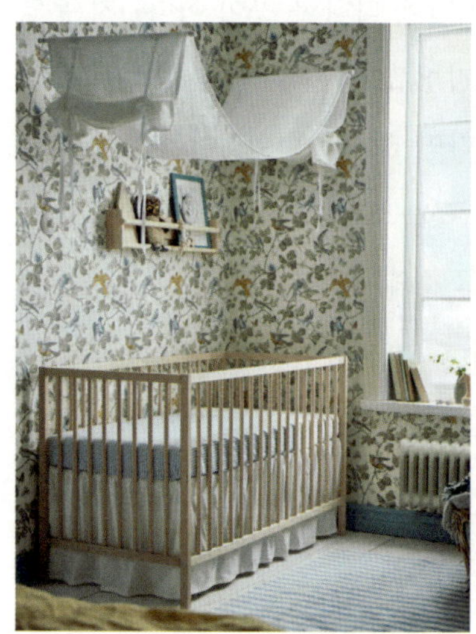
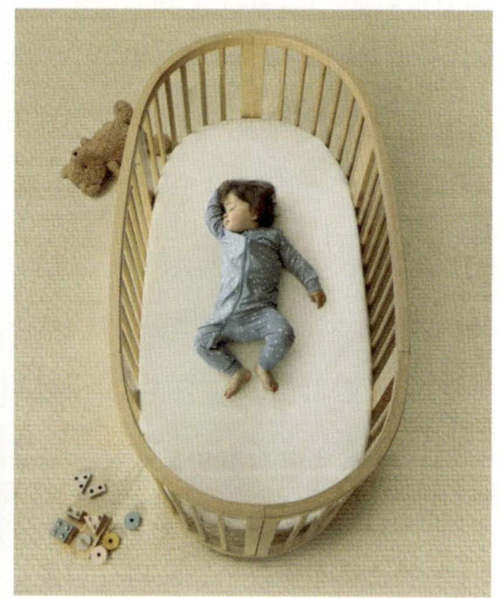

사진: 이케아, 스토케

체형과 무관하게 성인 침구(베개·이불)와 수면 중 성인의 움직임은 영아에게 위험 요인이 될 수 있습니다. 그래서 저는 아이가 어릴 때부터 다른 침대에서 자도록 권합니다. 질식의 위험도 무섭지만 같은 침구에서 같이 자는 경우 아이가 자다 깨었을 때 부모가 무의식적으로 즉각 반응해서 아이를 토닥이는, 수면 연관을 일찍부터 만들어주기 쉬워서입니다. 아무리 아이의 잠에 대해 과학적인 사실을 이해했더라도 잠결에서까지 그 내용을 실천하기는 어려운 일이지요. 그래서 부모가 자는 곳과 아이 침대를 얼마나 떨어뜨려 놓아야 하느냐는 질문에는 같은 방에서 부모 침대와 너무 밀착시키기보다, 수유와 관찰은 편하되 아기가 성인 침구에 닿을 가능성은 없는 위치가 좋다고 답합니다. 정확한 거리에 대한 지침은 찾을 수 없지만, 저는 부모가 잠자리에 누운 채로, '아기가 보이지만 손을 뻗어서 닿지는 않는 곳'에 두라고 합니다. 조금이라도 귀찮아야 한 번이라도 손을 덜 뻗을 테니까요.

아이 침대를 사용하는 것만으로 안전을 모두 확보할 수는 없습니다. 특히 제대로 조립하지 않거나 안전 규격을 지키지 않은 제품은 사용하지 말아야 합니다. 미국 소비자제품안전위원회(CPSC)의 지침[35]에 따르면, 아이 침대의 매트리스는 단단해야 합니다. 매트리스에 얼굴을 댔을 때 코가 파묻히지 않고 찌그러지는 정도여야 합니다. 그리고 침대의 나머지 부분과 빈틈을 만들지 않고 위치해야 합니다. 침대와 매트리스 사이는 아기의 머리나 몸의 일부가 끼지 않도록 해야 합니다. 이를 위해 어른 손가락 두 개 이상 들어가지 않는 것으로 간단히 확인하는 방법도 있습니다. 매트리스 덮개는 빈틈없이 단단하고 팽팽하게 고정되어야 합니다.

침대 안에는 베개나 천 조각, 난간에 아이가 부딪힐까 봐 두는 범퍼나 커버 그리고 인형 같은 것을 두지 않아야 합니다. 모두가 질식의 위험을 높입니다. 이불이나 담요보다는 수면 조끼나 수면 주머니(슬리핑백)가 더 안전합니다. 이불을 쓴다면 아이 가슴 위로 올라오지 않는 위치까지만 둬야 하고, 아이가 몸을 뒤집을 때 이불이 함께 말리지 않도록 이불을 침대 매트리스 아래로 고정해야 합니다. 쉽지 않습니다. 그러니 아이가 어리든 크든 이불보다는 수면 조끼나 수면 주머니가 편하고 안전합니다.

어떤 것도 아이의 얼굴이나 머리를 덮어서는 안 됩니다. 일부러 덮는 것은 물론, 침대 캐노피나 범퍼 등 아이의 얼굴이 덮일 수 있는 상황도 잘 살펴서 정리해야 합니다. 턱 끈이 있는 모자를 씌우고 재우는 것은 특히 더 위험합니다. 평소에도 노리개 젖꼭지에 끈을 달아 사용하는 것도 권장하지 않지만, 노리개 젖꼭지에 끈을 단 채로 재우는 것은 정말 위험합니다.

침대 위나 주변에 침대를 조립하던 도구나 나사 등의 부품이 남아 있지 않은지 철저하게 확인해야 합니다. 무엇보다도 조립을 제대로 튼튼하게 해야 합니다. 잘못 조립하거나 나사가 잘 조여지지 않은 아이 침대는 큰 사고로 이어질 수 있습니다. 외부에 부품이 갈라져 있거나 칠이 벗겨진 곳이 없어야 합니다.

침대 난간의 높이는 아기가 일어섰을 때 넘어오기 어려운 정도여야 합니다. 12개월 아이는 키가 약 75cm 정도인데, 일어섰을 때 침대 난간이 아이 젖꼭지보다 위에 위치해야 합니다. 침대의 창살 사이 너비는 탄산음료 캔이 통과할 수 없는 정도여야 합니다. 침대 난간이 열리는 형태는 권장하지 않습니다. 신생아 시기에는 기저귀를 자주 갈아야 해서 난간이 높은 침대를 처음부터 사용하면 돌보기 힘듭니다. 저는 매트리스 높이를 조절하는 방식의 제품을 권합니다. 침대 전체를 확장할 수 있는 제품도 있습니다. 아이 옷이 걸리지 않도록 침대 모서리에는 튀어나온 기둥 같은 게 없어야 합니다. 침대 모퉁이에 아이 머리가 낄 만한 장식 구멍 같은 게 없어야 합니다.

집에서는 물론 여행 갈 때도 사용하는 그물망형 아이 침대도 신경 써야 하는 부분이 있습니다. 그물망의 크기는 아이 옷의 가장 작은 단추보다 작아야 합니다. 그물망이 찢어지거나 헐거운 곳이 없이 팽팽해야 합니다. 아이나 아이의 옷이 얽혀서 숨쉬기 어렵게 만드는 사고로 이어질 수 있기 때문입니다. 그물망은 위아래 구조를 지탱하는 부분과 단단히 결합해 있어야 합니다.

시중에는 '안전한 수면'을 약속하는 다양한 제품이 있지만, 많은 제품이 공식 소아과학회의 안전 권고사항과 일치하지 않습니다. 특히 아이 포지셔너, 웨지, 둥지 형태의 침구, 경사진 매트리스 등은 미국 소아과학회와 소비자안전기구에서 사용하지 말 것을 권고하고 있습니다. 이런 제품은 SIDS 위험을 줄인다는 증거가 없으며, 오히려 질식이나 엉킴의 위험을 높일 수 있습니다. 2023년 피셔프라이스 제품인 록앤플레이 인클라인드 슬리퍼(Rock'n Play Sleepers)가 영아 사망과 관련하여 리콜된 사례[37]가 대표적입니다. 제품 광고에 현혹되지 말고 공식적인 안전 지침을 따르는 것이 중요합니다.

성장에 따른 침대 전환 시기도 중요합니다. 일반적으로 아이가 서 있을 때 젖꼭지 위치가 난간 높이에 이르거나(신장 약 90cm), 기어 올라가려고 시도할 때(보통 18개월에서 3세 사이) 유아용 침대로 전환합니다. 전환 시에는 바닥에 쿠션을 두어 떨어질 경우를 대비하고, 새 침대에 적응할 시간을 주세요. 침대 전환은 아이가 배변 훈련을 시작하거나 새 동생이 태어나기 직전과 같은 큰 변화 시기와 겹치지 않도록 계획하는 것이 좋습니다.

"엎드려서 혹은 옆으로 자는 일이 없어야 해요"

'등을 대고 자기(Back to Sleep)' 원칙은 SIDS 예방에서 매우 중요합니다. 엎드려 자는 아이는 등을 대고 자는 아이보다 SIDS 위험이 커질 수 있습니다[36]. 특히 평소 등을 대고 자다가 갑자기 엎드려 자게 되면 위험은 더 커집니다. 아이가 스스로 뒤집기 시작하더라도 처음 재울 때는 항상 등을 대고 눕혀야 합니다. 아이가 엎드리는지 밤새 확인할 수는 없지만, 뒤집기 시작한 초기에는 최대한 자주 확인하는 게 안전합니다.

아이가 뒤집지 못하게 하는 도구나 옆으로 누워 잘 수 있게 도와주는 장치도 이용하지 않아야 합니다. 평평하고 딱딱한 침구가 아닌 곳에 아이를 눕혔다면 아이를 절대 혼자 두지 말아야 합니다. 역류 방지 쿠션에 눕힐 때도 반드시 곁에서 지켜보아야 합니다. 역류 방지 쿠션에서만 잘 자는 게 분명하다면 아이에게 역류가 있다는 뜻이니 치료를 받거나 수유량이 지나치게 많은 건 아닌지 점검하는 게 먼저입니다. 잠깐잠깐 이용할 수는 있지만, 보호자도 같이 잠들거나 밤새 그곳에서 재우는 것은 위험한 선택입니다.

"적절한 실내 온도와 환경에서 재우세요"

아이 침실의 환경을 살펴볼까요? 더운 실내 온도는 SIDS의 위험 요소이기도 하지만, 그 전에 잠들기도 어렵게 합니다. 결론부터 말씀드리면 적절한 수면 환경의 핵심은 '과열을 피하는 것'입니다. 계절과 관계없이 잠들기에 적절한 온도는 낮에 활동할 때보다는 조금 낮아야 하며, 성인이든 아이든 21℃ 이하로 알려져 있습니다.

하지만 적절한 실내 온도라는 것을 모두가 따라야 하는 절대적인 규칙처럼 정할 수는 없습니다. 사람마다 더위나 추위를 타는 정도가 다르고, 나라와 문화에 따라서도 기준이 다양하기 때문입니다. 또한, 적절한 실내 환경은 온도만으로 결정되지 않습니다. 같은 여름이나 겨울이라도 습도에 따라 체감하는 쾌적함이 완전히 달라집니다.

질병관리청에서는 겨울철 적절한 실내 환경으로 18~20℃, 습도 40~60%를 권장합니다[38]. 유럽 몇몇 국가의 지침 역시 20℃ 이하를 권장하는데[39], 한국 부모들 기준에서는 깜짝 놀랄 온도지요. 대부분의 자료에서는 20~22℃를 권하며[40], 24℃ 이상은 지나치게 높을 뿐만 아니라 오히려 수면을 방해한다고 지적합니다[41]. 주의할 점은 얇은 옷을 입히려고 실내 온도를 너무 높이면 상대 습도가 떨어져 건조해진다는 것입니다. 이로 인해 코막힘이 심해지고 기침, 목의 이물감 등 감기 증세와 비슷한 불편함을 겪게 되어 오히려 잠들기 어려워집니다.

여름은 겨울의 기준을 그대로 적용하기 어렵습니다. 22~26℃를 권하기도 하고 24~26℃를 이야기하거나 26℃ 이상이어야 한다는 의견도[42] 있지만, 온도를 정하기보다는 외부 온도와 5℃ 이상 차이 나지 않게 지내기를 권하는 내용이 많습니다[43]. 에어컨을 과하게 사용하여 온도 차가 벌어지면 실내가 건조해져 겨울철 난방 때처럼 코막힘이 심해질 수 있습니다. 반대로 기온이 조금 낮더라도 습도가 높으면 훨씬 불쾌하고 지내기 힘들어지므로 제습에도 신경 써야 합니다.

결과적으로 겨울에는 조금 추운 느낌으로, 여름에는 조금 더운 느낌으로 지내는 게 아이가 건강하고 편안하게 자는 방법입니다. 사람은 적응합니다. 아이도 마찬가지입니다. 여름에는 덥게, 겨울에는 춥게 지내며 이에 적응한다면 자라면서 덥고 추운 것 때문에 불평하는 일이 줄어듭니다. 애써 여름은 더워서 못 견디고 겨울은 추워서 힘들어하는 아이로 키울 필요는 없지 않을까요?

당연한 이야기지만 집 안과 자동차 안을 비롯해 아이가 머무는 곳이라면 어디에서라도 흡연하지 않아야 합니다. 간접흡연은 통계적으로 봐도 각별한 주의가 필요한 정도로 SIDS 발생 위험을 높입니다[36]. 간접흡연에 노출된 아이는 폐렴과 중이염에 걸릴 확률이 더 높아지며 천식 발작의 위험성도 늘어납니다[44]. 담배 냄새에 노출되는 것을 '3차 간접흡연'이라고 하는데, 이것 역시 아이에게 해롭습니다[45]. 특히 기어다니며 이것저것 입에 넣는 시기의 아이에게는 더더욱 해로운 것으로 알려져 있습니다. 환기만으로 담배 냄새와 유해 물질을 완전히 제거하기 어려우므로 아이를 키우는 집과 차 안 어디에서도 흡연하지 않아야 합니다. 흡연했다면 바로 옷을 갈아입고 손을 철저히 씻고 아이를 돌봐야 합니다. 집을 방문한 사람에게도 똑같은 규칙을 적용하길 권장합니다. 결국 아이 곁에서의 흡연은 어떤 형태로든 피해야 하며, 가장 확실한 방법은 금연입니다.

"공기청정기를 사용하되 환기를 자주 하세요"

아이 침실의 공기 질도 중요합니다. 급격한 세계화와 산업화로 많은 지역에서 공기 오염이 심각해졌습니다. 공기청정기 사용은 특히 외부 공기 질이 좋지 않거나 미세먼지 경보가 발령된 날에 도움이 됩니다. 공기청정기를 사용할 때는 헤파 필터가 있는 제품을 쓰고, 아이 침대에서 적절한 거리(대략 1~2m)에 둬야 하며, 소음이 너무 크지 않은 모델을 선택합니다.

규칙적인 환기(예를 들어, 하루 2~3회, 5~10분씩)도 중요합니다. 밀폐된 공간에서는 이산화탄소 농도가 올라가 아이의 숙면을 방해할 수 있습니다. 침구류는 먼지와 알레르기 항원을 잡아두기 쉬우므로 자주 세탁하고 (대략 주 1회 이상), 실내 습도를 40~60%로 유지해 먼지와 곰팡이가 나지 않도록 신경 써야 합니다. 습도는 너무 낮아도 좋지 않고 높아도 좋지 않습니다.

"도구는 치우세요"

아이의 수면 상태나 호흡 상태를 모니터링하는 도구를 쓰는 분이 늘고 있습니다. 보조 도구로서 생각해 볼 수 있지만, 직접적인 감독을 완전히 대체할 수는 없습니다. 쓰지 않기를 권합니다. 특히 이런 도구의 선이 아이에게 닿지 않도록 주의해야 합니다.

"전자기기 사용에 주의하세요"

최근 연구에 따르면 취침 전 한두 시간 동안의 블루라이트 노출은 멜라토닌 생성을 억제해 잠들기 어렵게 한다고 합니다[46]. 아이 방에는 TV, 태블릿, 스마트폰 등의 전자기기를 두지 말아야 합니다. 불가피하게 밤에 아이를 확인해야 한다면 붉은색 조명을 사용하세요. 붉은 불빛은 멜라토닌 생성을 덜 방해합니다.

"소음 관리도 중요해요"

완전한 침묵보다는 일정한 백색소음이 오히려 아이의 수면에 도움이 될 수 있습니다. 백색소음 기계나 앱을 사용한다면 높은 볼륨의 지속적인 소음은 청력 발달에 부정적 영향을 줄 수 있으므로 소리 강도를 50dB 이하로 유지하고 아이 침대에서 대략 2m 이상 떨어진 곳에 배치하세요[47]. 또한, 백색소음*은 밤새 틀어놓기보다는 아이가 잠드는 동안만 사용하거나 잠든 후에는 볼륨을 줄여서 겨우 들리는 정도로 두는 게 좋습니다.

---

* 백색소음(white noise)은 넓은 주파수 범위에서 일정하고 균일하게 분포되는 소리를 말합니다. 모든 색의 빛을 섞으면 흰색이 되는 원리와 비슷합니다. TV 채널이 안 잡힐 때 나는 "쉬-" 소리가 대표적인 예입니다. 엄밀히 말해 빗소리나 파도 소리는 핑크소음에 가깝고, 카페의 웅성거림은 브라운 소음에 더 가깝지만, 일상에서는 이처럼 주변 잡음을 덮어주는 연속적인 배경음을 통칭하여 백색소음으로 부르기도 합니다. 백색소음은 특정한 소리에 집중하지 않고 배경처럼 자연스럽게 들리면서, 주변의 갑작스럽거나 거슬리는 소리를 효과적으로 덮어주는 역할을 합니다. 이로 인해 뇌가 편안하고 안정된 상태를 유지하게 되어, 학습 및 업무 집중력 향상에 도움이 됩니다. 또한, 아이에게는 자궁 속과 유사한 환경을 제공하여 울음을 그치고 잠을 깊이 자도록 돕는 효과가 있습니다.

"속싸개 제대로 알고 쓰세요"

속싸개에 대해서는 논란도 있고 최근 몇 년 사이 바뀐 내용도 있습니다. 결론부터 말하면 속싸개는 '달래기 도구'이지 '수면 도구'가 아닙니다. 보채는 아이를 진정시키는 데 도움이 되지만, 밤새 재우는 용도로는 사용하지 마세요.

　태어난 지 얼마 안 된 아이는 신경 발달이 미숙하므로 깜짝깜짝 놀라는 일이 잦고 아이의 의지와 관계없이 허우적거릴 때도 많습니다. 이럴 때 아이를 속싸개로 싸면 아이가 엄마 배 속처럼 익숙하고 편안하게 느껴 깜짝 놀라는 일이 줄어듭니다. 특히 아이가 너무 자주 보채서 그때마다 다른 방법이 통하지 않아 결국은 달래기 수유를 반복하고 있다면, 그래서 아이가 너무 많이 먹어 잘 게워 내거나 거꾸로 너무 자주 조금씩 먹어 충분히 먹지 못해 체중이 잘 늘지 않는 경우라면 저는 속싸개를 하라고 권합니다. 아이의 모든 불편함을 먹이는 것으로 해결하려 하고 그로 인해 아이의 배앓이가 더 심해지는 악순환이 반복되는 상황이기 때문에, 수유 외의 대안으로서 속싸개를 써볼 수 있습니다. 다만 속싸개의 위험성도 알고 있어야 합니다.

속싸개를 밤새 재우는 목적으로 사용하지는 말아야 합니다. 속싸개를 사용하더라도 밤새 장시간 사용이나 과열을 피하고, 무엇보다 뒤집기 징후가 보이면 즉시 중단해야 합니다[48]. 아이는 정상적으로 자다가 뒤척이며 깨어나게 되어 있습니다. 아이가 깨는 것은 어떤 면에서는 SIDS를 예방하는 이점이 있는데 속싸개로 깊이 재우는 일은 오히려 SIDS 위험을 증가시킬 수 있습니다.

2개월이 넘으면 속싸개를 쓰지 말아야 하고, 이전이어도 뒤집으려는 모습을 보이면 사용을 즉시 중단해야 합니다. 아이의 대근육 발달에도 방해가 되고 언제 몸을 뒤집을지 모르는 시기가 되었기 때문입니다. 속싸개를 한 상태에서 아이가 뒤집는다면 정말 위험한 상황입니다. 그래서 속싸개를 한 상태라면 돌보는 사람이 곁을 떠나지 말아야 합니다. 절대 아이를 혼자 두지 말아야 합니다.

속싸개는 낮에 너무 많이 보채는 아이를 달래고 진정시키기 위해 쓸 수 있습니다. 속싸개는 어깨 아래쪽으로 싸야 합니다. 너무 꽉 조이면 호흡이 어렵고 너무 헐렁하게 싸면 쉽게 풀려서 아이의 얼굴을 덮어 질식의 위험이 따릅니다. 속싸개를 싸고 난 뒤 아이의 가슴과 속싸개 사이에 손가락 두세 개가 들어갈 정도의 틈이 있는 게 적당합니다. 다리 쪽은 싸지 않거나 헐렁해야 합니다. 아이의 엉덩관절을 구부려서 개구리 다리처럼 만들어서 자유롭게 움직일 수 있게 합니다. 다리까지 꽉 싸매면 엉덩관절이 탈구될 위험이 있습니다[49]. 속싸개는 얇고 가벼운 천으로 쌉니다. 속싸개를 싸는 것만으로도 아이의 체온이 올라가는데 지나치게 더운 환경은 SIDS 위험을 높입니다.

속싸개를 하지 않아도 많이 보채지 않고, 보채더라도 부모가 불편함 없이 돌볼 수 있다면 무조건 필수로 생각하지 않아도 됩니다.

"노리개 젖꼭지도 알고 쓰세요"

'고무젖꼭지', '모조 젖꼭지' 그리고 더 흔하게는 '공갈' 젖꼭지라고도 하는데 '공갈(恐喝)'을 사전에서 찾아보면 '거짓말'이라는 뜻도 있지만, 한자어가 갖는 의미를 생각한다면 '노리개 젖꼭지'가 더 적절한 표현입니다.

아이는 이미 엄마 배 속에 있을 때부터 '빨기'를 합니다. 배가 고파서 혹은 먹기 위해서가 아닌 빨기 반응입니다. '비영양적 빨기'라고도 부르는데 비영양적 빨기는 긴장을 풀고 자신의 감정을 조절하는 능력을 키우는데 도움이 됩니다. 노리개 젖꼭지를 사용한 아이들은 손가락을 빠는 아이들보다 더 일찍 비영양적 빨기를 그만둔다고 합니다. 노리개 젖꼭지는 1개월 이전에는 유두 혼동으로 모유 수유를 방해할 수 있지만, 이후 **6개월령까지는** SIDS를 예방하는 경향이 있다고 보아 미국 소아과학회에서는 사용하기를 권장합니다[36].

노리개 젖꼭지를 재우기 위해서 사용할 수 있지만 일단 잠든 후에 입에서 빠진 것을 다시 물리지는 말라고 합니다. 나쁜 수면 연관을 만들어 아이의 수면에 더 안 좋은 영향을 줄 수 있기 때문이지요. 노리개 젖꼭지를 싫어하는 아이도 있는데 그럴 때는 그냥 쓰지 않으면 됩니다.

노리개 젖꼭지에 단맛이 나는 액체를 묻혀 주어서는 안 됩니다. 노리개 젖꼭지는 자주 씻어야 하며 정기적으로 교체해야 합니다. 정상적인 수유를 대체하거나 미루기 위해 사용하지 말아야 합니다. 배가 고프지 않은 게 확실할 때만 사용해야 합니다.

젖꼭지에는 환기 구멍이 있어야 하며 입에 닿는 면이 아이의 입보다 넓어야 합니다. 노리개 젖꼭지는 한 조각으로 이루어져 있어야 하며, 끈으로 연결해서 아이 침대나 아이의 목 또는 손 근처에 묶지 않아야 합니다. 요즘 노리개 젖꼭지 클립이나 가죽끈을 많이 사용하는데 질식의 위험성을 높이므로 사용하지 않길 권합니다.

노리개 젖꼭지를 장기간 사용하면 치아에 안 좋은 영향을 줄 수 있습니다[50]. 특정한 나이 이전에만 끊으면 된다는 이야기를 듣고 안심하고 쓰는 분이 많은데, 장기간 사용하지 않더라도 온종일 물고 있거나 위아래를 거꾸로 물릴 때에는 이른 시기부터 치아 모양과 교합에 악영향을 줄 수 있습니다. 낮에 깨어 있는 동안 계속 사용하면 언어 발달을 지연시킬 수 있다는 의견도 있습니다[51].

6개월 이후부터는 입에서 빠질 때마다 바로바로 다시 물리지 말고, 깨어 있는 동안에 물고 있는 시간을 줄이려고 노력해야 여러 지침에서 흔히 제시하는 시기(예를 들어 12~18개월) 전에 자연스럽게 노리개 젖꼭지를 뗄 수 있습니다. 밤에 잠들 때만 사용하는 아이라면 조금 더 기다려줄 수는 있지만 세 돌 전, 아무리 늦어도 네 돌 전에는 사용을 멈춰야 합니다. 자다 깼을 때 다시 물리는 일은 더 어릴 때부터, 아예 처음부터 하지 않는 게 좋습니다. 그리고 중이염이 자주 생기거나 잘 낫지 않는 아이라면 나이와 상관없이 노리개 젖꼭지 사용을 중단하길 권합니다.

목표는 '덜 깨고 더 깊이 자는 아이'

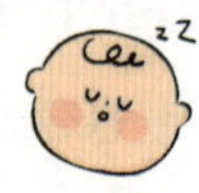

'덜 깨고 더 깊이 자는 아이'는 분명 현실적인 목표입니다. 여기에 더해서 아이가 깨더라도 스스로 다시 잠들 수 있다면, 그것만으로도 부모와 아이 모두에게 큰 변화일 수 있습니다. '덜 깨고 더 깊이 자는 아이'라는 목표를 이루기 위해서는 여러 요소를 고려해야 하지만, 현실적으로 부모가 조정 가능한 핵심은 바로 '부모 의존적 수면 연관 만들지 않기'와 '일찍 재우기'입니다.

부모 의존적 수면 연관 만들지 않기

수면 연관(sleep association)이란 아이가 잠드는 데 필요한 특정 조건이나 행동을 말합니다. 수면 연관은 부모 의존적인 것과 비의존적인 것으로 나눌 수 있습니다. 어떤 환경이나 행동이 아이가 스스로 할 수 있는 게 아니라 부모가 해야 하는 일이라면 **부모 의존적 수면 연관**으로 봅니다. 부모 의존적 연관은 깨었을 때 부모의 개입을 더 요구하는 악순환의 고리에 빠지기 쉽습니다.

부모 의존적 수면 연관은 다른 말로 **'수면 목발'**이라고도 부릅니다. 왜 '목발'이라는 표현을 쓸까요? 목발은 다친 사람이 일시적으로 의지하는 도구로 계속 사용하면 오히려 스스로 걷는 능력의 발달을 방해할 수 있습니다. 이런 목발을 걷기 전 아이에게 사용하면 어떻게 될까요? 엎드려 바둥거리기만 하던 아이도 시간이 지나면 기어다니고 일어나 걸을 수 있습니다. 그런데 그 전부터 목발을 짚고 걷는 것을 가르치면 목발 없이는 걸을 수 없는 아이로 만들 수 있습니다.

마찬가지로 잠들기 위해 항상 특정 도움(목발)에 의존하는 아이는 스스로 잠드는 법을 배우기가 어려워집니다. 다리를 다친 사람이 목발을 짚는 것처럼, 아이도 아플 때나 특별한 상황에서는 부모의 도움이 필요할 수 있습니다. 하지만 다 나았는데도 목발을 계속 짚고 있으면 결국 제대로 걷지 못하게 되는 것처럼, 아이도 계속해서 부모의 도움에만 의존하면 스스로 잠드는 능력을 발달시키지 못하기 때문에 나온 이야기입니다.

부모 의존적 수면 연관이라고 하면 젖 물고 잠들기, 안고 흔들어서 재우기, 업어서 재우기, 등을 두드려 재우기, 아이가 자는 내내 옆에 누워 있기 등입니다. 이런 수면 연관이 문제가 되는 까닭은 아이가 수면 주기 사이에서 자연스럽게 깰 때마다 다시 잠들기 위해 똑같은 조건을 찾도록 가르치기 때문입니다. 게다가 모든 반응은 항상 아이의 요구보다 한 박자 늦을 수밖에 없다 보니 개입이 반복될수록 각성-진정의 리듬이 꼬일 수 있습니다. 대체로 더 자주 더 불규칙하게 깨는 패턴으로 굳어지기 쉽습니다. 이론상으로는 수면일지를 적어서 아이가 깨는 시간을 예측하고 한 박자 빠르게 대처하는 게 가능하지만, 그것을 대처하는 어른의 잠은 어떻게 될까요? 수면훈련의 목적은 아이만 잘 자는 게 아니라는 점을 잊지 마세요.

부모 의존적 수면 연관 중 가장 강력한 방법은 '젖 물려 재우기'입니다. 이를 예방하는 방법이 있는데 바로 '먹.놀.잠.'이라고 부르는 방법입니다. 아이에게 젖을 '먹'이고, '놀'게 하다가, '잠'들 수 있게 하는 방법이지요. 여기에서 핵심은 먹고 아이를 놀게 하는 게 아니라, 먹는 일과 잠드는 일을 떼어 놓는 것입니다. 먹기와 잠들기가 연관되는 상황을 예방하는 가장 실용적인 출발점이 바로 '먹.놀.잠.'입니다. 그러니 부모가 고민해야 하는 지점은 '먹이고 나서 어떻게 놀아주지?'가 아니라 '먹는 중에 잠들지 않게 하려면 어떻게 하지?'가 되어야겠지요. 이 방법은 아이가 깨어 있는 시간이 어느 정도 확보되는 생후 2~3개월 이후부터 주로 주간에 적용해 볼 수 있습니다. 신생아 시기에는 먹다가 잠드는 것이 자연스러운 모습이기 때문입니다.

반면에 좋아하는 애착 인형이나 담요(12개월 이상의 아이에서)를 사용하기, 특정 잠옷 입기, 수면 음악 틀어두기, 기도나 책 읽기 등 취침 전의 루틴 따르기 등은 **비의존적 수면 연관**으로 봅니다. 좋은 수면 연관입니다. 부모의 개입이 필요하지 않거나 개입하더라도 가족들 모두 깨어 있는 상태에서 완료되기 때문입니다. 그런 면에서 손가락 빨기는 좋은 수면 연관으로 볼 수도 있습니다. 아이가 자신의 힘으로 자신을 스스로 진정시키고 다시 잠드는 방법이니까요. 다만, 치아나 피부 문제를 일으킬 수 있어 24개월 이후부터는 별도의 관리가 필요할 수 있습니다.

부모 의존적 수면 연관을 만들지 않으려면 어떻게 해야 할까요? 하나씩 살펴보겠습니다.

첫째, 잠자리에 들기 전에 수면의식을 거칩니다. 수면의식(sleep ritual)은 잠자리에 들기 전에 매일 밤 일정한 순서로 반복하는 행동이나 활동으로 수면 루틴 또는 취침루틴이라고도 부릅니다. 일관된 수면의식은 아이에게 '곧 잠잘 시간'이라는 신호를 줍니다. 이 루틴은 매일 같은 순서로, 비슷한 시간에 진행해야 효과적입니다. 이상적인 수면의식은 다음 요소를 포함합니다.

- **따뜻한 목욕**(체온이 살짝 올랐다가 떨어지면서 졸음을 유발)
- **부드러운 마사지**
- **조용한 방에서 책 읽어주기**
- **자장가 불러주기, 기도하기**
- **조명 어둡게 하기**

시간은 너무 길지 않게 15~30분 정도로 유지하는 것이 좋으며, 마지막 단계는 가능하면 아이가 잠들 침실에서 끝내도록 합니다. 이 행위가 수면 연관이 되도록 하는 게 목적입니다. 잠든 중에 부모가 개입하지 않아도 되는 건강한 연관이기 때문입니다.

둘째, 졸린 상태에서 내려놓습니다. 침실에서의 시작은 아이를 완전히 잠든 상태가 아닌, 졸리지만 아직 깨어 있는 상태에서 침대에 눕히는 것입니다. 이렇게 하면 아이는 마지막 단계의 잠들기를 혼자서 경험하게 됩니다. 처음에는 어려울 수 있지만, 이것이 아이가 스스로 잠드는 법을 배우는 가장 중요한 출발점이며, 아이가 '마지막 잠들기'를 스스로 경험하게 해주는 핵심 요소입니다.

아이의 졸림 신호를 잘 파악하는 것이 중요합니다. 눈 비비기, 귀 만지기, 하품하기, 멍한 표정, 무거워진 눈꺼풀, 시선 피하기, 평소보다 움직임이 느려지거나 얌전해지기 등이 신호입니다.

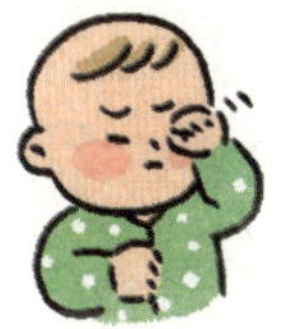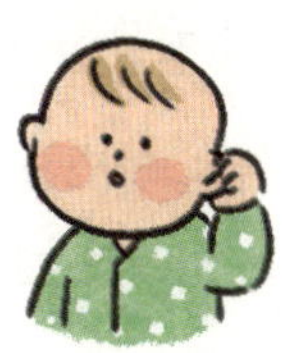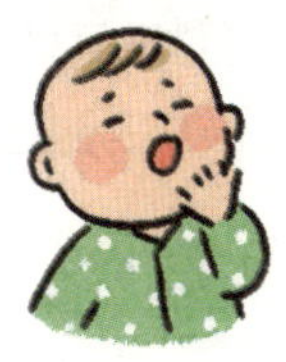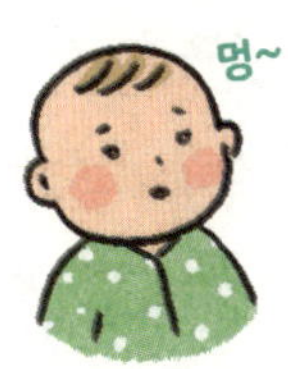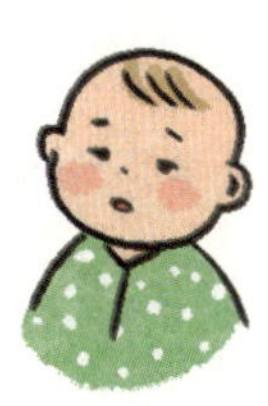

짜증을 낸다면 이미 졸림이 상당히 진행된 상태입니다. 일단 저녁이 되어 일정한 시간에 행동이 느려진다면 졸리기 시작했다고 볼 수 있습니다. 이런 신호를 보이면 가능한 한 빨리 재워야 합니다. 이 신호를 지나치면 아이는 '두 번째 바람*'을 타게 되어 오히려 더 재우기 어려워집니다.

---

* 두 번째 바람(second wind)은 아이 몸이 졸음 타이밍을 놓쳐 각성 상태로 전환되면서 잠들기 더 어려워진 상태를 말합니다. **졸음 신호를 지나치면 몸은 스트레스 호르몬을 분비해 아이를 깨어 있게 만들고, 이 호르몬들이 수면 호르몬인 멜라토닌 분비까지 억제합니다.** 두 번째 바람이 오면 잠들기까지 시간이 길어지고 수면의 질도 떨어집니다. 따라서 졸음 신호가 보일 때 즉시 재우는 것이 가장 중요합니다.

셋째, 점진적으로 도움을 줄여갑니다. 갓난아이를 처음부터 아무런 도움 없이 재우기는 어려울 수 있습니다. 하지만 6개월이 넘도록 여전히 아이가 부모의 도움없이 잠들기 어렵다면, 더 늦기 전에 점진적으로 도움을 줄이는 시도가 필요합니다.

- **첫 단계: 안아서 완전히 잠들게 한 다음 침대에 눕히기**
- **다음 단계: 안아서 거의 잠들었을 때 침대에 눕히기**
- **그다음 단계: 안아서 졸린 상태에서 침대에 눕히기**
- **최종 단계: 졸려 보일 때 바로 침대에 눕히기**

예시를 든 것으로 속도나 방법은 각 가정의 상황에 맞게 조정할 수 있습니다. 65쪽에서 소개한 점진적 소거법이지요. 비슷한 방식으로 젖이나 젖병을 물리는 것도 점차 줄여나갈 수 있습니다. 처음에는 완전히 잠들 때까지 물리다가 점차 졸려 하기 시작할 때 떼어내는 방식으로 나아갑니다.

넷째, 일관성을 유지합니다. 수면 연관은 매우 빠르게 형성됩니다. 아이는 반복되는 패턴을 빠르게 학습하므로, 일관된 접근이 매우 중요합니다. 하루는 안아서 재우고 하루는 혼자 재우는 식으로 번갈아 하면 아이는 혼란스러워하고 결국 더 강하게 혼자 잠드는 것에 저항할 가능성이 큽니다. 선택한 방법을 대개 5~7일 이상 일관되게 유지해야 효과를 볼 수 있습니다.

부모가 일관성을 유지하기 어려운 이유 가운데 하나는 피로감 때문입니다. 가능하다면 배우자와 역할을 나누어 서로 휴식 시간을 갖는 것이 도움이 됩니다. 또 다른 이유로는 애착 형성을 방해하거나 부정적 정서를 줄 수 있다는 불안감 때문입니다. 수면이든 식습관이든 아이에게 어떤 것을 가르치거나 힘든 상황을 고치려면 울음으로 저항하는 아이를 보게 되는 것은 피할 수 없는 상황입니다. 59쪽에서 살펴본 '수면훈련을 둘러싼 오해' 부분을 다시 한번 확인해 보길 권합니다.

다섯째, 자기 진정 물건을 제공합니다. 아이가 12개월 이상이라면 안전한 애착 물건을 제공하는 것도 도움이 됩니다. 작은 담요, 부드러운 인형, 엄마의 티셔츠나 특정 수건을 좋아하는 아이도 있습니다. 이런 물건은 아이가 부모 대신 의지하여 자신을 스스로 진정시키는 법을 배울 수 있게 도와줍니다.

단, SIDS 위험을 줄이려면 12개월 미만의 아이 침대에는 이불, 베개, 인형 등을 두지 않는 것이 안전합니다. 12개월이 넘었더라도 너무 크거나 푹신한 물건은 피하고, 질식 위험이 없는 작은 물건을 선택해야 합니다. 엄마의 티셔츠나 수건도 천이 크면 위험할 수 있습니다. 조각을 주거나 묶어서 얼굴을 덮을 수 없을 정도로 크기를 작게 만들어주는 게 안전합니다.

수면 연관 만들지 않기의 현실

이미 나쁜 수면 연관이 강력하게 형성되어 있다면, 바꾸는 과정에서 일시적으로 아이가 더 우는 상황을 피하기는 어렵습니다. 오래 의존하던 도움을 줄이면 초반에는 불안정해질 수 있지요. 몇 년 동안 목발을 짚고 다니던 사람이 갑자기 목발 없이 걸으려고 하면 처음에는 더 힘들고 불안정하게 느껴지는 것과 마찬가지입니다.

많은 사례에서 처음 며칠(보통 3~5일)이 가장 힘들고 그 후에는 점차 나아지는 경향을 보입니다. 하지만 모든 아이는 다르므로, 어떤 아이는 하루 만에 적응하는 반면 어떤 아이는 1~2주가 걸릴 수도 있습니다. 부모는 인내심으로 일관성 있게 접근해야 합니다.

이 변화가 아이에게 정서적 트라우마를 남기지는 않을까 걱정하는 부모가 많습니다. 그러나 앞서 살펴본 것처럼 영유아의 수면과 정서 발달에 관한 연구들은 그렇게 걱정할 정도는 아니라고 말합니다. 수면 습관의 변화가 애착 관계나 정서 발달에 장기적으로 일관되게 악영향을 보여준 근거는 제한적입니다. 낮에 아이에게 사랑을 전하고 놀아주는 데에 써야 할 에너지를 밤에 우는 아이를 달래느라 써버리지 마세요. 밤의 소모를 줄여 낮에 아이와 건강한 상호작용에 필요한 에너지를 남겨두는 것이 우리의 목표입니다. 건강한 수면 습관은 장기적으로 아이의 정서 조절, 인지 발달, 면역 기능 등에 긍정적 영향을 미칩니다. 그리고 부모가 충분히 자게 되면 더 나은 상태로 아이를 돌보게 되어, 결과적으로 부모와 자녀 관계의 질도 향상됩니다.

처음부터 나쁜 수면 연관을 만들지 않기 위해 노력하는 것이 만들어진 습관을 고치는 것보다 훨씬 쉽습니다. 그 시작이 바로 '일찍 재우기'입니다.

일찍 재우기

많은 부모가 '아이를 늦게 재우면 더 오래 잘 것'이라 여기지만, 대부분의 영유아 경우에는 늦게 재우는 것이 오히려 총수면 시간을 늘리지 못하고, 잠들기 어렵게 하며 더 자주 깨도록 만들기 쉽습니다. 일찍 잠자리에 든 영유아는 총수면 시간이 더 길고, 밤중에 깨는 횟수가 더 적으며, 수면의 질이 더 높고, 아침에 더 상쾌하게 일어나는 경향이 있습니다. 왜 일찍 재우는 것이 중요할까요? 45쪽에서 배운 '수면 압력'과 '생체시계'의 개념을 기억하나요? 이 두 시스템의 균형이 건강한 수면의 핵심입니다.

수면 압력 관리

아이가 너무 오래 깨어 있으면 수면 압력(피로감)이 과도하게 쌓입니다. 그런데 역설적으로 너무 피곤해지면 아이의 몸은 스트레스 호르몬인 코르티솔과 아드레날린을 분비합니다. 두 호르몬은 교감신경계를 자극해 각성 상태를 유지하거나 더 흥분한 상태로 만듭니다. 피곤할수록 아이는 진정하고 잠들기가 어려워집니다. 또한, 과도하게 피곤한 아이는 산만하고 과민해지며, 정작 침대에 누웠을 때는 진정이 어려워 잠들기까지 한참 걸립니다. 늦게 잠든 아이는 자주 깨고 다음 날은 더 늦게 잠드는 악순환이 이어집니다.

　일반적으로 태어난 지 6주 이내의 아이는 1시간도 깨어 있기 힘들고, 6개월령 무렵이면 대략 2~3시간 정도, 12개월 무렵에는 보통 3~4시간 정도 깨어 있을 수 있다고 봅니다. 유아기 후반으로 갈수록 낮잠이 줄며 깨어 있는 시간이 길어져 일부 아이들은 36개월이 지나면서 벌써 낮잠이 필요 없기도 합니다. 하지만 개인차가 큰 부분이라 이런 내용은 참고만 할 뿐 어느 정도가 '너무 오래'인지는 아이마다 다릅니다. 또한, 자라는 과정에서 계속 바뀌기 때문에, 그날그날 아이의 활동과 반응을 살펴서 조정해 줘야 합니다.

예를 들어, 생후 6개월 아이의 적정 깨어 있는 시간을 약 2~3시간이라고 보면, 이 아이가 오후 4시에 낮잠에서 깨어나면, 이후 이론상 잠들기 쉬운 취침 시간은 오후 6시에서 7시 사이가 됩니다. 만약 이보다 훨씬 늦게, 예를 들어 밤 9시에 재우려 하면 아이는 이미 과도하게 피곤한 상태가 되어 버립니다. 평소보다 잠들기 어려울 가능성이 커집니다. 긴 시간 이동하는 여행이나 모처럼 할머니가 오셔서 신나게 놀아준 날 잠 못 드는 이유도 이렇게 생각하면 이해할 수 있습니다.

생체시계 조정

우리 몸의 생체시계는 일정한 리듬을 유지하는 것이 중요합니다. 특히 멜라토닌과 코르티솔 같은 수면 관련 호르몬은 하루 중 특정 시간에 분비되도록 프로그래밍이 되어 있습니다.

일반적으로 저녁이 오면 멜라토닌 수치가 상승하면서 자연스럽게 졸음이 옵니다. 이때를 직역하면 '**수면 창**(sleep window)'인데, '잠들기 딱 좋은 시간'이라는 의미를 생각하면 '**수면 적기(睡眠適期)**'라고 번역하는 게 나아 보입니다. 이 수면 적기를 놓치면, 아이의 생체시계는 혼란에 빠지고 잠들기가 더 어려워질 수 있습니다. 오후 6시 전후로 졸려 보이던 아이가 저녁 8시를 넘기면서 갑자기 하루 중 가장 좋은 몸 상태와 기분을 보여준다면, 오늘은 잠들기 어렵거나 밤에 자주 깰 것을 예상할 수 있습니다.

아이들은 대부분 저녁 시간대(대략 7~9시 무렵)에 멜라토닌 분비가 증가하므로, 이 시간대에 맞춰 잠자리에 드는 것이 이상적입니다. 각 가정의 기상 시간이나 아이가 하루 중 얼마나 밝은 곳에 있었는지에 따라 다를 수 있지만, 취침 시간이 너무 늦으면 이 자연스러운 수면 적기를 놓치게 됩니다.

일찍 재우기를 위해 부모가 할 일은 무엇일까요? 하나씩 살펴보겠습니다.

첫째, 적절한 취침 시간을 찾아야 합니다. 아이의 나이나 개인적 기질 또는 가정 상황에 따라 적절한 취침 시간은 다를 수 있지만, 일반적인 지침에 따르면 저녁 7시에서 8시 사이가 적절합니다. 매일 30분 안팎의 변동은 있을 수 있고 적응할 수 있지만, 평소보다 1시간 이상 늦게 잠들거나 9시 이후로 늦추는 것은 잠 문제가 없던 아이에게도 문제를 만들 수 있습니다. 오후 5시에서 6시 이후로 아이의 상태를 관찰하여 완전히 졸려 할 때가 아닌 졸리기 시작하는 시간을 알아채고, 다음날부터는 그 시간보다 30분 정도 일찍 수면의식을 시작하면 조금 더 수월하게 잠들 수 있을 것입니다.

둘째, 수면 신호를 알아채야 합니다. 앞서 살펴보았듯이, 아이가 졸음 신호를 보이면 즉시 취침 준비를 시작해야 합니다. 앞서 말했듯 아이의 수면 신호를 놓치고 지나치면 아이는 '두 번째 바람'을 타게 되어 잠들기를 훨씬 힘들어합니다.

셋째, 일관된 취침 시간을 일관되게 유지해야 합니다. 생체시계는 규칙성과 일관성을 통해 강화됩니다. 매일 같은 시간에 잠자리에 들게 하면, 아이 몸은 그 시간에 맞춰 자연스럽게 졸음 호르몬을 분비합니다. 여기에 일관된 수면의식이 있다면 더 쉽고 편하게 잠들 수 있겠지요.

주말이나 특별한 행사가 있더라도 취침 시간을 최대 30분 이상 늦추지 않기를 권합니다. 일관성이 중요한 이유는 아이의 생체시계가 성인보다 훨씬 더 민감하기 때문입니다. 취침 시간이 자주 바뀌면 아이는 혼란스러워하고, 수면 문제가 더 심해질 수 있습니다. 한번 생체시계가 제대로 설정되면, 아이는 특정 시간이 되면 자연스럽게 졸려 합니다. 이렇게 되면 재우는 과정이 훨씬 수월해집니다.

넷째, 낮잠 일정을 조정해야 합니다. 낮잠 일정은 밤 수면에 직접 영향을 미칩니다. 특히 마지막 낮잠은 취침 시각과의 간격이 중요합니다. 대략 4~5시간을 참고할 수 있습니다. 예를 들어, 저녁 7시에 재우려면 마지막 낮잠은 오후 3시 이후에는 없어야 합니다.

낮잠이 너무 짧으면 충분히 쉬지 못해서, 너무 길면 다음 낮잠이나 밤 수면에 영향을 줘서 문제를 일으킬 수 있습니다. 적당한 낮잠의 길이는 아이마다 다르지만, 수면 주기(40~60분) 단위로 끊어보면 밤잠에 미치는 영향을 파악하기 쉽습니다. 낮잠의 한 주기가 끝날 즈음 기저귀가 젖었는지 확인하거나 아기를 안아 올려 침실에서 더 밝은 곳으로 데리고 나오는 등 부드럽게 기상을 유도해 봅니다. 어떤 아이는 한 주기의 낮잠으로 충분할 수 있고 어떤 아이는 두 주기는 자야 컨디션이 좋을 수도 있습니다. 늦은 오후 시간에 짜증 부리지 않고, 밤에 잘 잠드는지 살펴보며 낮잠 시간을 조정합니다.

다섯째, 일찍 깨워야 합니다. 아침에 일정한 시간에 깨우는 것도 건강한 수면 습관을 형성하는 데 중요합니다. 저는 진료실에서 다른 무엇보다 '일찍 깨우기'를 강조합니다. 아침 빛 노출은 생체시계를 초기화하고 멜라토닌 생성 주기를 조절하는 데 도움이 됩니다[52].

가정에 맞는 기상 기준 시각을 하나 정해주세요. 각 가정의 상황과 아이의 반응에 따라 조정할 수 있지만 처음 2주 정도는 오전 6시에서 7시 사이, 매일 비슷한 시간에 주말에도 크게 달라지지 않게 일어나도록 도와주세요. 가끔 아이가 새벽 4시 무렵 너무 일찍 깨면 방을 어둡게 유지하고, 최소한의 자극으로 다시 재울 수 있습니다. 하지만 5시에서 6시 사이에 일어난다면 그게 아이의 정상적인 일과의 시작일 수 있으니 부모가 맞춰 주는 게 나을 수 있습니다. 반대로 아이가 8시 넘어서까지 자면 부드럽게 깨워주는 것이 좋습니다. 간혹 8시 넘어 일어나면서도 일찍, 쉽게 잠드는 아이들이 있습니다. 일단 두고 보다가 밤잠 문제가 생기면 더 일찍 깨우는 쪽으로 바꿔도 좋습니다.

아침에 일어나자마자 밝은 자연광에 노출되면 생체시계가 '이제 아침이야, 활동할 시간이야!'라는 신호를 받습니다. 이는 적절한 저녁 시간에 졸리게 하는 데 중요한 역할을 합니다. 이때부터 잠들 시간의 타이머가 작동한다고 볼 수 있습니다.

수면 연관과 일찍 재우기의 상호 관련성

일찍 재우는 습관은 잠들기를 쉽게 하고, 나쁜 수면 연관을 만들지 않는 것은 깼을 때 다시 잠들기를 쉽게 해줍니다. 수면 연관을 적절히 관리하고 일찍 재우는 것은 상호 보완적입니다. 이 두 가지 전략은 서로 긍정적인 영향을 미칩니다.

이른 시간에 일관성 있게 아이가 잠에서 깰 수 있게 해준다면, 여기서부터가 잘 잠들 수 있는 시작점이 됩니다. 적절한 시간에 아이를 재우면 수면 압력이 적절하여 잠들기 쉽고 수면 연관에 덜 의존하게 됩니다. 피곤할수록 아이는 더 강한 도움을 요구하기 때문입니다. 일관된 수면의식은 그 자체로 좋은 수면 연관이 됩니다. 크게 바라봐서 매일매일 규칙적인 일과를 만들어줄 수 있다면, 조금 과장해도 하루 전체가 좋은 수면의식이 되고 수면 연관이 될 수 있습니다. 아이 하루의 절반이 잠이고, 아이는 자는 동안 더 많이 배우고 자라기 때문입니다.

* * *

세상에는 수면훈련에 관한 여러 의견이 있지만, 그 원리는 모두 같습니다. **첫째는 수면 압력의 이론에 맞추어 충분히 졸리게 해주는 것이고, 둘째는 생체시계를 방해하는 요인을 제거하는 것이며, 셋째는 나쁜 수면 연관을 만들지 않거나 없애는 것입니다.**

이 세 가지를 바탕으로 한다면 기존의 수면훈련법을 이해할 수 있을 것입니다. 더 나아가 여러분 가정의 상황에 맞게 원리를 조합해 '우리 집 버전'의 수면훈련법을 설계하는 것도 가능합니다.

3장

월령별 수면훈련

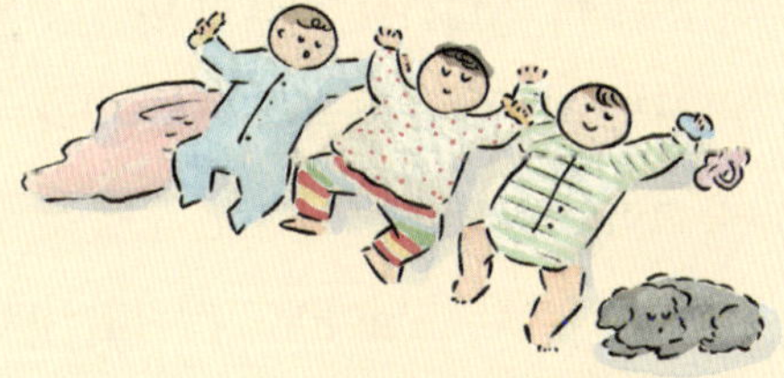

이미 수면 문제가 생긴 뒤에 바로잡는 과정은 부모의 체력과 감정을 크게 소모하는 고통스러운 일입니다. 첫째 때 크게 고생했던 부모가 둘째는 일찍부터 수면 습관을 잡아주려 애쓰는 것도 이 때문입니다. 가장 현명한 선택은 문제가 생기기 전에 미리 좋은 습관을 들여주는 것입니다. 그렇다고 이것이 갓난아이를 밤새도록 울게 둔다는 뜻은 결코 아닙니다. 수면훈련 역시 개수 세기와 숫자를 배운 뒤 구구단을 익히듯, 아이의 월령과 발달 정도에 따라 딛고 넘어가는 단계가 있습니다. 아이가 태어나기 전부터 앞부분 내용을 읽고 다음에 나올 내용을 실천할 수 있다면, 그것이 바로 아이의 건강한 수면에 가장 효과적인 '예방적 부모 교육'입니다. 지금부터 월령별 발달 특성을 바탕으로, 각 시기마다 해야 할 것과 하지 말아야 할 것을 살펴보겠습니다.

태어나서 2개월까지

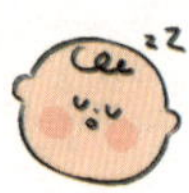

신생아기(출생~4주)

갓 태어난 아기의 내면 시계는 아직 지구의 24시간 주기에 맞춰져 있지 않습니다. 인간의 내재적인 일주기 리듬은 약 24.2시간으로 지구의 하루보다 조금 더 깁니다[53]. 외부의 빛 신호를 받아 시계를 맞추는 능력이 미숙한 신생아는 매일 조금씩 뒤로 밀리는 시계를 가진 채 살아가는 셈입니다. 그러니 신생아를 어디 먼 우주에서 찾아와 이제 막 지구의 시간에 적응하기 시작한 손님이라고 생각합시다. 지구의 24시간 리듬에 완벽히 적응하기까지는 아이에 따라 차이를 보이는데, 생후 6~12주 정도의 시간이 필요합니다.

일행으로 해외여행을 떠났어도 다들 시차 적응에 차이를 보이는 것처럼, 지구의 하루에 바로 적응하는 아이가 있는가 하면 꽤 긴 시간을 고생하는 아이도 있을 겁니다. 최근 유전학 연구는 이런 차이가 일주기 리듬 관련 유전자의 변이와 관련이 있음을 보여줍니다[54]. 따라서 이런 차이는 태교나 부모의 노력보다는 타고난 생물학적 차이의 영향이 크다고 보는 것이 현재로서는 타당합니다.

신생아가 하루에 자는 시간이 14~17시간 정도라고 하면 아이를 낳기 전에는 '그렇게 많이?'라고 생각합니다. 하지만 막상 한두 달 아이를 키워 보면 말도 안 되는 이야기에 속았다고 느끼거나 우리 아이가 이상한가 싶어 걱정할 만큼 아이들은 잠을 자지 않습니다. 정확히 말하면 '부모가 알고 있는 그 잠'을 자지 않습니다.

신생아는 전체 수면의 약 50%가 '꿈꾸는 잠'으로 부르는 렘수면이어서 전체 잠의 절반을 훌쩍거리거나 얼굴을 찡그리거나 몸을 비틀고 이른 바 '용을 쓰는' 모습을 보이면서 잡니다[55]. 아직 낮과 밤을 구분하는 생체 리듬이 미성숙해 수시로 깨는 것처럼 보이지만, 아이의 내부에서는 약 50분 정도의 수면 주기가 반복되고 있습니다.

간혹 주변에 갓난아이인데 2~3시간을 이어서 자는 아이가 있습니다. 하지만 이런 아이는 전체 신생아 중 소수이며, 대다수 아이는 더 자주 깹니다[56]. 이 시기에는 아이의 잠에서 기대할 수 있는 게 많지 않습니다. 중학교 2학년 사춘기 아이가 착한 태도를 보이면 감사한 일이지만 그걸 당연한 일로 기대하는 사람이 없는 것과 마찬가지입니다. 아이가 잠깐이라도 자면 엄마도 그때그때 자면서 버텨내야 하는 시간입니다.

1~2개월(4~8주)

태어나 약 6주 무렵이 되면, 빠른 아이는 수면 주기가 생기기 시작합니다. 잠든 후 깨지 않는 시간이 길어지는 게 그 징조입니다. 기질적으로 안정적인 아이는 3시간 정도 깨지 않고 잠을 자지만, 이런 아이는 많지 않습니다.

낮과 밤의 환경 차이가 충분하지 않았던 아이들은 이 시기에도 여전히 불규칙한 수면 주기를 보이거나 오히려 이전보다 더 짧게 자고 더 많이 울 수 있습니다. 특히 3~4주를 지나면서 보챔이 심해지고 2개월령이 다가오는데도 오히려 예전보다 더 자주 보채면서 짧게 자고 깨는 일이 반복된다면, 저는 다음 두 가지를 확인합니다.

- **불을 몇 시에 끄는지?** (아이의 생체시계를 형성하는 데 중요한 요소)
- **모유든 분유든 하루에 몇 번 수유하는지?** (유당 과다 증상과 수면 연관 확인)

저녁이 되어도 불을 끄지 않고 아이가 졸려 보이면 그때야 불을 끈다는 분이 있습니다. 이런 생활방식은 아이의 수면 주기 형성에 걸림돌이 됩니다. 아이는 아직 지구 환경에 적응하지 못한 상태입니다. 일정한 시간에 빛에 노출하고 또 일정한 시간이 되면 빛 자극을 차단해 주는 것이 영아의 일주기 리듬 형성에 중요한 역할을 합니다.

수유 횟수가 이전보다 줄지 않고 오히려 늘고 있다면, 아이가 배가 고파서 먹는 것이 아니라 잠들기 위해 먹는 '수면 연관'을 형성하고 있을 가능성이 큽니다. 특히 짧게 자주 먹으면서, 먹을 때마다 바로 배변이나 방귀를 배출한다면 수유 탓에 오히려 배앓이가 심해지는 유당 과다 증상을 의심합니다. 우는 것을 모두 아이의 배고픔으로 해석할 때에 더 잘 일어나는 상황입니다. 재우기 위한 반복 수유는 잠깐 울음을 멈추게 할 수는 있지만, 오히려 배앓이를 심하게 만들 수 있습니다. 진료를 통해 배앓이를 줄이는 방법이나 수유 방법에 대해 도움을 청해보세요.

☑ 해야 할 것

안전한 수면 환경 만들기

• 단단한 매트리스, 빈틈없는 시트에 베개·이불·인형 없이 등을 대고 눕힙니다.

• 적절한 실내 온도(겨울철 20~22℃)와 금연 환경을 유지합니다.

낮과 밤 구분하기

• 낮에는 커튼을 열어 밝은 환경으로, 밤에는 조명을 줄이고 조용한 분위기로 만들어 생체 리듬 형성을 돕습니다.

신호에 따라 수유하기

• 시간보다는 아이의 배고픔 신호에 반응해서 수유합니다.

• 아이가 자다 깨면 수유가 필요한 상황으로 간주합니다.

충분히 안아주고 달래기

• 아이에게 자기 진정 능력이 없으므로 안아주고 토닥여주는 일이 매우 중요합니다.

부모도 휴식 우선하기

• 아이가 잘 때 함께 쉬거나 가족에게 도움을 요청해 체력을 비축합니다.

• 지금은 부모도 '생존 우선 모드'입니다.

❌ 하지 말아야 할 것

수면훈련 서두르지 않기

- 이 시기에는 수면훈련보다 기본적인 안정감과 신뢰 형성이 더 중요합니다.

정해진 일정 강요하지 않기

- 신생아의 수면은 매우 불규칙하므로 루틴보다는 유연한 대응이 필요합니다.

과도한 자극 주지 않기

- 특히 저녁에는 TV를 끄고 불빛이나 소음 등을 줄여 편안하고 차분한 환경을 유지합니다.

수면 보조 도구에 의존하지 않기

- 흔들 침대, 그네, 역류 방지 쿠션은 잠깐씩 사용할 수 있지만, 주된 수면 장소로 삼는 것은 피해야 합니다.

달래기 수유에 과도하게 의존하지 않기

- 울 때마다 먹이는 습관은 불필요한 수유와 수면 연관을 만들고 배앓이를 유발할 수도 있습니다.

요약

눈뜨면 수유하기, 아침에는 환하게-저녁에는 불 끄기, 이것이 이 시기의 핵심입니다. 지금은 아이의 리듬을 조정하는 것이 아니라 안정적인 환경을 제공하는 시기입니다. 그리고 최대한 많이 안아주세요. 특히 엄마가 조금이라도 더 기분이 좋을 때 더 많이 안아주세요. 생후 6~8주까지의 충분한 신체 접촉과 민감한 반응은 이후 자기 조절 능력 발달에 긍정적인 영향을 준다는 연구 결과도 있습니다[57].

2개월에서 4개월까지

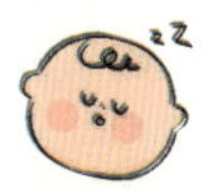

3개월 정도 되면 낮에는 1.5~2시간, 밤에는 4~5시간씩 깨지 않고 자는 아이들이 늘어납니다. 이 시기에 약 60~70%의 아이가 밤에 최소 한 번은 4시간 이상 연속으로 자는 것으로 관찰됩니다[56]. 그래서 '100일의 기적'이라고들 하지요. 아이가 지구에 적응할 수 있게 잘 도움을 받았다면 이 기적은 모두에게 이미 준비된 자연스러운 발달 과정입니다. 하지만 기적의 정도는 매우 상대적이어서, '예전보다는 지낼 만하다'는 정도로 기대해야 실망을 줄일 수 있습니다.

수유 횟수도 이전보다 줄고 잠들어 있는 시간도 길어지지만, 순조롭게 자라던 아이 중에서도 3개월 무렵에 일시적으로 수면 패턴이 불안정해지는 '3~4개월 수면 퇴행' 현상을 보일 수 있습니다[55]. 이 시기에 영아의 수면 구조가 바뀌면서 일어나는 일시적인 수면 문제입니다. 열이 오르거나 아픈 곳은 없는지 확인할 필요가 있지만, 이 시기에 나타나는 울음을 모두 배고픔으로 해석해 수유 횟수를 다시 늘리는 것은 좋은 선택이 아닙니다.

✅ 해야 할 것

일관된 수면의식 만들기

- 매일 같은 순서로 반복되는 간단한 루틴을 만들어주세요(예: 목욕 → 마사지 → 수유 → 짧은 각성 상태 유지 → 자장가 → 침대).
- 수유 후 바로 재우지 않고 잠깐 깨어 있는 시간을 두는 것이 중요합니다.
- 이 루틴은 아이에게 '이제 잘 시간'이라는 신호를 줘서 수면 준비를 도와줍니다.

졸릴 때, 잠들기 전에 침대에 눕히기

- 아이가 완전히 잠들기 전, 졸려 보이는 시점에 침대에 눕히는 연습을 해보세요.
- 스스로 잠드는 능력(자기 진정력)을 기르도록 하는 중요한 첫걸음입니다.

각성 시간 조절하기

- 생후 2~4개월 아이가 깨어 있는 시간은 1~2시간 정도가 적당합니다.
- 이는 평균적인 범위이며 매번 일정하지 않습니다. 졸음 신호를 잘 관찰해 주세요.
- 너무 오래 깨어 있으면 과도하게 피로해져 오히려 잠들기 힘들어집니다.

혼자 있는 시간 연습하기

- 아이에게 하루 중 짧은 시간이라도 혼자 놀 기회를 주세요.
- 울더라도 즉시 반응하기보다는 5분 정도 기다려 스스로 진정할 기회를 주는 것이 도움이 됩니다.
- 보호자는 곁에서 자리를 지키고 살펴봐야 합니다.
- 아이가 위험하거나 울음이 격해진다면 즉시 반응해야 합니다.
- 밤에 깼을 때도 5~15분 정도 기다려보고 다시 잠드는지 확인해 보세요.

아침에 햇빛 보여주기

- 아침에 자연광을 쬐면 아이의 생체시계(일주기 리듬) 형성에 도움이 됩니다.
- 기상하면 커튼을 열고 창가에서 놀거나 산책하는 것도 좋은 방법입니다.

부정적인 수면 연관 만들지 않기

- 젖이나 우유병을 문 채로 완전히 잠드는 습관이 들지 않게 하세요.

수유 도중에 잠들면 더 이상 먹이지 않기

- 잠들면 자연스럽게 입에서 빠지도록 돕니다.
- 일부러 깨워서 수유하거나 반대로 달래기 수유를 반복하는 습관은 조심해야 합니다.
- 병원에서 특별히 지시받은 상황이 아니라면, 이제는 아기를 깨워가며 먹일 시기는 아닙니다.

밤에 과도한 자극 주지 않기

- 밤중 수유나 기저귀 갈이는 최소한의 상호작용, 어두운 조명, 조용한 목소리로 진행해야 합니다.
- 아이를 흥분시키지 않도록 낮과는 다른 분위기를 유지하세요.

낮과 밤 혼동시키지 않기

- 낮에는 밝고 활기찬 환경에서 충분히 활동하게 하고, 밤에는 조명을 낮추고 조용한 분위기를 만들어주세요.
- 낮잠과 밤잠을 구분 짓는 환경이 중요합니다.

모든 신호에 즉각 반응하지 않기

- 작은 움직임이나 소리에는 곧바로 달려가지 마세요.
- 진짜 울음인지, 스스로 진정할 수 있는지 잠시 기다려 보는 여유도 필요합니다.

온종일 안아주기만 하지 않기

- 깨어 있는 시간 내내 안아주기보다는, 안전한 공간에서 보호자의 관찰 아래 혼자 놀거나 조용히 있는 시간을 조금씩 늘려가며, 아이가 점차 스스로 진정하고 안정감을 느끼도록 도와주세요.

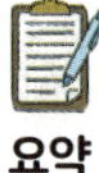

요약

이 시기는 '울더라도 **조금** 기다려보기'가 핵심입니다. 기본적인 수면 습관의 토대를 다지는 시기입니다. 아직은 각 잡힌 수면훈련보다는 일관된 환경과 규칙적인 일과, 부모의 안정된 반응이 중요합니다. 이 시기에 오히려 수유 횟수가 줄어들기는커녕 더 늘어난다면, 울 때마다 또는 자다 깰 때마다 수유로 달래고 재우는 건 아닌지 점검해 보세요.

4개월에서 6개월까지

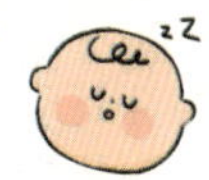

4~5개월 무렵 앞에서 이야기한 수면 주기가 정착되기 시작합니다. 이 시기에 비렘수면과 렘수면의 구조가 더 성숙해지고, 하루의 일과도 비교적 규칙성을 보이며 안정화됩니다. 밤에 6~8시간 연속해서 자는 아이가 늘고, 낮잠도 하루 3회에서 2회로 줄어들기 시작합니다.

이전 시기에 흔했던, 눈동자를 빠르게 움직이다 곧바로 잠드는 모습(렘수면 시작)은 거의 사라집니다. 풀린 모습을 보이거나 칭얼거리다가 잠든 후 첫 50여분이 지나 첫 번째 주기가 끝나고 다음 주기로 넘어가는데, 초기 2~3시간 동안은 깊은 잠의 비중이 높아 웬만한 자극에도 깨지 않고 잘 자는 것처럼 보입니다. 다만 뒤집기나 앉기 같은 대근육 발달이 활발해지면서 수면 중 깨어나는 일이 자주 생길 수 있습니다.

이유기 보충식을 시작하면서 밤중 수유에 대한 의존도 서서히 줄고, 배고파서 깨는 일도 줄어듭니다. '잘 재우는 법'보다 타고나기를 잘 자는 아이가 있다는 말이 현실처럼 느껴지기 시작하는 시기입니다. 본격적인 수면훈련이 필요할 때가 되었습니다.

자기 진정력 발달을 격려하기

- 아이가 졸릴 때 스스로 잠들 기회를 주세요.

- 너무 피곤해지기 전에 눕히고, 완전히 잠들기 전에 침대에 두는 연습을 본격적으로 시작하세요.

규칙적인 낮잠 일정 만들기

- 낮잠을 하루 2~3번(아침, 점심, 오후) 일정한 시간에 배치해 보세요.

- 수유를 마친 후 조금 놀다가 졸림 신호를 보이기 시작하면 낮잠 시점입니다. 아기마다, 또 같은 아기라도 날마다 다를 수 있지만, 대개는 수유 후 약 1시간 전후에서 졸림 신호가 나타나는 경우가 많습니다. 수면 리듬이 예측 가능해지면 밤잠에도 긍정적 영향을 미칩니다.

일관된 취침과 기상 시간 유지하기

- 매일 비슷한 시간에 재우고 깨우는 습관은 생체 리듬 안정화에 매우 중요합니다.

- 주말에도 시간 차이를 크게 두지 않도록 유의하세요.

수면 장소의 일관성 유지하기

- 낮잠이든 밤잠이든, 가능하다면 항상 같은 장소에서 재우세요.

- 낮잠도 유모차보다는 아이 침대에서 자는 연습이 도움이 됩니다.

점진적 수면훈련 도입을 고려하기

- 이 시기는 수면훈련을 시작하기에 적절한 시기입니다.

- 점진적 잠들기 방법, 슬립 레이디, 의자 방법, 캠프 아웃 방식 등 아이의 기질에 맞는 부드러운 방법을 시도할 수 있습니다.

❌ 하지 말아야 할 것

밤중 수유를 갑자기 중단하지 않기

- 생후 6개월 전까지는 여전히 수유가 필요한 아이들이 있습니다.
- 밤중에 일정한 시간에 아이가 깨어난다면, 깨어나서 우는 순간마다 반응하며 수유하기보다는 아이가 깨기 전(약 30분 전)에 미리 수유하는 '**꿈나라 수유***'를 시도할 수 있습니다.

낮잠을 너무 길게 허용하지 않기

- 낮잠 1회당 2시간이 넘지 않도록 조절하세요(2시간씩 여러 번 잘 수 있습니다).
- 낮잠이 점점 길어진다면 잠든 지 1시간 30분 정도 지난 시점에 자연스럽게 깨도록, 기저귀를 확인하거나 살짝 밝은 곳으로 이동하는 등 부드러운 자극을 줄 수 있습니다.

졸음 신호 놓치지 않기

- 하품, 눈 비비기, 멍한 표정 등 졸림 신호를 잘 관찰하세요.
- 너무 피곤해지면 오히려 잠들기 힘들어질 수 있습니다.

수면 장소 바꾸지 않기

- 아이를 아이 방에서 재우다가 중간에 부모 방으로 옮기면 수면 연관이 흔들릴 수 있습니다.
- 가능한 한 처음부터 끝까지 같은 장소에서 재우는 것이 중요합니다.

취침 전에 과도한 자극 피하기

- 잠자기 전 1시간은 조용하고 안정된 활동으로 마무리하세요.
- 활발한 놀이와 밝은 조명은 모두 수면을 방해할 수 있습니다.

* **꿈나라 수유(dream feed)**는 아이가 밤에 잠든 상태 혹은 비몽사몽인 상태에서 부모가 주도하여 미리 수유하는 방법입니다. 아이가 배고파서 깨기 전에 미리 수유하여 밤중에 깨는 시간을 늦추거나 새벽 수유 횟수를 줄여, 아이와 부모 모두 잠을 더 길게 잘 수 있도록 도와줍니다. 보통 아이가 잠든 후 2~4시간 뒤, 밤 10시~12시 사이에 부모가 잠들기 전에 시도합니다. 아이를 완전히 깨우지 않고 살짝 몽롱한 상태일 때 아이의 발이나 뺨을 부드럽게 간지럽히거나 입가에 젖이나 젖꼭지를 대어 빨기 반사를 유도합니다. 최대한 조용하고 어두운 환경에서 수유합니다. 아이가 깨지 않도록 차분하게 진행하며, 수유 후에는 가볍게 트림을 시키는 것이 좋습니다.

모든 아이에게 통하는 것은 아닙니다. 어떤 아이는 꿈나라 수유 때문에 오히려 더 자주 깨거나 깊은 잠을 방해받을 수도 있습니다. 특히, 이미 수면 연관이 강한 아이에게는 꿈나라 수유가 오히려 깨는 패턴을 고착시킬 수도 있습니다. 보통 생후 2~3개월부터 6개월 전후까지 효과를 볼 수 있다고 알려져 있습니다. 아이가 커나가면서 자연스럽게 중단되는 경우가 많습니다.

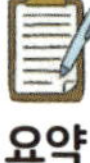

요약 본격적인 수면훈련을 시작하기에 가장 적절한 시기입니다. 이미 부모의 도움에 의존한 수면 연관이 있다면 지금부터 서서히 줄여나갈 시기입니다. 방법은 다양하지만, 수면훈련에서 한 가지만 기억한다면 '아이가 자다 깼다고 해서 모두 완전히 깨어난 것은 아니라는 점'입니다. 이것만은 잊지 마세요. 혹시 부모의 달래기나 수유가 아이가 스스로 잠드는 기회를 오히려 방해하는 건 아닌지 되돌아보는 것이 이 시기에 할 중요한 숙제입니다.

6개월에서 12개월까지

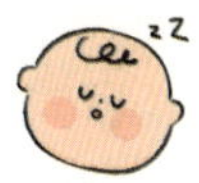

대다수 아이가 밤에 6시간 정도는 깨지 않고 자는 날이 늘어납니다. 중간에 깨는 듯이 보이더라도 밤에는 10시간, 낮잠은 3시간 정도로 비교적 안정된 수면 패턴을 형성합니다. 밤에도 수유 없이 잘 자기 시작합니다.

다만 잘 자던 아이가 오히려 밤에 깨는 일이 늘어날 수도 있습니다. 앉기, 기기, 서기 등 대근육 발달이 활발해지면서 수면 중에도 이런 움직임으로 깰 수 있습니다. 분리 불안과 관련된 수면 퇴행은 12개월 무렵에 주로 나타납니다. 이 시기를 잘 넘기려면 일관성과 안정된 반응이 중요합니다.

이 시기까지도 먹여서 재우거나 재우려고 먹이는 일이 반복되고 있다면 엄마는 이미 지칠대로 지쳐 있을 수밖에 없습니다. 2부에서 자세히 설명하겠지만, 수면과 먹이기가 강하게 연결된 영아는 또래보다 체중이 많이 나가거나 너무 적은 양극단의 양상을 보이고, 이유기 보충식을 진행할 때도 어려움을 겪는 경향을 보입니다. 이 경우에는 단순한 수면 문제가 아니라 섭식과 수면 전반에 문제가 연결되어 있을 가능성이 높아 소아청소년과 의사의 심층 상담이 필요합니다.

낮 동안 신체 활동을 충분히 유도하기

- 낮 활동을 응원해 주세요. 피곤하게 만드는 게 아니라 자연스러운 활동 기회를 늘려 주세요. 부모와 함께하는 활동은 물론 부모가 집안일을 하는 동안 곁에서 혼자 노는 연습을 하는 것도 좋습니다.

낮잠 일정을 일정하게 유지하기

- 보통 오전 9~10시, 오후 1~2시경이 낮잠 시간으로 적절합니다.
- 다만 시계의 시간보다 중요한 것은 깨어 있는 시간과 졸림 신호이므로, 아이의 상태에 따라 30~60분 정도의 변동은 자연스럽습니다.
- 일정한 낮잠 시간은 밤잠에도 긍정적인 영향을 줍니다.

낮잠 전에도 짧은 수면의식 도입하기

- 밤에 진행하는 수면의식 가운데 한 가지 정도만 잠들기 전에 해보세요. 목욕하고 책 읽고 자장가 불러주기를 그저 짧은 책 읽기 정도만 하고 잠자리에 드는 식으로 말이지요. 수면의식의 효과를 밤에도 더 높여줄 수 있습니다.

안전한 애착 물건 도입 고려하기

- 12개월 이후에는 담요나 부드러운 인형처럼 아이가 안정감을 느끼는 물건을 도입할 수 있습니다. 단, 질식 위험은 없는지 반드시 확인하세요.

독립적인 수면 기술을 계속 강화하기

- 아이가 스스로 잠드는 능력을 키우도록, 과도한 개입은 줄이고 기다리는 연습을 함께해 주세요.

 ## 하지 말아야 할 것

수면 환경을 갑자기 바꾸지 않기

- 침대 바꾸기나 방 이동하기 등은 충분히 준비하고 점진적으로 진행하세요.
- 갑작스러운 변화는 아이에게 큰 스트레스를 줄 수 있습니다.

늦은 오후 낮잠은 허용하지 않기

- 오후 4시 이후의 낮잠은 밤잠을 방해할 수 있으니 피해주세요.
- 필요한 경우에는 오전과 이른 오후에 충분히 재워주세요.

건강 관련한 수면 문제의 원인을 간과하지 않기

- 감염성 질환에 자주 걸리는 때가 되었습니다.
- 자꾸 깨는 원인이 이가 나거나 아프거나 위·식도 역류나 중이염 때문은 아닌지 한 번 쯤 확인해 보세요.
- 원인을 해결하지 않은 채 수면훈련만 강화하는 것은 효과가 없습니다.

수면훈련의 일관성을 놓치지 않기

- 며칠 밤 잘 잤다고 해서 규칙을 느슨하게 하면 아이는 금세 혼란을 느낍니다.
- 수면 리듬이 자리를 잡을 때까지 일관된 반응을 유지하세요.
- 분리 불안이 심한 시기일수록 일관된 반응이 아이에게 더 큰 안정감을 줍니다.

밤중에 깨어나도 과도하게 반응하지 않기

- 아이가 깼을 때는 우선 안전 여부를 확인하되 필요 이상으로 자극하지 않도록 조심 하세요.
- 이 시기 아이는 수면 주기 전환 능력이 발달해 있으므로, 30분 정도 기다려도 스스 로 다시 잠드는 경우가 많습니다.

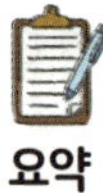

요약

분리 불안과 운동 발달이 수면에 직접 영향을 미치는 시기입니다. 낮 동안 부모와 충분히 상호작용하고 건강한 애착을 형성하게 되면 밤 수면은 더욱 안정이 됩니다. 이 시기의 핵심은 '밤이 무섭지 않고 예측 가능한 시간이라는 신호를 아이에게 매일 일관되게 보내주기'입니다.

12개월 이후

12~18개월

퇴행의 시기를 잘 지나고 나면 다시 전체 수면 시간이 조금 늘어납니다. 돌이 지나면서 아이의 수면은 더욱 성숙한 양상을 보입니다. 낮잠은 점차 하루 1회로 줄고, 밤잠은 10~12시간 범위에서 더 길고 안정되는 경향을 보입니다. 하지만 동시에 취침 거부, 야간 각성, 야경증, 악몽 같은 새로운 수면 문제가 나타날 수 있습니다. 이런 문제는 자율성과 상상력의 발달과 관련이 있다고 알려져 있는데, 아이의 성장 과정에서는 매우 자연스러운 현상입니다.

이 시기에는 언어가 발달하면서 '자고 싶지 않아', '무서워' 같은 표현으로 수면에 대한 감정을 표현하기도 합니다. 아기 침대에서 유아 침대로 바꾸는 시기인데 이 역시 수면 습관에 영향을 줄 수 있습니다.

18개월 무렵이 되면 세상의 재미를 더 많이 알게 되어 잠들지 않고 버티려는 모습을 보이기 시작합니다. **'취침 시간 저항**(bedtime resistance)**'** 현상이 흔히 나타나는 시기입니다. 이 시기에 아이의 잠자리가 편해 보이지 않는다면, 지금보다 더 규칙적인 일과를 만들어줄 필요가 있습니다. 특히 취침 전 수면의식의 일관성이 중요합니다.

2~3세

이전의 수면 문제가 주로 잠들기 어렵거나 자주 깨어 우는 상황이었다면, 2세 전후부터는 취침 거부나 취침 시간 지연 등 훈육과 관련된 수면 문제가 전면에 드러납니다. 이 시기의 수면 문제는 아이의 뇌 발달보다, 양육자가 얼마나 일관된 규칙을 제공하는가와 더 밀접하게 연결되는 경향이 있습니다[58].

또 다른 종류의 수면 변화도 일어납니다. 바로 낮잠이 줄어들거나 일부 아이는 아예 낮잠이 없어지기도 합니다. 아이의 낮잠 시간이 유일한 휴식 시간이던 부모에게는 고통스러운 시기일 수 있습니다. 게다가 낮잠이 없어지면서 늦은 오후에 짜증을 부리는 모습이 늘기도 합니다. 시간이 지나면 적응되지만, 전환기 동안은 늦은 오후 일과를 더 조용하고 안정적으로 유지하는 것이 도움이 됩니다.

상상력과 인지 발달이 활발해지면서 낮의 경험이나 이야기를 더 생생하게 기억하게 되어 밤이나 어둠에 대한 공포가 늘어납니다. 악몽을 꾸는 일도 이전보다 늘어납니다. 렘수면 중 기억과 정서를 처리하는 능력이 이 시기에 발달하면서 악몽의 빈도와 강도가 높아지는 것입니다

이전에는 잘 자던 아이인데 이즈음 오히려 밤에 자주 깬다면, 수면 시간이 늦춰진 것은 아닌지 또는 발달적 변화나 스트레스 요인이 있는지 살펴봐야 합니다. 이 시기에 잠을 안 자려는 문제는 수면 그 자체보다는 훈육이나 자율성과 한계 설정을 배우는 발달 과제의 일부로 접근해야 하는 경우가 많습니다.

규칙적인 일과 지키기

- 취침 시간, 기상 시간, 낮잠 시간을 매일 비슷하게 유지해 주세요.
- 예측 가능한 일정은 아이에게 심리적 안정감을 줍니다.

취침 준비 시간을 줄이기 위한 '예고 습관' 만들기

- 갑작스러운 수면 통보 대신 아이가 다음 상황을 예측할 수 있도록 도와주세요. "이 책 읽고 나면 잠잘 시간이야", "5분 후에는 불을 끌 거야"처럼 앞으로 일어날 일을 말로 예고해 주세요.

작은 선택권 제공하기

- 어떤 잠옷을 입을지, 자기 전에 어떤 책을 읽을지 등 부모가 수용할 수 있는 선에서 아이에게 선택권을 주세요. 자율성을 존중받는다는 느낌은 취침 거부를 줄이는 데 도움이 됩니다.

취침 거부에는 일관되게 대응하기

- 아이가 잠자기를 거부하더라도 짧고 난호하게 그리니 안심시키는 태도로 대응하세요.
- 부모의 태도가 흔들리면 아이도 더 강하게 저항할 수 있습니다.

잠에 대해 긍정적으로 이야기하기

- "자는 건 좋은 일이야", "잠자면 내일 더 잘 놀 수 있어"처럼 잠을 긍정적으로 받아들이게 하는 메시지를 자주 들려주세요. 잠을 즐겁고 따뜻한 경험으로 느끼도록 도와주세요.

❌ 하지 말아야 할 것

침대를 놀이 장소로 사용하지 않기

- 침대는 잠자고 쉬는 곳이라는 인식을 심어줘야 합니다.
- 낮에 침대에서 뛰거나 놀게 하면 밤에 침대에서 자려고 하지 않을 수 있습니다.

낮잠을 너무 빨리 없애지 않기

- 낮잠은 여전히 보통 3세 전까지는 필요합니다.
- 낮잠이 없어지면 아이는 더 쉽게 짜증을 내고, 밤에도 수면 문제가 생길 수 있습니다.

카페인 음료나 음식 제공하지 않기

- 초콜릿, 아이스크림, 콜라 등 카페인이 든 간식은 수면을 방해할 수 있으니 피해 주세요. 저녁 이후에는 특히 더 조심해야 합니다.

예외 상황을 자주 만들지 않기

- 일관성이 깨지면 아이는 다음에도 '혹시 오늘도?' 하며 기대합니다. 잦은 예외는 헛된 기대를 만들고 실망으로 이어집니다. 감정적으로 가라앉은 아이를 재우기는 더 어려워집니다.

자다 깬 아이에게 바로 반응하지 않기

- 자다 깬 아이에게 즉각적이고 반복적인 반응을 습관화하지 않아야 합니다.
- 이 시기 아이는 아기 때보다 훨씬 더 학습 능력이 발달해 있습니다. '깨면 엄마가 데려간다', '부르면 아빠가 안아준다'라는 연관을 학습시키지 마세요. 피할 수 없이 안아주어야 하는 상황이거나 기저귀를 교환할 때도 밤중이라면 빠르지만 조용히 움직이고 건조한 태도로 행동을 마칩니다.

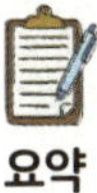

돌 이후 아이는 "제가 선택해도 될까요?" 하고 계속 묻는 시기입니다. 이때 중요한 것은 아이에게 작은 선택의 기회는 주되, 큰 기준은 부모가 유지하는 것입니다. 예를 들어, '잠자기 전에 어떤 책을 읽을지'는 아이가 정하게 하되, '잠자는 시간'은 부모가 정한 규칙대로 유지해야 합니다. 결국, 이 시기의 수면훈련은 훈육의 영역으로 보아야 합니다. 돌 이후 시기의 규칙적인 수면 습관은 이후 학령기의 인지 능력, 정서 조절, 집중력 발달과 밀접한 관련이 있습니다. 즉, 지금의 수면 습관은 단지 잠에만 영향을 주는 것이 아니라, 아이의 전반적인 발달에 기반이 되는 중요한 기초입니다.

낮잠의 발달과 변화에 대처하는 자세

처음에는 '밤잠만 잘 자면 소원이 없겠다' 싶은데 어느 순간 낮잠도 고민스러워집니다. 시기별로 아이의 낮잠은 어떻게 달라지는지 살펴보고 조절하는 방법 등을 살펴보겠습니다.

▶ 10~12개월경

아침잠이 줄어드는 아이들이 나타납니다. 그러다 12개월쯤에는 일부 아이들이 아침잠을 완전히 끊기도 합니다. 야간 취침 시간을 약 20~30분 정도 앞당기고, 오후 낮잠도 조금 일찍 시작하도록 조정해 보세요. 아이의 피로도나 낮잠의 질 등에 따라 취침 시각은 당분간 유동적일 수 있습니다.

▶ 13~23개월

낮잠 시간에 변화가 생깁니다. 15개월 무렵에는 대부분의 아이가 낮잠을 하루 2회에서 1회 낮잠으로 전환하며, 보통 오후 낮잠만 남게 됩니다. 아침잠은 점차 자연스럽게 사라지지만, 낮잠 전환기에는 잠시 어려운 시기가 있을 수 있습니다. 아침잠이 줄어들수록 밤잠을 일찍 재우면, 아이가 아침잠 없이도 충분히 회복되고 편안히 아침을 맞이할 수 있습니다.

▶ 24개월(2세)

대부분 아이가 하루 1회, 오후 낮잠만 잡니다. 이 낮잠은 생리적으로도 여전히 중요한 역할을 하며, 하루 활동을 위해 꼭 필요합니다.

▶ 2~3세 사이

대다수 아이는 여전히 낮에 낮잠이 한 번 필요하며, 이를 통해 저녁 무렵 짜증이나 과민함을 피할 수 있습니다. 3세경 평균적으로 낮잠을 약 2시간 잡니다. 단, 아이에 따라 1시간만 자는 아이도 있고, 더 자는 아이도 있습니다. 낮잠과 밤잠의 시각을 규칙적으로 유지하는 것이 이상적이지만, 일정한 융통성도 필요합니다. 어떤 아이들은 몸은 피곤해도 낮잠을 거부하기도 합니다. 이런 경우에는 밤잠 시각을 20~30분 앞당겨 봅니다.

▶ 3~5세

보통 오후 7~9시 사이에 잠들 준비를 합니다. 단, 낮잠을 짧게 자거나 생략한 경우라면 더 일찍 잠들기도 합니다. 대부분 오전 6시 30분~8시 사이에 기상합니다. 3~4세부터는 낮잠이 줄어드는 아이도 많습니다. 어린이집에서 유치원으로 생활 환경이 바뀌면서 갑자기 낮잠이 없어지면 힘들어하는 아이들이 있습니다. 이런 경우 귀가 후 늦은 낮잠을 재우면 밤잠 자는 시간이 미뤄지면서 수면 문제 발생이 흔합니다. 그래서 어린이집 다닐 때보다 밤잠을 더 일찍 재우도록 권합니다.

이 시기에는 아이의 수면 욕구에 민감하게 반응하고, 규칙적인 취침 습관을 들이는 것이 중요합니다. 낮잠이 줄고 신체 활동량이 늘어남에 따라, 야간 수면 시간은 더욱 중요해집니다.

충분한 낮잠의 기준은 '아이가 회복할 만큼 충분히 잤는가?'입니다. 앞서 언급한 대로 늦은 오후 시간의 감정과 활동 상태로 판단할 수 있습니다. 연구에 따르면 발달 단계에 맞는 충분한 낮잠은 주의력과 학습 능력 향상에 도움이 됩니다[59]. 반대로 몇 분간의 짧은 낮잠은 일부 아이에게는 하루를 버티기에 부족할 수 있습니다. 3세 무렵까지는 1~2시간 낮잠이 일반적이며, 이후 점차 줄어듭니다. 낮잠 빈도는 연령에 따라 점진적으로 감소하여, 생후 18개월경에는 약 96%의 아동이 낮잠을 자지만 4세경에는 약 35%로 감소합니다[60]. 3~4세 시기에는 여전히 대다수의 아동이 낮잠을 자며[61], 낮잠을 재우는 보육 환경에서는 이 비율이 더 높게 유지된다고 합니다[62].

나이별로 평균 낮잠 횟수, 하루 총 낮잠 시간, 주요 특징을 정리하면 다음과 같습니다. 반복하지만 참고 자료일 뿐 절대적 기준이 아닙니다. 너무 얽매이지 마세요.

나이	평균 낮잠 횟수	하루 총 낮잠 시간[63 64]	주요 특징
6~9개월	2회(오전/오후)	2~3시간	오전·오후 각 1~2회
10~12개월	1~2회	2~3시간	아침잠이 줄어들거나 사라지기 시작
13~18개월	1회(오후)	1.5~2.5시간	낮잠 1회로 전환, 밤잠 앞당기면 적응 쉬움
19~24개월	1회(오후)	1.5~2.5시간	낮잠 패턴 안정화
2~3세	1회	1~2시간	낮잠 필수지만 일부 아이는 거부하기 시작
3~4세	0~1회	0~2시간	낮잠이 점차 사라지지만 여전히 권장
4세 이상	없음(간헐적)	-	대부분 낮잠 불필요, 개인차 있음

낮잠은 밤잠에 영향을 주므로 조절해야 합니다. 몇 가지 팁을 살펴보면 다음과 같습니다.

첫째, 낮잠 시간을 고정합니다. 매일 비슷한 시간에 낮잠을 재우면 생체 리듬이 안정됩니다(예: 낮 12시 30분부터 1시간 30분 수면).

둘째, 밤잠과 연동해서 조정합니다. 낮잠을 줄이거나 없앨 때는 밤잠을 20~30분 앞당겨 보충해 줍니다. 그렇지 않으면 피로가 쌓여 오히려 낮잠이 다시 길어지거나 전체 수면 리듬이 흔들릴 수 있습니다.

셋째, 햇빛 노출과 야외 활동을 충분히 합니다. 오전에 신체 활동을 충분히 하면 낮잠도 자연스럽게 깊게 듭니다. 산책이나 실내에서 하는 간단한 운동이나 놀이를 추천합니다.

넷째, '휴식 시간'이라고 꼭 자야 하는 것은 아닙니다. 낮잠을 거부하면 '조용히 쉬는 시간(책 읽기, 담요 덮고 누워 있기 등)'으로 전환합니다. 낮잠이 없어져도 '조용한 휴식 시간'은 계속 유지합니다. 아이의 정서적 안정과 자율 조절 능력 발달에도 도움이 됩니다.

다섯째, 아이의 신호를 민감하게 관찰하세요. 졸림 신호(하품, 눈 비빔, 짜증, 집중력 저하 등)를 놓치면 '과피로 상태'가 되어 잠들기 더 어렵습니다.

여섯째, 너무 늦은 낮잠은 피해야 합니다. 오후 4시 이후의 낮잠은 밤잠을 방해하기 쉬우므로 가능하면 이 시간 이전에 낮잠을 종료합니다.

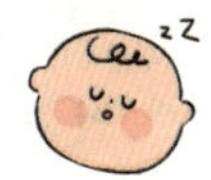

수면 리듬 되돌리기

아이의 수면은 어느 날 갑자기 흔들릴 수 있습니다[23]. 감기에 걸린 뒤, 여행을 다녀온 뒤, 일정이 바뀐 후처럼 특별한 사건을 겪은 뒤에 이전과 같지 않은 수면 패턴을 보이는 경우가 종종 있습니다. 이럴 때는 수면훈련을 처음부터 다시 천천히 재정비한다는 마음으로 접근하는 것이 좋습니다. 아래는 그 과정을 실천하기 위한 단계별 요약입니다.

다음의 내용은 6개월령 이후에 적용하기를 권합니다. 6개월령 이전의 아이에게는 아침에 일찍 밝은 곳에 두는 것만 권합니다. 불가피한 상황이 아니라면 수면에 문제가 생길 정도의 일정 변화를 만들지 않는 게 좋겠습니다. 3세 이후의 아이에게는 낮잠을 재우지 않는 방법을 적용해 볼 수도 있습니다.

1단계 아침 6시에 깨우기(하루를 시작하는 스위치이자 수면 스위치)

- 아침 기상 시간은 하루의 리듬을 설정하는 기준점입니다[65].
- 기상 직후에는 창문 열기, 산책, 간단한 신체 놀이 등으로 가볍게 각성 자극을 주는 활동을 함께해 주세요.
- 평소 7시에 일어나던 아이라도 일단 약 1주 정도는 꾸준하게 6시에 깨

우는 것을 추천합니다. 대부분의 아이는 수일 내에 규칙적인 패턴이 자리 잡기 시작합니다[25].

- 이후에는 아이의 연령별 권장 수면 시간을 고려하여, 하루 리듬에 지장을 주지 않는 범위에서 자연스럽게 깨어나도록 기다려볼 수 있습니다. 일반적으로 영유아의 적절한 아침 기상 시간은 오전 6~7시 30분 사이입니다.

2단계 오후 4시 이후에는 낮잠 재우지 않기

- 늦은 낮잠은 밤잠 자는 시간을 늦추는 대표적인 원인입니다[66].
- 아이가 졸려 보이면 산책하거나 이른 저녁 목욕으로 신체 활동과 각성을 유도할 수 있습니다.
- 단, 아이가 직접 몸을 움직이는 활동이 각성 효과가 큽니다. 월령에 따라 안고 함께 움직이거나, 걸을 수 있는 아이라면 직접 걷게 해보세요.

3단계 낮잠은 한 번에 2시간 이상 자지 않도록 조절하기

- 낮잠이 너무 길면 그날 밤 잠들기 어렵거나 자주 깰 수 있습니다[66].
- 억지로 흔들어 깨우는 대신 잠든 지 약 1시간 30분이 지났을 때, 수면 환경을 살짝 바꾸는 정도의 간접 자극으로 서서히 깨어나도록 도와주세요.
- 오후 5~6시경 아이 상태가 양호하다면 낮잠을 조금 더 짧게 재울 수 있습니다. 같은 시간에 많이 칭얼거린다면 밤잠 시간을 조금 앞당겨 피로를 보충해 주세요.

4단계 저녁 7시 이후에는 조도를 낮춰 어두운 환경 만들기[67]

- 이 시간대에 밝은 조명 아래에 있으면, 아이가 오히려 더 활발하고 기분 좋아 보일 수 있습니다.
- 이는 빛이 멜라토닌 분비를 억제하여 자연스러운 수면 개시 신호가 차단되고 있다는 의미입니다. 취침 시간보다 충분히 일찍(약 2시간 전) 조도를 낮추고 활동을 차분하게 줄여주는 환경으로 전환하는 것이 좋습니다.

5단계 TV, 스마트폰, 동영상 등 모든 미디어 노출 차단하기

- 특히 0~2세 아이는 수면 교정 중이 아니더라도 미디어 노출을 항상 제한하는 것이 기본입니다[68].
- 수면 패턴을 다시 잡는 시기에는 더욱 철저히 관리해 주세요.
- 영상은 단순히 시각 자극을 넘어서 잠들기까지의 시간과 수면의 깊이에 모두 영향을 줄 수 있습니다[69].

6단계 첫날 밤 잘 넘기기

- 수면을 되돌리는 첫날에는 아이가 자다 깨어 평소보다 더 오래 울 수 있습니다. 이전에 수면훈련을 한 아이라면 보통 2~3일 안에 이전의 수면 패턴으로 회복됩니다[25].
- 이 시기에 중요한 것은 부모의 반응을 일관되게 유지하는 것입니다. 불안해하거나 흔들리기보다는 평소처럼 차분하게 대응하세요.

아이의 수면은 유연하지만, 일관된 리듬과 신호에 민감하게 반응합니다. 잠깐 흐트러진 수면 패턴도 다시 회복할 수 있으니, 부모는 당황하지 말고 차분하게 환경과 리듬을 꾸준히 정리해 주세요. 안정적인 수면은 아이의 몸과 마음을 회복시키는 가장 큰 선물임을 잊지 마세요.

평소의 평화로운 수면으로 되돌리는 데 성공하고 나면 육아의 많은 부분에서 자신감이 붙습니다. 언제든 되돌릴 수 있다는 것을 알기 때문입니다. 여행도 나들이도 할머니 집에 가서 자는 일도 겁나지 않을 겁니다.

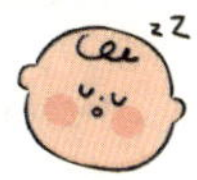

세 돌이 안 된 아이가 잠들기 어려워하고 자주 깨는 건 대부분 건강 문제라기보다는 발달의 한 과정에서 생길 수 있는 일입니다. 지금껏 발달 과정을 알지 못한 부모가 갖는 오해와 잘못된 기대를 이야기해 왔습니다. 하지만 때로는 단순한 발달 과정이나 수면 습관의 문제를 넘어서는 실제 의학적 상태가 영유아의 수면을 방해할 수 있습니다.

진찰이 필요한 수면 징후와 문제

건강상의 이유로 수면 문제가 생기는 경우는 크게 세 가지 유형으로 나눌 수 있습니다. 바로 잠들기 어려워할 때(수면 개시 어려움), 잠에서 자주 깰 때(수면 유지 어려움), 그리고 깨어서 이상 행동을 보일 때(사건수면)입니다. 이러한 상태 때문에 잠의 질이 떨어지거나 잠의 양 또는 시간 자체가 부족해져서 주간 생활에 지장을 초래할 때, 이는 의학적 개입이 필요한 진짜 수면 문제로 간주합니다. 또, 일부 수면 문제는 발달 과정의 한 양상으로 이해하면서도 진단명을 붙여 질환처럼 접근하는 경우도 있어 함께 소개하겠습니다.

특히 다음과 같은 징후가 관찰될 때는 일반적인 발달 과정이나 수면 습관의 문제를 넘어선 더 심각한 상태를 의심해 볼 필요가 있습니다.

- 심한 코골이나 호흡 중단이 관찰될 때
- 밤에 극심한 공포나 통증으로 울음을 터뜨릴 때
- 발달 지연이나 퇴행이 함께 나타날 때
- 낮 동안 과도한 졸음이나 주의력 저하를 보일 때
- 일상적인 수면 개선 노력에도 지속적인 수면 문제가 있을 때

빨라도 24개월, 보통은 36개월 이후에나 구분하고 확인할 수 있는 문제들이라서 갓난아이를 키우는 부모는 공감하기 어려운 주제일 수 있지만 참고삼아 조금 더 자세히 살펴보겠습니다.

수면 시작 연관 장애

특정 조건(예: 안기, 젖 물기, 흔들기 등)에서만 잠들 수 있는 습관이 형성되어, 그 조건이 없으면 잠들지 못하는 상태입니다. 좋지 않은 '수면 연관'이 만들어진 예입니다. 아이가 처음 잠들 때는 특정 조건(부모의 개입)이 필요하고, 밤중에 자연스러운 각성 시에도 동일한 조건이 없으면 다시 잠들지 못해 깨어나 웁니다.

가장 흔한 영유아 수면 문제로, 생후 4~6개월 무렵부터 나타날 수 있습니다. '수면 시작 연관 장애'라는 진단명 탓에 질병처럼 받아들이고 걱정하는 부모들도 있습니다. 하지만 이 진단은 아이에게 문제가 있다는 뜻이 아니라, 수면을 시작하는 방식이 아이에게 맞지 않는다는 의미로 볼 수 있습니다.

점진적이든, 한 번에 나쁜 습관을 끊든 부모가 일관된 대응을 3~7일

동안 유지하면 대부분 개선됩니다[70].

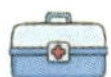

- 잠들기 직전 부모 개입을 '한 단계만' 줄여보기(예: 안아서 완전히 재우기 → 잠들기 전에 내려놓기)
- 3~4일마다 '한 단계'씩 더 줄여보기
- 울지 않게 만드는 것이 아니라 스스로 잠들 기회를 주는 것이 요점

지연된 수면 단계 증후군[71]

생체시계가 정상보다 늦게 설정되어, 일반적인 취침 시간보다 훨씬 늦게 졸음을 느끼고 그에 따라 기상 시간도 늦어지는 상태입니다. 규칙적인 취침 시간에 아무리 노력해도 잠들지 못하고, 밤이 늦어서야(예: 자정 이후) 자연스럽게 졸립니다. 아침에 일어나기가 극도로 어렵고, 주말에는 매우 늦게까지 잡니다. 청소년기에는 잠들고 깨는 시간이 2~3시간 정도 미뤄지기 때문에 정상 발달의 일부로 볼 정도로 흔하지만, 일부 영유아에서도 나타날 수 있습니다. 가족 모두가 늦게 자고 늦게 일어나는 일이 일상화된 가정에서 더 많아 보입니다.

아침 일찍 밝은 빛에 노출하는 것이 가장 중요합니다. 외국 여행을 할 때 시차 적응하는 방법과 비슷합니다. 성인이나 큰 아이들에서는 한시적으로 의사가 멜라토닌 보충을 처방할 수 있지만, 영유아에서 그런 사례는 찾기 어렵습니다. 점진적으로 취침 시간을 앞당기는 시간 재조정 요법도 효과적인데 아침 일찍 빛에 노출하는 것과 병행해야 합니다. 저녁에는 블루라이트 차단(전자기기 사용 제한)이 중요합니다. 일찍 잠들게 하려면 일찍 깨우는 게 첫 단추라는 것을 잊지 마세요.

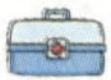 **가정에서 시도할 만한 1차 대응**

- 123쪽 '수면 리듬 되돌리기'를 적용해 보기
- 일찍 재우는 것보다 일찍 깨우는 것이 먼저

불안으로 인한 수면 개시 어려움

취침 시간이 다가올수록 불안 증상이 커지고, 다양한 이유로 잠자리에 들기를 미루려고 합니다. 부모와 떨어지지 않으려 하고, 혼자 있기를 극도로 두려워할 수 있습니다. 분리 불안, 일반화된 불안, 특정 공포증(어둠, 괴물 등)이 잠들기를 방해합니다. 아주 어린 아이보다는 3세 전후 무렵에 흔하게 나타납니다.

일관된 수면의식과 루틴을 만들어야 하는데 저녁 기도 같은 종교 의식도 좋습니다. 불안 요소에 점진적으로 노출해 치료하거나 분무기에 물을 담아 잠자기 전 뿌리면서 '괴물 쫓는 스프레이'라고 일러주는 것도 도움이 됩니다. 좋아하는 담요나 인형 등 애착물을 주는 것도 의미 있고 효과적인 대처입니다. 다만 초등학교에 입학할 무렵이 되었는데도 불안으로 수면 문제가 지속된다면 소아청소년정신과 의사에게 진료를 받아보길 권합니다.

- 취침 전 예측 가능한 루틴 만들기, 예고 습관 만들어주기 ("이 책 읽고 나면 불 끄고 잘 거야.")
- 취침 직전에 감정을 확인하고 짧은 문장으로 공감 해주기("무서울 수 있어. 우리는 같은 집에 같이 있어.")
- 좋아하는 애착 물건 (연령과 안전을 고려하여) 제공
- 불안 자체를 없애려 애쓰기보다 불안해도 잠들 수 있다는 경험을 쌓게 하기

수면 중 행동 장애

야경증(night terror)은 아이가 갑자기 비명을 지르며 극도의 공포 반응을 보이지만, 부모가 달래려 해도 반응하지 않고 다음 날 기억하지 못하는 것이 특징입니다. 대개 수면 시작 후 1~2시간 안에 들어가는 N3 단계에서 발생하며, 뇌가 완전히 각성하지 않은 상태에서 신체 반응만 나타납니다. **몽유병**(sleepwalking)도 비슷한 시기에 나타나며, 아이가 자는 상태에서 무의식적으로 걷거나 행동합니다. 두 가지 모두 성장기에 흔히 나타나는 **수면 중 행동 장애(사건수면)**로 대개는 시간이 지나며 저절로 호전됩니다. 안전사고 예방이 가장 중요하며, 자극 없이 조용히 침대로 유도하는 것이 좋습니다. 늦은 수면 시작과 수면 부족이 증상을 악화시키므로 일찍 재워서 오래 잘 수 있게 도와주세요.

　혼동각성(confusional arousal)은 잠들고 1~3시간 뒤에 자다 일어나 앉아서 울거나 보채면서 "안 돼", "싫어", "저리 가" 등의 말을 하기도 하며 보호자가 달래어도 반응이 없는 상태입니다. 지속 시간은 5~30분 정도이며, 밤이나 아침에 억지로 깨울 때도 나타날 수 있습니다. 만 5세 이후로는 대

개 감소하는 모습을 보입니다. 야경증처럼 비명을 지르거나 큰 소리로 우는 모습이나, 몽유병처럼 대근육의 움직임을 동반하는 경우는 드뭅니다.

🧰 가정에서 시도할 만한 1차 대응

- 증상을 보일 때 아이를 깨우지 않기
- 더 일찍 재우기

악몽

악몽(nightmare)은 야경증과 달리 아이가 생생하게 기억하고, 공포감 때문에 잠드는 것을 거부할 수 있습니다. 보통 새벽녘 얕은 렘수면 중에 발생하며, 괴물이나 추락, 버려지는 등의 내용이 흔합니다. 3세 전후에서 흔히 나타나며 자주 악몽을 꿀 수 있고, 이후에 빈도는 감소하다 사춘기 무렵 또 한 번 심해지는 아이들이 있습니다. 초등학교 입학 후에도 악몽의 빈도가 줄지 않는다면 실제로 심리적 문제가 있지 않은지 살펴보아야 합니다. 반복적인 악몽은 낮의 스트레스나 트라우마와 관련 있을 수 있으므로, 아이의 일상과 감정을 잘 살펴봐야 합니다. 부드럽게 위로하되 일상에서 심리적 안정감을 주는 환경을 조성하는 것이 중요합니다.

🧰 가정에서 시도할 만한 1차 대응

- 완전히 깬 뒤에는 충분히 위로하기
- 무작정 "괜찮아. 꿈이야"보다는 "무서웠지. 엄마 아빠 여기 있어"와 같은 짧은 문장으로 공감해 주기

- 취침 전 자극적인 이야기나 영상 피하기
- 낮 동안 불안 요인(새로운 환경이나 갈등) 점검하기
- 아이가 악몽의 기억을 혼자 감당하지 않도록 돕지만 부모가 더 흥분하지는 않기

감각통합 어려움

특정 소리, 빛, 촉감(잠옷, 이불 등)에 과민하게 반응하며, 작은 자극에도 쉽게 깨어나는 상태입니다. 특정 자극(예: 백색소음)에는 오히려 진정 효과를 보일 수 있습니다. 일부 아이는 감각 자극(소리, 빛, 촉감 등)에 과민하게 반응하여 잠들기 어려울 수 있습니다. 이는 발달 장애나 자폐 스펙트럼 장애와 관련될 수 있지만 그렇지 않은 아이에게도 나타날 수 있습니다. 자라는 과정에서 다른 발달 상황도 꾸준히 살펴야 구분할 수 있습니다. 영유아보다는 24~36개월이 지나는데도 수면 환경 변화에 영향을 크게 받는 큰 아이들의 경우에 의심합니다.

이 증상 하나만으로 발달 장애를 의미하지는 않으며 반드시 전체 발달의 맥락을 살펴서 반복적으로 평가해야 합니다.

🧰 가정에서 시도할 만한 1차 대응

- 환경 변화를 최소화하기(같은 잠옷, 같은 이불, 같은 조명 등)
- 일정한 배경 소음(저용량 백색소음) 유지하기
- 낮 동안 충분한 신체 활동 충분히 하기
- 환경을 더 좋게 만들기보다, 항상 같게 만드는 것이 중요

위·식도 역류

위·식도 역류가 있으면 잠들 때 몸을 뒤틀거나 젖히는 모습, 울음, 토하기, 삼키는 어려움, 수유 거부 등이 나타납니다. 누운 직후 불편해하는 경우가 많습니다. 위 내용물이 식도로 역류하여 통증과 불편함을 유발하는 상태로, 특히 누운 자세에서 증상이 악화합니다. 영아에서 비교적 흔하며, 생후 4개월경에 가장 심하다가 대부분 1세 전후로 호전됩니다. 부모가 수유량을 정하고 먹이려는 경우 더 빈번하게 증상이 나타날 수 있습니다.

의사의 진료가 필요하며 체중 증가가 부족하거나 과하지 않은지 확인해야 합니다. 때로는 약물 치료를 해야 하는 경우도 있습니다. 분유든 이유식이든 아이가 먹을 양을 정하고 먹이지 않아야 하며 짧은 시간에 많은 양을 먹고 토하는 아이는 수유량을 나눠서 먹이는 방법을 써 볼 수도 있습니다.

🧰 가정에서 시도할 만한 1차 대응

- 과도한 달래기 수유 줄이기
- 한 번에 먹는 양 줄이기
- 수유 후 20~30분간 세운 자세 유지하기
- 먹으면서 또는 먹고 바로 잠들지 않도록 하기

수면무호흡증[72]

수면무호흡증이 있으면 심한 코골이, 호흡 중단, 숨쉬기를 위해 노력하는 모습, 수면 중 입으로 호흡, 과도한 땀 흘림, 엉덩이를 들고 엎드려 자거나 목을 과하게 뒤로 젖히는 등 독특한 수면 자세로 나타날 수 있습니다. 낮에는 과도한 졸음, 주의력 결핍, 과잉행동 등을 보이기도 합니다. 편도와 아데노이드 비대로 수면 중 숨길이 막혀서 나타나는 증상일 수 있습니다. 보통 24개월 이후 나타나기 시작하지만 과체중이거나 유전적 경향이 있는 아이는 그 이전에도 나타날 수 있습니다.

소아청소년과 의사의 진료가 필요합니다. 원인과 정도에 따라 알레르기 비염 치료, 편도 및 아데노이드 제거술, 체중 조절 등을 고려합니다. 그저 '크면 좋아진다'라는 말로 기다리기에는 아이가 너무 힘듭니다.

🧰 가정에서 시도할 만한 1차 대응

- 진료 시 수면 동영상 촬영하기(코골이, 무호흡, 수면자세)
- 침실 온도는 넙시 않도록 관리하기(겨울철 20~22℃)
- 알레르기 비염 유지치료*를 처방받았다면 꾸준히 투약하기
- 병원 진료가 꼭 필요한 상황

---

* 유지치료는 당장 증상이 없더라도, 좋은 상태를 유지하고 병이 다시 악화하지 않도록 꾸준히 이어가는 치료입니다.

밤중 통증

특정 부위를 만지거나 문지르는 행동을 하고 특정 자세를 고집하는 모습을 보이거나 우는 패턴이 평소와 다르게 더 격렬하거나 다른 음색으로 울 수도 있습니다. 낮에는 잘 놀고 잘 지내는 반면에 밤에만 이런 모습이라면

잠투정일 수도 있지만, 낮에도 정도는 덜하지만 비슷한 모습을 보인다면 어딘가 아프지 않은지 확인해야 합니다. 중이염, 치아 문제, 성장통, 두통, 복통 등의 통증이 잠들기를 방해하거나 깨어나게 할 수 있습니다. 마찬가지로 의사의 진료가 필요합니다.

🧰 가정에서 시도할 만한 1차 대응

- 낮에도 비슷한 불편감을 보이거나 특정 부위만 반복적으로 호소한다면 병원 방문
- 통증의 빈도나 정도가 1~2주 사이에 점점 심해진다면 병원 방문
- 병원에 방문해야 하는 질환인지 구분하는 것이 가정에서의 대처

특정 약물의 영향

감기약으로 쓰는 항히스타민제나 비충혈 완화제 등은 적정한 용량을 투약해도 평소보다 졸리거나 반대로 잠을 못 자게 흥분시키는 부작용이 나타날 수 있습니다. 기관지 확장제도 먹는 약이든 붙이는 패치 형태든 사용했을 때 아이가 소리를 지르며 잠을 못 자는 모습을 보일 수 있습니다. 아이가 아파서 약을 먹는 상황이기 때문에 아파서 못 자는 건지 약 때문인지 구분하기 쉽지 않지만, 특정 약물을 사용할 때 반복해서 증상을 보이므로 어떤 약 때문인지 의심되는 약물을 부모가 찾아내는 경우가 많습니다.

소아청소년과 의사에게 진료를 받아 약물의 종류나 용량을 바꾸거나 투약 시기를 저녁에서 아침으로 조정하는 등의 조치를 상의해야 합니다.

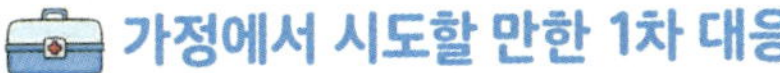

가정에서 시도할 만한 1차 대응

- 약 복용 시점과 수면 변화를 기록하기
- 투약을 임의로 중단하기보다는 처방 의사와 상의하여 조정하기

요약

영유아의 수면 문제 중 상당수는 발달 과정의 일부이거나 부적절한 수면 습관 때문입니다. 그러나 앞에서 언급한 것과 같은 의학적 상태가 수면을 방해할 수도 있습니다. 대체로 36개월이 넘은 아이라면 발달의 일부로 보기보다는 건강 문제가 아닌지 확인해야 하는 상황이 많습니다. 전문적인 치료가 필요한 경우가 아니라면 수면 문제는 대부분 늦게 잠드는 것으로 악화됩니다. 적절한 시간에 잠드는 아이임에도 문제가 지속되고, 일상적인 수면훈련이나 습관 개선 노력을 2~3주 이상 지속했음에도 효과가 없다면, 전문가의 도움을 구하는 것이 중요합니다.

흔들리며 가도 결국 해피엔딩

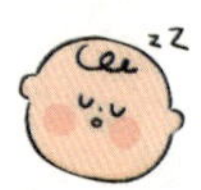

아이가 자꾸 깨는 것 같아도 그게 아이의 정상 수면임을 '이해하는 것'과, 밤중에 아이가 깨어 세상이 떠나가라 울어대는 상황에서 아무런 조치를 하지 않고 '기다릴 수 있는 것', 현실 세계에서 이 두 가지 사이의 간극은 생각보다 훨씬 멉니다.

이건 마치 여름엔 습하고 덥고, 겨울엔 지독히 춥고 건조한 우리나라의 기후가 왜 그런지 과학 지식으로는 알아도 마음은 연중 쾌적한 지역에서 살고 싶은 것과 같습니다. 그나마 사는 지역은 마음먹으면 바꿀 수 있지만, 내 아이는 그렇지 않지요. 아이를 바꿀 수는 없습니다. 다만 우리는 아이를 어떻게 도와줄지 선택할 수 있습니다. 그게 우리가 할 일이자 몫이지요.

어떤 선택이 더 나았을지 우리는 영원히 알 수 없습니다. 그리고 어떤 선택을 하든, 얻는 것이 있다면 감수해야 할 것도 함께 따라옵니다. 100% 옳거나 100% 틀린 선택일 수는 없습니다. 세상의 거의 모든 일이 그렇듯, 육아도 예외가 아닙니다. 결과에 대한 후회와 자책보다는 선택에 따른 열매를 최대한 취하고 부작용은 감내하는 태도가 중요합니다.

아이가 울도록 그냥 두는 것은 부모로서 해서는 안 될 일이라고 믿는 분이 있습니다. 그 믿음은 존중받아야 합니다. 그 아이를 실제로 돌보는 사람이 아닌 이상, 그 선택이 옳은지 그른지를 남이 단정할 수는 없습니다. 당사자가 도움을 청하고 의견을 구한다면 이야기가 달라지겠지만요.

'아이가 울도록 내버려두는 것은 부모로서는 해서는 안 되는 일이다'라는 신념 위에서 아이를 돌보는 과정은 분명 다른 방식보다 더 많은 체력과 인내를 요구합니다. 아이는 이유가 있든 없든 우는 것이 일이고, 우리가 이제 알고 있는 지식대로라면 아이 대부분은 밤에 주기적으로 깨어울 테니까요. 하지만 최선을 다해 이런 상황에 대처하는 것을 '부모의 당연한 삶'으로 받아들이고, '아이를 돌보는 일의 본질'이라고 믿는다면 그 안에서 얻는 보상도 분명히 존재합니다.

자다 깨어 우는 아이를 안고, 달래고, 젖을 물리는 반복 행위에서 '내가 이 아이에게 정말 필요한 사람이구나'라는 충만한 감정을 느끼는 부모를 종종 만납니다. 이런 경험은 외부에서 평가하거나 논리로 설명할 수 없는 인생의 아름다운 고통이기도 합니다.

반대로, 과학적 근거를 바탕으로 '아이가 자는 중에 깨어 우는 것은 꼭 의미가 있는 행동은 아니며, 그 순간마다 반드시 반응해야 하는 것은 아니다'라고 받아들이고 앞서 소개한 수면훈련 방법을 선택하는 것 역시 존중받아야 할 결정입니다. 충분히 잔 부모가 아이를 돌보는 것이, 잠이 부족한 상태에서의 반복되는 돌봄보다 훨씬 안정적이고 온전할 수 있다는 현실적인 고려 또한 무시할 수 없기 때문입니다.

수면훈련의 초기 벽을 넘어서면, 아이는 이전보다 더 길고 안정된 잠을 자고, 낮에도 더 활기차게 활동할 가능성이 커집니다. 아이의 기질이 다소 민감하고 까다롭더라도, 충분히 쉰 부모는 아이의 감정을 더욱 잘 받아줄 수 있을 것입니다. 밤중에 깨어 제정신이 아닌 아이를 달래느라 체력을 소모하기보다는, 서로 맑은 정신으로 마주하는 낮 시간에 집중된 돌봄을 제공하는 것이 아이에게도 부모에게도 더 유익할 수 있습니다. 어떤 면에서는 아이의 정서와 건강한 애착 형성에 더 도움이 될 수 있습니다.

이 두 입장 사이에는 무수한 '중간 지점'이 존재합니다. 부모와 아이가 함께 자리를 잡고 '이쯤이면 되겠다' 싶은 지점에 안착하고, 그곳에 깊고 단단한 뿌리를 내리는 일, 그것이 바로 현실적인 육아입니다.

그리고 무엇보다 중요한 진실이 하나 있습니다. 규칙적인 일과를 유지하며 버텨내면, 대부분의 아이는 36개월 무렵을 지나면서 수면 문제가 크게 줄어든다는 사실입니다. 통계적으로도 임상적으로도 같은 결론입니다. 최소한 어젯밤보다는 훨씬 나아질 것입니다. 극단적으로 불규칙한 일과를 보내거나 아주 늦은 시간까지 깨어 있는 양육 환경이 아니라면 그 이후의 문제는 '수면'이 아니라 '훈육'일 가능성이 큽니다.

진짜 곤란한 상황은 무엇일까요? 자신이 머물겠다고 정한 위치에 있으면서도 계속 다른 곳을 바라보며 걱정하는 일입니다. 아이를 울도록 두는 건 너무 냉정한 일 같아 도저히 할 수 없는데, 그렇다고 매일 잠이 부족해서 괴롭고 짜증이 늘어나는 현실도 버겁다면, 자신의 선택을 다시 돌아볼 시간일지도 모릅니다. 과학적으로 이해하고 있어도 막상 그 선택이 아이에게 해로울까 두려운 마음이 크다면, 그리고 그 걱정이 너무 현실적이라 견딜 수 없다면 사실 과학적 사실보다 더 중요한 건 부모의 감정과 신념일 수 있습니다.

어떤 선택을 하더라도 대부분 아이는 타고난 복과 적응력 덕분에 잘 자라고 잘 큽니다. 부모가 자신의 결정에 조금 더 확신을 갖되, 걱정될 때는 소아청소년과 의사에게 점검받으면 됩니다. 만약 아이에게 해를 끼치는 선택이었음을 깨닫게 되면 그 방식을 유지하기는 무척 어려울 것입니다. 소아청소년과 의사 대부분이 육아와 관련된 질문에 흔히 "좀 더 지켜보자"라고 답하는 이유가 있습니다. 그 말은 아이가 건강히 잘 자라고 있으니 지금 하는 양육 방법이 적어도 나쁜 결과를 만들지는 않을 거라는 뜻입니다.

결국, 우리를 기다리는 것은 지금보다 한 뼘이라도 더 행복한 결말입니다. 결말에 이르기 전까지 우리의 체력과 감정적 에너지는 한정적입니다. 그러니 걱정은 조금 내려놓고, 아이를 사랑하는 일에 더 집중하기를 희망합니다.

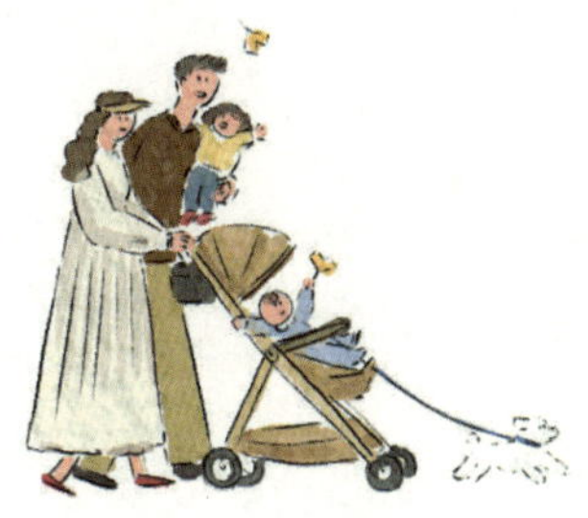

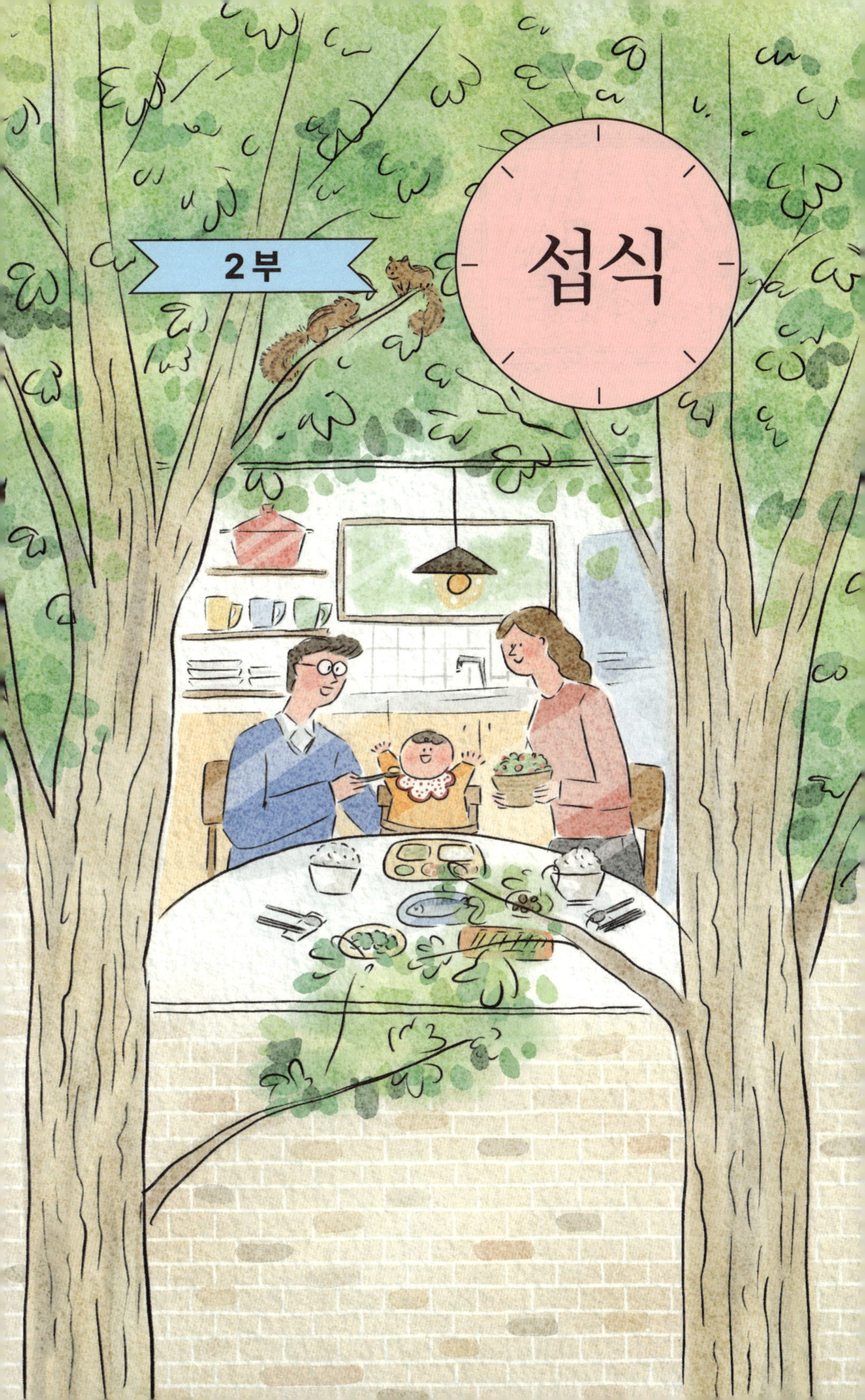

2부
섭식

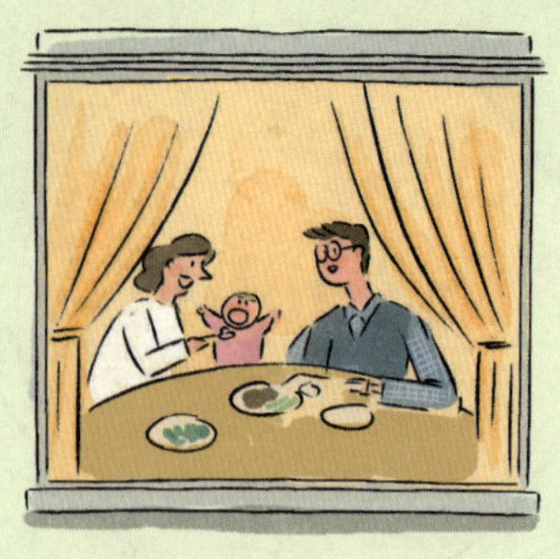

세상에는 작게 태어나도 성장 과정에서 또래를 뛰어넘어 크게 자라는 아이가 있고, 크게 태어나도 기대만큼 크지 못하는 아이도 있습니다. 그래서 정상적인 성장은 하나의 숫자가 아니라 정상 '범위' 안에서 자라는 것으로 판단합니다. 그러나 실제 진료실에서는 아이의 체격을 마치 부모의 성적표처럼 받아들이는 분이 적지 않습니다. 부모의 체격은 고려하지 않고, 출생체중이 작았던 이른둥이마저도 50백분위수 미만이라며 걱정하는 사례가 많습니다.

진료실에서 만나는 아이들의 식습관 문제는, 실제로 아이에게 문제가 있어서라기보다 아이가 가진 고유한 유전적 성장 속도와 기질을 고려하지 않은 부모의 과도한 기대 때문일 때가 많습니다. 월령별 권장 수유량이나 식사량을 '참고'가 아닌 '목표'로 삼기 때문입니다. 아이의 체격이든 수유량이든 평균이라는 숫자는 그 위와 아래에 넓은 분포가 있어야만 도출될 수 있다는 사실을 잠시 잊은 거죠. 그 마음 깊은 곳에는 '내가 잘 먹여야만 아이가 잘 크고, 그렇지 못하면 아이의 성장을 망친다'라는 강한 믿음과 불안감이 자리 잡은 것인지 모릅니다. 그런데 정말 그럴까요?

물론 아이에게 영양 섭취는 두말할 필요 없이 중요합니다. 영양소는 에너지원이자 뼈와 근육, 장기와 신경을 만드는 재료이며, 이 중 어느 하나라도 부족하면 아이는 잠재력만큼 자라기 어렵습니다. 유전적으로 동일한 일란성 쌍둥이라도 영양 결핍 상태에 놓이면 정상 범위를 벗어날 정도로 성장 부진을 겪을 수 있습니다. 즉, 원활한 영양 공급은 아이가 가진 유전적 잠재력을 최대한 발휘하도록 돕는 가장 중요한 바탕이 맞습니다.

그런데 질문을 한 번 바꿔보겠습니다. 권장량보다 훨씬 많이 먹는 '과잉 영양'은 아이의 유전적 한계를 넘어 더 크게 자라도록 할까요? '더 먹이면 (타고난 체격보다) 더 잘 큰다'는 믿음은, 현재까지의 연구로는 지지되지 않습니다.[73] 과도한 영양, 특히 정제된 탄수화물이나 당분이 많은 음식은 비만을 유발할 수는 있지만, 키 성장에는 추가적인 이득을 주지 않습니다. 오히려 지속적인 혈당 상승과 과도한 인슐린 분비는 성장판이 너무 일찍 닫히게 만들며[74] 과도한 체중 증가는 성조숙증을 유발하여 최종적인 성인 신장을 더 작게 만들 수 있습니다. 개발도상국에서 소득 수준이 높아지면 비만율은 급격히 늘어도[75] 평균 신장은 그만큼 따라 크지 않는 이유입니다[76].

또, 소량의 식사를 자주 하는 방법이나 긴 식사 시간은 체중 증가에 도움이 되지 않는 것으로 알려져 있습니다[77]. 이런 방법은 성인을 대상으로 체중을 감량할 때 추천하는 것들입니다. 아이들은 어릴수록 뱃구레가 작아 배불리 먹은 것처럼 보이더라도 다음 끼니 전에 간식을 통해 부족한 영양을 보충해 줄 필요가 있지만, 식욕이 없는 아이를 틈날 때마다 먹이는 방식은 오히려 체중 증가에 방해가 됩니다. 여기에 더해 아이에게 억지로 먹이느라 30분~1시간씩 이어지는 길고 힘든 식사 시간과 장난감이나 동영상에 정신이 팔린 채 무의식적으로 음식을 받아먹게 하기 등의 방식은 식욕을 떨어뜨리고 성장에는 도움이 안 되며 훈육을 더 어렵게 할 뿐입니다.

아이 키우는 일에 과한 정성을 들이는 부모에게 어르신들이 농담처럼 "그래 봐야 다 소용없다"라고 할 때가 있습니다. 아이의 키 성장이 딱 그렇습니다. 영양 공급이 부족하면 덜 자랄 수 있지만 아주 특수한 상황이 아니라면 지금의 한국 사회에서 영양 부족은 흔히 볼 수 있는 일이 아닙니다. 만 2세 이전까지는 모유 수유 여부, 이유식 방식, 질병 치레 등 환경적 요인이 성장에 어느 정도 영향을 미칩니다. 하지만 그 이후부터는 유전형의 영향이 환경이나 양육 방법의 영향보다 커지며 사춘기 무렵에는 유전적인 영향력이 절대적으로 커집니다[78]. 결론적으로 아이에게 영양을 잘 공급하는 것은 유전형이 허용하는 한계 내에서 최대한 자라도록 돕는 것이지 유전형을 뛰어넘어 키를 더 크게 만들어주는 마법이 될 수는 없다는 말이죠.

아이를 키우면서 기억해야 하는 말 중에는 '과유불급'이 빠지지 않습니다. 내가 더 먹이면 아이가 더 클 것이라는 기대감, 또는 내가 못 먹여서 아이가 안 큰다는 죄책감 때문에 억지로 먹이는 행동이나 건강한 식사 대신 간식으로 배를 채우는 습관은 아이를 더 크게 만들기보다 오히려 건강한 성장에 역효과를 끼치고 비만으로 이어지며 키 성장에도 방해가 될 수 있다는 사실을 잊지 말아야 합니다.

이제부터는 '얼마나 많이, 잘 먹일 것인가'가 아니라 아이의 섭식에서 부모로서 '어떤 관계와 환경을 만들어줄 것인가'에 대해 이야기해 보겠습니다.

아이의 먹기와 성장 발달

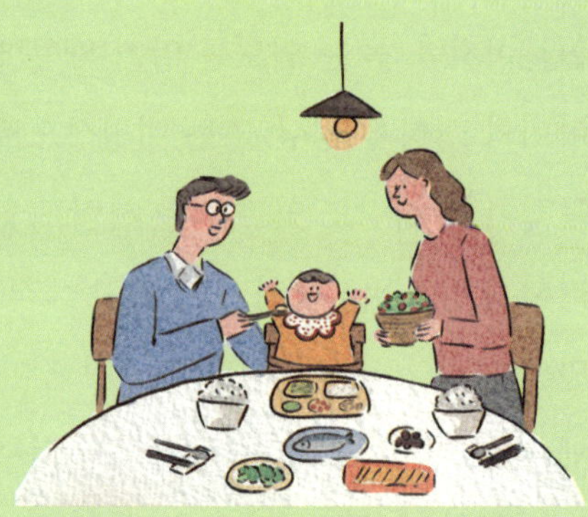

4장에서는 성장을 바라보는 올바른 관점부터 시작해 먹이는 일의 핵심 원칙을 다룹니다. 부모와 아이가 각자 무엇을 책임져야 하는지, 모유 수유와 분유 수유는 어떻게 해야 하는지 구체적으로 살펴볼 것입니다. 먹이는 일에서 가장 중요한 것은 완벽한 양을 맞추는 것이 아니라 아이가 음식과 건강한 관계를 맺도록 돕는 것임을 기억하며 시작하겠습니다.

성장은 크기보다 맥락이 중요하다

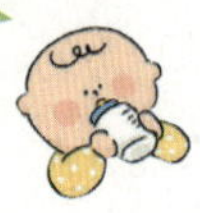

아이가 잘 큰다는 것은 단순히 키가 크고 몸무게가 많이 나가는 것 이상의 의미입니다. 잘 큰다는 것은 아이가 타고난 유전적 잠재력을 최대한 발휘하며, 신체적 건강뿐 아니라 인지적, 정서적 자율성을 함께 발달시키는 과정으로 보아야 합니다.

그런데 여전히 아이의 키나 체중에 대해 "평균인가요?", "미달인가요?"라고 묻는 분이 많습니다. 간단히 '예' 또는 '아니요'로 대답할 수 있는 질문이지만, 묻는 의도를 알기 때문에 답하기 전 항상 멈칫하게 됩니다. 아이의 성장을 정상 또는 비정상으로 파악하고 싶은 거지요. 세상에는 몸집이 큰 사람도 있고 작은 사람도 있듯 아이들도 마찬가지입니다. 너무 커서 오히려 비정상일 수도 있고 체격이 작아도 정상일 수 있습니다. 체격만으로 건강 상태를 평가하는 것도 이치에 맞지 않는 이야기이고요. 요즘엔 자주 듣기 어려운 '우량아'라는 용어도 소아청소년과 의사들 사이에서는 의학적 의미를 갖지 않습니다.

다른 아이들과의 비교보다는, 자신의 성장곡선을 꾸준히 따라가며 안정적인 추세를 유지하는 것이 중요합니다. 꾸준히 5~10백분위수 부근에서 자라는 아이를 75백분위수의 체격에서 25백분위수로 떨어지는 아이보다 '잘 크고 있는' 것으로 봅니다. 그리고 키, 몸무게, 머리둘레라는 세 가지 측정 지표가 서로 조화롭게 증가할 때 잘 크고 있다고 판단합니다. 한 가지만 급격하게 늘어나거나 정체되는 경우는 진료가 필요합니다. 의사로서 주의 깊게 보는 경우는, '작은 아이'가 아니라 '(그럴 때가 아닌데) 갑자기 성장의 방향을 바꾸는 아이'입니다.

키나 체중은 적절히 자라고 있는데 **머리둘레만 빨리 커지는 경우**는 머릿속에 혹이 있거나 빈 공간에 물이 차는 병 등의 문제를 배제하기 위해 진료가 필요합니다. **머리둘레만 자라지 않는 경우**는 두개골 조기 융합이나 발달상의 문제가 없는지 확인해야 합니다. 부모 중 누군가가 머리둘레가 크거나 작다면 그저 닮았을 뿐 문제가 있을 가능성이 적지만, 최근 몇 개월 또는 몇 년 사이에 갑자기 자라지 않거나 커졌다면 꼭 전문의에게 진찰받아야 합니다. 다만 이런 경우는 아주 드물고, 대부분은 가족력에 따른 정상 변이입니다.

급성장기인 24개월 이전이나 사춘기 무렵이 아닌데 **키만 자라고 있다면** 만성질환으로 인한 체중 증가 지연이나 체내 영양 부족 상태를 의심해야 하며 드물지만 내분비 질환도 고려해야 합니다. **키만 자라지 않는 경우**는 성장호르몬 결핍, 갑상샘 기능 저하증, 염색체 이상 질환 등을 배제하기 위해 진료가 필요합니다. 물론 실제 진료실에서 이런 질환이 발견되는 경우는 매우 적습니다.

체중만 갑자기 늘어나는 경우는 우유, 음료, 과일의 과잉 섭취가 가장 흔하지만 내분비 질환도 확인해야 합니다. **체중만 늘지 않는 경우**는 성장 부진의 초기 증상인데 전체적인 식사량 부족이 가장 흔한 원인이지만 역시 다른 질병 유무를 살펴야 합니다. 사춘기 무렵의 아이가 체중만 늘지 않는다면 섭식 장애를 비롯한 심리적 원인도 고려해야 하지만 유치원 들어가기 전의 아이라면 심리적 원인이라는 개연성을 찾기는 어렵습니다. 이 역시 대부분은 식사 구성과 생활 습관으로 설명할 수 있습니다.

이런 예외적인 성장에 대한 고려 사항은 모두 맥락이 필요합니다. 머리가 작으면 무조건 문제가 있고, 키만 크다고 항상 큰 병이 있는 게 아닙니다. 오히려 대다수는 그저 부모 중 누군가를 닮았을 뿐입니다. 다만 키, 몸무게, 머리둘레가 조화롭게 자라는 경우보다는 그렇지 않을 때 문제가 있을 가능성이 조금 더 높고, 이럴 때는 가장 나쁜 상황의 목록을 만든 뒤에 줄을 그어 지워나가는 작업이 필요합니다. 이 일을 위해 훈련받은 사람이 소아청소년과 의사입니다. 인터넷 카페를 검색할 게 아니라 병원에 가야 합니다.

먹을지 말지, 얼마나 먹을지는 아이가 결정한다

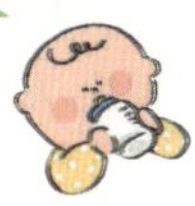

아이가 잘 큰다는 말의 또 다른 의미는 아이가 스스로 섭식을 조절하는 능력을 건강하게 발달시킨다는 것입니다. 배고픔과 포만감의 신호를 인지하고, 배가 고플 때 먹고 배가 부르면 멈출 줄 아는 자율적인 식사 조절 능력을 갖추는 것이지요. 우리 아이가 심심하거나 속상하거나 졸린다는 등의 이유로 먹는 일이 일상이 되지 않기를 기대합니다.

이런 능력은, 좋은 의도든 나쁜 의도든 '억지로' 먹이지 않아야 키워집니다. 부모가 정한 양을 먹이기 위해 아이를 협박하거나 꼬드기지 않아야 하고 울 때 먹여서 달래거나 심심할까 봐 간식 주는 일을 최소화할 때 이르기 쉬운 결과입니다.

앞서 이야기했듯이 억지로 음식을 밀어 넣어도 유전적인 잠재성을 뛰어넘을 만큼 체격이 커지지도 않고, 커지더라도 유지하기 어렵습니다. 체격이 크다는 것이 아이의 건강을 보장하지도 않습니다. 부모의 욕심으로 억지로 먹이는 일이 반복되면 오히려 신체적, 정서적으로 문제를 일으킬 가능성이 커질 뿐입니다. 진심으로 아이가 잘 크기를 바란다면 '얼마나 먹을지'를 부모가 정하지 말고 아이에게 맡겨야 합니다.

모유 수유와 분유 수유부터 이유기 보충식 시기를 거쳐 어른과 같이 일반적인 식사를 하는 그 모든 과정에서 가장 큰 원칙은 하나입니다. '먹을지 말지, 얼마나 먹을지를 아이가 결정한다'는 것이죠. 이 원칙을 '섭식 책임의 분리(sDOR, Satter Division of Responsibility)'라고 합니다.

섭식 책임의 분리란 먹는 행위와 관련하여 누가 무엇을 결정할 것인지 규칙을 세우는 것입니다. 부모는 식사의 주변부와 환경을 책임지고, 아이는 자신의 몸이 보내는 신호에 반응하여 식사 행위 자체를 스스로 통제합니다.

부모는 1)무엇을 2)언제 3)어디서 먹일 것인지 결정합니다. 아이가 잘 먹는 음식이 아니라 아이의 건강에 좋은 음식을 선택하고, 규칙적인 시간에 식사를 제공하며, 안정적이고 즐거운 식사 환경을 조성합니다. 아이는 부모가 제공한 음식을 1)먹을지 말지 2)얼마나 먹을지를 결정합니다. 자신의 배고픔과 포만감 신호를 느끼고 제공된 음식을 먹을지 말지 결정하며 포만감 신호에 맞춰 섭취량을 조절합니다.

부모로서는 불공평하다고 여길 수 있습니다. 내가 아무리 좋은 음식을 정성 들여 준비해도 그것을 아이가 먹지 않으면 말짱 헛일이 되는 규칙이니까요. 맞습니다. 하지만 이렇게 해야 아이는 생존을 위해 먹어야 한다는 본능을 먼저 깨우칠 수 있습니다. 아이의 입맛에 맞는 음식만 준다면 먹는 일을 오락거리로 먼저 배우는 셈입니다.

먹는 행위에는 생존과 쾌락이라는 두 가지 요소가 모두 있습니다. 우리가 원시인도 아니고 오직 생존을 위해서만 먹지는 않습니다. 어떤 음식을 통해서 크게 위로받기도 하고 즐거움을 배가시키기도 합니다. 하지만 주객이 바뀌어서는 곤란합니다. 특히 식습관을 만들어가는 어린 시절에는 일단 생존을 위해 먹는 본능을 일깨워줘야 합니다. '배고프면 불쾌하고 배고플 때 먹으면 맛있다'는 것을 먼저 익힌 다음에 '맛' 자체를 즐기기도록 가르쳐야 합니다. 처음부터 '맛'으로 먹인다면 아이는 '더 맛있는' 음식을 끊임없이 요구하는 상태가 됩니다.

섭식 책임의 분리를 통해 아이는 몸 안의 신호에 따라 섭식량을 조절하는 능력을 갖추게 되므로 이는 평생의 건강한 식습관을 결정하는 데 중요한 씨앗이 됩니다. 아이는 자신의 몸이 보내는 포만감 신호를 부모가 존중해준다는 것을 학습하며 이는 음식에 대한 긍정적인 관계, 지나치게 집착하거나 거부하지 않는 중립적인 관계를 맺도록 돕습니다.

또, 부모가 식사량에 압력을 가하지 않기 때문에, 억지로 먹이려는 과정에서 발생하는 갈등과 스트레스를 근본적으로 차단합니다. 내적인 신호에 따라 식사량을 조절하는 능력을 갖추게 되어 성인이 되어서도 과식이나 거식증 같은 섭식 장애나 비만의 위험을 낮출 수 있습니다.

이 원칙은 고형식을 먹는 시기뿐만 아니라, 모유 수유나 젖병 수유를 하는 시기부터 적용되어야 합니다. '반응적 수유(responsive feeding)'라는 개념 역시 여기에서 출발합니다. 젖을 물렸을 때 아이는 먹을지 말지를 결정하고, 수유하던 아이가 아무리 적게 먹은 것 같더라도 입을 다물거나 고개를 돌리는 포만감 신호를 보낼 때 아이는 수유를 멈출 권리를 갖습니다. 너무 적게 먹는다고 걱정되어 더 먹이려고 억지로 시도하거나 더 자주 먹이려 한다면 아이는 충분히 배고픔을 느낄 기회마저 빼앗기게 되고 다음 수유 상황은 더 악화됩니다. 이 상황은 수유를 식사로 바꾸어도 똑같습니다. 앞으로 이 원칙에 기반하여 아이를 먹이고, 문제 상황을 타개하는 방법을 이야기하겠습니다.

반응적 수유와 섭식 책임의 분리

▶ **반응적 수유**는 부모가 정한 시간과 양이 아니라 아이의 배고픔과 배부름 신호에 따라 수유하는 방식입니다. 과거에는 "3시간마다 몇 mL를 먹이세요"처럼 '시간'과 '양'을 기준으로 삼았다면, 반응적 수유에서는 "입을 오물거리거나 고개를 이리저리 돌리며 젖을 찾습니다"나 "젖꼭지를 뱉어내거나 고개를 돌리거나 쥐고 있던 주먹을 스르륵 폅니다"와 같은 '아이의 신호와 행동'을 기준으로 삼습니다. 단순한 수유 방식이 아니라 아이의 배고픔과 배부름 신호를 부모가 민감하게 알아채고, 적절하게 반응하는 상호작용 그 자체를 의미합니다.

반응적 수유가 중요한 이유는 수유가 단순히 먹는 문제가 아니라 아이의 평생 식습관과 성격을 만드는 기초 공사이기 때문입니다. '배고프면 젖을 찾고, 배부르면 수유를 멈춘다'는 감각을 익히는 과정으로, 스스로 섭취량을 조절하는 능력을 키웁니다. '내가 배고프다고 하면 아빠 엄마가 알아주는구나'와 '내가 그만 먹겠다고 하면 멈추는구나'라는 믿음이 쌓여 안정된 애착을 형성합니다.

진료실에서 반응적 수유를 설명할 때는 "수유할 때 시간에 너무 얽매이지 마세요. 아이는 기계가 아니라 매일, 매끼 먹는 양이 다를 수 있습니다. 시계 말고 아이를 보세요. 가장 훌륭한 저울은 아이의 표정입니다. 아이가 보내는 신호를 믿으세요. 그것이 가장 정확한 타이밍이자 양입니다"라고 말합니다.

▶ **섭식 책임의 분리**는 영양사이자 가족치료사인 앨린 새터가 제안한 원칙[79]으로, 부모의 지나친 섭식 통제가 아이의 건강한 식습관을 해친다는 문제의식에서 출발합니다. 한국 부모들도 '밥그릇이 깨끗하도록 싹싹'을 가르쳐야 한다고 생각하는 분이 많듯, 미국 부모들도 'clean plate club'이라고 하여 차

려준 음식은 끝까지 먹어야 한다고 가르치는 경향이 있습니다. 그리고 이 모습은 너무 안 먹거나 너무 많이 먹는 아이들에서 공통으로 관찰되는 패턴이었던 거죠. 앨린 새터는 부모가 아이의 섭식을 불안해하고 통제하려는 태도를 보일 때, 아이가 음식에 대해 강박이나 거부하는 태도를 형성할 수 있다고 설명합니다. 부모는 아이가 배고프면 먹고 배부르면 멈추는 자기 조절 능력을 키울 수 있다는 것을 믿고, 아이가 건강한 식사를 할 수 있도록 구조만 만들어주면 된다고 제안합니다.

앨린 새터의 '섭식 책임의 분리' 원칙은 현재 어린이의 섭식 문제를 다루는 많은 전문가들이 가장 기본으로 받아들이고 있습니다.

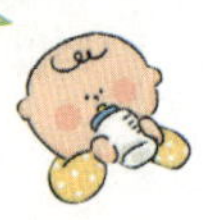

잘 먹여서 잘 크는 것도 아니지만, 덩치가 크게 자라야지만 잘 사는 것도 아니지요. 세상에는 작게 자라는 아이도 있고 크게 자라는 아이도 있습니다. 물론 아이가 먹성 좋게 잘 먹어주면 참으로 기특한 일이지만, 그것과 관계없이 부모의 역할은 여전히 분명합니다. 바로 '잘 먹을 수 있는 습관과 환경'을 만들어주는 일입니다.

부모는 아이가 잡곡과 채소 등 건강에 좋은 음식을 당연하게 먹도록, 고기와 채소 등 다양한 식재료를 맛보게 하여 거부감을 줄여주도록, 달콤한 음식을 즐기되 그것에만 매달리지 않도록 도와야 합니다.

아이의 '먹기'는 단순한 생존 본능을 넘어 성장과 발달의 핵심 역할을 합니다. 특히 생애 초기 24개월은 두뇌, 뼈, 근육을 포함한 신체 발달과 면역력 형성의 기초를 닦는 중요한 시기입니다. 이 시기의 영양 불균형은 성장 지연이나 인지 기능 저하를 초래할 수 있습니다. 또한, 이때 형성된 식습관은 아이가 어른이 되어서도 건강을 유지하는 기본 틀이 됩니다. 어릴 때 건강하고 다양한 음식을 긍정적으로 경험한 아이는 커서도 새로운 음식에 대한 거부감이 적어 편식을 예방할 수 있는 기반을 마련합니다.

식습관은 훈육의 첫 단추이기도 합니다. 올바른 식습관을 형성하지 못한 가정은 생활 전반의 훈육에서도 어려움을 겪기 쉽습니다. 아이의 식사가 아이의 영역이 아니라 부모의 과제가 되는 순간, 부모는 마치 '빚쟁이'처럼 아이에게 밥 한 숟가락을 사정하게 됩니다. "밥 먹으면 휴대폰 줘", "밥 다 먹으면 늦게 자도 되지?" 같은 조건부 협상은 바람직하지 않습니다. 건강한 식습관이란 결국 '먹기'라는 행위를 온전히 아이의 책임과 영역으로 돌려주는 것에서 시작됩니다.

영양 밀도가 높은 음식: 양보다 질

최근 연구들은 초기 영양 섭취가 평생 건강에 강력하게 영향을 미친다고 강조합니다. 생후 2년 동안 영양을 적절히 섭취하면 성인이 되었을 때 비만, 당뇨, 심혈관 질환 같은 만성 질환의 위험이 현저히 줄어듭니다[80] 즉, 초기 영양 섭취가 아이의 평생 대사 체계를 형성하는 셈입니다.

이때 중요한 개념이 바로 **'영양 밀도**(nutrient density)'입니다. 영양 밀도가 높은 음식이란 적은 양으로도 필수 영양소를 효과적으로 공급하는 음식을 뜻합니다. 아이의 위장은 작기 때문이 많이 먹기보다는 한 입을 먹더라도 필수 영양소를 꽉 채워주는 음식을 먹여야 합니다. 대표적으로 달걀, 아보카도, 육류, 생선, 치즈, 브로콜리 등이 있습니다. 이유기 보충식부터 적극적으로 활용하여 아이의 성장 발달과 면역력 강화를 지원해야 합니다.

어릴 때부터 올바른 영양 관리를 통해 아이가 평생 건강하고 균형 잡힌 식습관을 갖도록 돕는 것 또한 부모의 중요한 역할 중 하나입니다.

탄수화물

아이가 건강하게 자라려면 탄수화물, 단백질, 지방이 균형 있게 공급되어야 합니다. 특히 탄수화물은 생애 초기에 그 어떤 시기보다 중요성이 높습니다. 급격하게 발달하는 뇌가 가장 많이 쓰는 에너지원이기 때문입니다.

모유나 분유의 주된 탄수화물은 유당입니다. 섭취한 유당 중 소량은 흡수되지 않은 채로 장으로 내려가는데, 흡수되지 않은 유당은 대변을 부드럽게 만들고 병을 일으키는 유해균을 줄이는 역할을 합니다. 또한 모유 속에는 백 가지 이상의 올리고당이 들어 있는데, 올리고당은 장내 유익균의 먹이가 되어 면역력을 높여줍니다.

이유기 보충식에서는 훨씬 다양한 식재료로 탄수화물을 섭취합니다. 그중 쌀, 보리, 귀리, 감자와 같은 복합탄수화물은 소화가 천천히 되므로 혈당을 안정시키고 오랫동안 에너지를 공급합니다. 반면 설탕과 같은 단순탄수화물은 혈당을 급격히 올려 건강을 해칠 수 있으므로 최대한 피해야 합니다.

단백질

단백질은 아이의 세포와 조직을 만들고 면역력을 강화하는 필수 영양소입니다. 모유나 분유로 공급받던 단백질을 이유기 보충식 단계부터는 소고기, 닭고기, 흰살생선, 두부 등의 식품으로 충분히 보충해 주어 아이의 근육과 뼈가 튼튼하게 자랄 수 있도록 도와야 합니다.

지방

지방은 아이의 두뇌 발달과 호르몬 생산, 비타민 흡수, 세포막 구성 등 다양한 기능을 수행합니다. 특히 DHA와 같은 필수지방산은 두뇌와 시력 발달에 중요한 역할을 합니다. 콜레스테롤 역시 아이들의 뇌 발달과 신경계 유지는 물론 비타민D 합성 및 호르몬 생성 과정에서도 필수입니다. 건강한 지방 공급을 위해 올리브유, 연어, 견과류, 달걀, 육류 등을 이유기 보충식에 적절히 활용하는 것이 좋습니다.

비타민과 미네랄

비타민과 미네랄은 적은 양이지만 아이의 건강 유지와 성장 발달에 없어서는 안 될 필수 영양소입니다. 특히 성장기 아이에게는 비타민 D, A, C, E, K가 중요합니다.

영양소	기능	주요 식품
비타민D	칼슘 흡수를 촉진하여 뼈와 치아의 성장을 돕습니다.	일광욕*
비타민A	면역력 강화와 시력 발달을 돕습니다.	당근, 고구마, 단호박
비타민C	항산화 작용을 하고 철분 흡수를 돕습니다.	딸기, 오렌지, 브로콜리
비타민 E&K	세포를 보호하고 혈액 응고에 필수입니다.	견과류, 식물성 기름, 녹색 채소

* 비타민D는 햇볕을 봐야 합성되지만, 아기가 일광욕을 하기는 어려우므로 보충제가 필수입니다.

미네랄 역시 중요한 역할을 하는데 대표적으로 철분, 칼슘, 마그네슘, 아연, 요오드가 있습니다.

영양소	기능	주요 식품
철분	빈혈을 예방하고 두뇌 발달을 돕습니다.	육류, 어패류, 콩, 시금치
칼슘&마그네슘	뼈와 치아를 튼튼하게 합니다.	유제품
아연	세포 분열과 성장을 돕고 면역력을 강화합니다.	육류, 해산물
요오드	갑상샘 호르몬을 생산합니다.	해조류(미역, 김 등)

영양보충제는 유용하지만 과하게 섭취하면 독성 문제가 발생할 수 있습니다. 식사로 채우는 것을 우선으로 하되, 보충제를 사용할 때는 반드시 전문의와 상의하고 권장량을 지켜야 합니다.

DHA와 콜린

DHA와 콜린은 생애 초기 급성장하는 아이의 두뇌를 위해 신경 써야 할 두 가지 영양소입니다. 아이의 뇌는 생애 초기 2년 동안 급격히 발달하며 신경회로를 형성합니다. 이때 DHA(DocosaHexaenoic Acid)는 뇌의 신경 세포막을 구성하여 인지 능력과 기억력을 향상시키고, 콜린은 신경전달물질의 생산을 도와 학습 능력을 발달시킵니다. 이 영양소들이 부족하면 집중력이나 인지 기능 발달이 지연될 수 있습니다. 모유와 분유를 통해 공급받다가, 이유기 보충식을 시작하면 등푸른생선, 달걀노른자, 콩류 등을 식단에 적극적으로 포함해 보충하는 것이 좋습니다.

5장

모유 수유의 원칙과 방법

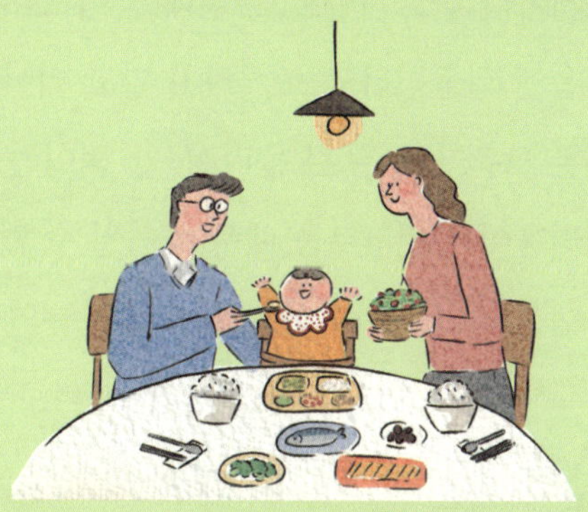

영아기는 아이의 빠른 성장이 이루어지는 기간으로, 이때 필요한 영양 요구량은 일생의 어느 시기보다 큽니다. 같은 몸무게 1kg을 기준으로 보면, 갓난아이는 성인보다 2~3배 가까운 에너지를 매일 필요로 합니다. 이른둥이로 태어난 아이는 이보다 더 많은 열량이 필요하고요. 이 말은 영아에게는 큰 아이들이나 성인보다 훨씬 더 많은 양의 영양분이 필요하며, 단순히 양뿐만 아니라 건강에 이로운 질 좋은 영양을 공급해야 한다는 말입니다. 그런데 이 시기의 아이에게 필요한 모든 필수 영양소가 완벽하게 갖춰진 식품이 있습니다. 바로 모유입니다. 5장에서 모유를 많이 먹이는 기술을 알려드리지는 못합니다. 대신 아이의 섭식 조절 능력을 키우는 과정으로 안내해 보겠습니다.

모유 수유를 해야 하는 이유

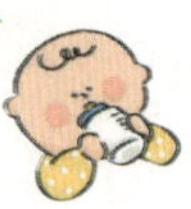

아이에게 모유가 더 좋다는 말은 이제 상식입니다. '당연히 그렇겠지'라고 막연히 생각하는 분부터 과학적 근거까지 아는 분까지, 그 이해의 깊이는 저마다 다르지만요. 그런데 굳이 모유 수유의 이점을 언급하는 것은 '처음엔 힘들더라도 포기하지 말고 먹여보자'라고 말하고 싶어서입니다. 물론 모유가 좋은 걸 몰라서 '안' 먹이는 부모는 드뭅니다. 하지만 초기의 어려움이나 번거로움 때문에 어쩔 수 없이 '못' 먹이는 상황이라면, 한 번 더 힘을 내시길 바라는 마음으로 모유의 이점을 짧게 짚어보겠습니다.

첫째, 아이의 건강에 유리합니다. 모유에는 DHA, 아라키돈산 등 뇌 발달에 필수인 지방산이 풍부해 인지 기능과 시력 발달을 촉진하며, 모유 수유아는 IQ 검사에서 평균 2~5점 높은 결과를 보입니다[81]. 모유 수유아는 장염, 중이염 등 흔한 감염에 걸릴 위험이 50% 이상 낮습니다[82]. 영유아돌연사(SIDS) 위험 역시 2개월 이상 수유 시 40%, 4~6개월 수유 시 60% 감소하는 양상을 보입니다[83]. 초유는 면역글로불린A가 풍부해 '첫 번째 예방접종'으로 불리며, 3~4개월 이상 모유 수유는 아토피 피부염, 소아비만, 제1형 당뇨병, 백혈병 발생률도 낮춥니다[84 85]. 엄마와의 피부 접촉과 즉각적 반응은 아이에게 기본적인 신뢰감과 안정적인 애착 형성에 바탕이 됩니다.

둘째, 엄마의 건강에 유리합니다. 모유수유는 엄마의 산후 회복을 돕고, 임신 전 체중으로 돌아가기 쉽게 해주며 정서적 안정을 줍니다. 수유 시 분비되는 옥시토신은 자궁 수축을 촉진해 산후 출혈을 줄이고 회복을 앞당깁니다. 모유 생성 과정에서 임신 중 축적된 복부 지방이 에너지원으로 사용되어 체중 감량에도 도움이 됩니다. 모유 수유에 따른 옥시토신과 프로락틴 증가는 아이와의 유대감을 높이고 산후 우울증 위험을 낮춥니다.

장기적 건강 효과도 다수 보고되고 있습니다. 12개월 이상 수유 시 유방암 약 28%[86], 난소암 약 24% 발생 위험이 감소합니다[87]. 제2형 당뇨병, 고혈압, 심혈관 질환 위험도 낮아지며[88], 수유 중 일시적으로 감소하는 골밀도는 종료 후 대부분 회복됩니다[89].

셋째, 편의성이 높습니다. 젖병 소독, 분유 준비 등 수유 전후 과정이 필요 없고, 소화가 잘 되어 아이의 배앓이와 부모 수면 방해가 줄어듭니다. 첫 수유 초기에는 어려운 점이 많지만 생후 100일경을 지나면서 모유량도 맞춰지고 수유도 편안해져 한결 수월해집니다. 산책이나 나들이를 하는 시기가 되었을 때 분유 수유 아이에 비해 짐이 훨씬 가볍습니다.

* * *

무엇보다도, 모든 분유의 목표는 모유처럼 만드는 것임을 감안한다면 분유와 비교하는 일 자체가 불공평하다는 생각도 듭니다. 모유 수유는 아이와 엄마 모두를 위한 가장 건강하고 자연스러운 선택입니다.

'완모'의 어두운 면

진료실에서 간혹 돌 무렵 아이가 잘 먹고 있는지 확인하면 자부심 넘치는 목소리로 "완모했어요!"라고 말하는 엄마들이 있습니다. 이유식, 수면, 훈육 등은 모두 괴롭고 힘들지만 '오직 모유 수유만'은 하고 있다고 말하는 경우가 많습니다. 엄마는 육아 스트레스로 한계 상황에 다다랐고 여전히 잠도 제대로 못 자는데, 이 상황에서 '완모'는 자랑스러운 증표가 아니라, '그래도 내가 이것만큼은 해내고 있다'며 스스로를 버티게 하는 근거가 되기도 합니다.

모유 수유가 중요하고 아이에게 정말 이롭지만, 그 하나만으로 아이의 성장과 발달 전체를 책임질 수는 없습니다. 육아의 많은 부분이 그렇습니다. 어떤 것이 아무리 좋아 보여도, 언제나 좋은 것은 아니며 언제까지나 옳지도 않습니다. 아이가 자라는 과정에서 우선순위는 계속 바뀝니다. '배고프면 언제든 먹어도 좋다'는 신생아 시기의 조언이 15개월이나 36개월 아이에게는 더 이상 그대로 적용되지 않듯이 말입니다.

모유 수유 A to Z

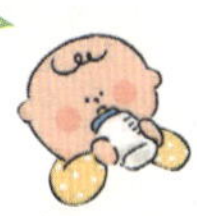

모유 수유는 아이와 엄마가 함께 만들어가는 소중한 경험이지만, 막상 시작하려면 두려움이 앞서는 것은 자연스러운 모습입니다. 혹시 모유 수유가 잘 안되었을 때 나 자신의 어려움뿐만 아니라 소중한 아이까지 힘들게 하는 것은 아닐까 하는 걱정이 드는 것도 당연합니다. 우리 삶의 많은 과정이 그렇듯이, 모유 수유 여정 역시 늘 순탄하지만은 않고 예상치 못한 어려움에 부딪힐 수도 있습니다.

그럼에도 모유 수유는 이러한 걱정과 노력을 감수할 만한 충분한 가치가 있는 선택입니다. 아이를 낳기 전에 미리 배우고 준비하는 과정은 앞으로 겪게 될 여정에 큰 힘이 되어 줄 것입니다. 정확한 정보를 바탕으로 준비하여 자신 있게 시작하는 것이 중요합니다.

모유 수유 준비하기

가장 먼저, 신뢰할 수 있는 정보를 충분히 습득하는 것이 우선입니다. 모유 수유 방법에 대한 체계적이고 검증된 지식을 얻으려면 출산 전에 소아청소년과 의사 하정훈 선생님과 정유미 선생님이 쓴 『삐뽀삐뽀 119 우리 아가 모유 먹이기』를 꼼꼼히 읽기를 권합니다. 최신 정보와 다양한 사례를 소개하는 유튜브 채널 '삐뽀삐뽀 정유미TV'에서도 유용한 정보를 얻을 수 있습니다. 특히 '출산 직후 수유 자세와 젖 물리는 방법'과 '모유 수유 자세와 젖 물리는 방법'은 꼭 보길 권합니다. 엄마에게 편안한 수유 자세를 찾는 것은 글이나 그림만으로는 완전히 익히기 어렵기 때문입니다. 관련 동영상 자료를 통해 시각적으로 확인하고 배우길 권합니다.

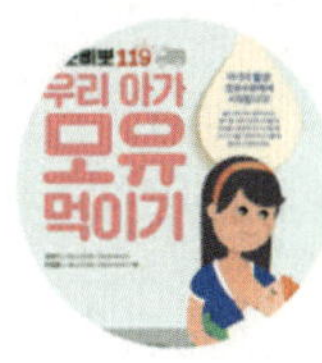

때로는 주변 선배 엄마들의 조언이 유용한 참고 자료가 되기도 합니다. 하지만 모유 수유는 아이와 엄마의 개별 상황과 특성에 따라 매우 다른 양상을 보이는, 지극히 개인적인 과정입니다. 개인의 경험담은 참고가 될 수 있지만, 모든 상황에 그대로 적용할 수 있는 보편적 해법은 아닙니다. 중요한 결정이나 문제 해결에서는 개인적 경험보다는 의학적 근거에 기반한 정보와 전문가의 조언을 우선해 고려하는 것이 바람직합니다.

모유 수유가 아이와 엄마 모두에게 어떤 긍정적 영향을 미치는지 이해하는 것은 수유 의지를 다지는데 든든한 밑거름이 됩니다. 또한, 모유 수유의 핵심 원리와 흔한 오해를 미리 알아두면 주변에서 들리는 다양한 이야기에 쉽게 흔들리지 않도록 중심을 잡아줄 것입니다. 이 부분은 뒤에서 다시 자세히 다루겠습니다.

　　마지막으로, 남편을 비롯한 가족의 이해와 적극적인 지지는 엄마가 모유 수유에 온전히 집중하는 데 큰 힘이 됩니다. 따라서 모유 수유에 관한 내용은 엄마뿐만 아니라 아빠를 포함하여 육아에 직접 참여하는 모든 가족 구성원이 함께 공부해 두면 좋습니다. 예를 들어, 엄마가 수유하는 동안 아빠는 기저귀 교체를 준비하고, 수유 후에는 아빠가 아이의 트림을 돕고 기저귀를 갈아주며 잠시 눈을 맞추고 놀아준 뒤 재울 수 있습니다. 이러한 아빠의 도움 덕분에 수유를 마친 엄마는 바로 잠시라도 눈을 붙이며 휴식을 취할 수 있습니다. 이처럼 구체적으로 역할을 분담하고 협력할 방안을 미리 계획해 볼 수 있습니다.

모유를 늘리는 효과적 방법

모유 수유를 앞두고 가장 걱정되는 것은 역시, '과연 모유가 충분히 나올까? 아이를 배고프게 하는 것은 아닐까?'입니다. 특히 첫 아이의 출생을 기다리는 엄마들은 더욱더 모유 늘리는 비결에 관심이 많습니다. 이때 꼭 기억해야 하는 핵심은 이것입니다.

아이가 태어난 후 첫 달 동안 모유 생산을 늘리는 가장 효과적인 방법은 '젖을 자주 물리고 완전히 비우는 것'입니다. 적어도 하루에 10회 이상 젖을 물립니다. 아이가 배고파하는 것 같으면 그 이상 젖을 물려도 좋습니다. 단, 한 번 젖을 물리면 오래 먹을 수 있도록 아이를 부드럽게 자극하면서 먹입니다. 밤에도 꼭 젖을 물립니다. 태어나서 첫 6주 동안은 4시간 이상 먹지 않고 자는 일이 없도록 합니다. 유축기를 써도 도움이 됩니다. 이 시기의 유축기는 젖을 짜놓고 밤에 푹 자기 위한 용도가 아니라, 아이가 먹고 남은 젖을 완전히 짜내어 다음 모유 생산을 더 늘리기 위한 목적입니다. 엄마의 몸은 아이에게 모유가 부족하다고 느끼면 모유 생산을 늘리고 젖이 남아 있다고 판단되면 생산을 줄입니다. 수유를 마친 다음 빈 젖을 10~15분 정도 짜주는 것이 좋습니다.

밤 수유를 대신하기 위해 신생아실이나 다른 보호자에게 분유 수유를 부탁하는 경우도 있습니다. 하지만 이는 초기 모유량 증가를 방해하는 가장 흔한 이유 중 하나입니다. 밤에 젖을 물리지 않으면 모유가 잘 늘지도 않고, 분유를 흠뻑 먹은 아이는 아침에 일어나서도 엄마 젖을 빠는 거로 만족하지 못하고 젖을 물지 않으려 하며 젖병을 물릴 때까지 울기도 합니다.

아이의 뱃구레를 늘린다며 젖을 먹이고 난 다음에 곧바로 분유를 먹이는 분도 있는데 권장하지 않습니다. 이때 아이는 배고파서 먹는 게 아니라 입안에 젖꼭지가 들어왔기 때문에 반사적으로 빠는 것입니다. 배고픔 이상으로 배가 부르면 다음 수유할 즈음에도 배가 고프지 않은 상태에서 수유하게 되니 젖을 잘 빨지 않게 됩니다. 또 힘들게 빨아야 하는 엄마 젖과 달리 물고만 있어도 흘러나오는 젖병에 익숙해지면 모유 수유는 점점 더 어려워집니다.

모유를 늘리려면 젖을 자주 물리고 완전히 비우는 일을 반복해야 합니다. 그러자면 모자 동실과 배고플 때 배부르게 먹이는 전략이 필요합니다. 이에 대해서 자세히 그리고 현실적인 대책을 살펴보겠습니다.

순조로운 첫 시작, '모자 동실'

아이가 모유의 이점을 누리려면 모유를 먹어야 합니다. 모유 수유의 이점을 아이에게 충분히 전하려면, 초기 수유 환경이 중요합니다. 하지만 아이와 엄마가 다른 공간에 머무르며 필요할 때만 만나는 환경, 예를 들어 산후조리원의 신생아실(수유실)에 아이를 맡기면 모유 수유를 성공적으로 시작하고 유지하기 어려울 수 있습니다. 특히 첫아이를 낳은 엄마라면 더욱 그렇습니다.

물론 첫아이여도 모유가 처음부터 순조롭게 잘 나오는 엄마도 있습니다. 하지만 출산 직후에는 모유가 거의 나오지 않는다고 느끼는 엄마가 많습니다. 모유 수유의 첫 단추를 잘 끼우려면 출생 직후 가능한 한 빨리 아이에게 젖을 물리는 것이 매우 중요합니다. 이상적으로는 출생 후 1시간 이내에 첫 수유를 시도하는 것이 좋으며, 빠르면 빠를수록 효과적입니다. 이즈음의 아기는 본능적으로 젖을 찾아 빠는 반사가 매우 강해, 이 시기를 잘 활용하면 이후의 수유 과정에 큰 도움이 됩니다.

또한, 출산 초기에 젖양을 효과적으로 늘리는 가장 중요한 방법은 아이에게 '자주' 젖을 물리는 것입니다. 첫날부터 젖양이 풍부한 엄마도 있지만, 첫아이를 출산한 엄마 대부분은 아이가 태어난 첫날 나오는 초유가 찻숟가락 하나 정도로 아주 적은 양입니다. 젖이 겨우 방울방울 맺히는 정도로 보이기도 합니다. 이때 아이가 젖을 빨아도 나오는 양이 적다 보니 아이는 본능적으로 더 열심히 젖을 빱니다. 바로 이 아이의 빠는 자극이 엄마의 뇌에 '모유를 더 많이 만들어내라'라는 신호를 보내는 가장 강력한 자극제가 됩니다.

아이와 떨어져 지내는 환경(모자 동실이 아닌 경우)에서는 이러한 초기 반응과 자극 과정이 지연될 수밖에 없어 모유 수유 정착이 어려워집니다. 신생아실에서는 직원 한 명이 여러 아이를 돌봐야 해서 아이가 보내는 미묘한 배고픔의 신호를 제때 알아채기 어렵습니다. 만약 아이가 울기 시작했다면, 이는 배고픔의 초기 신호를 넘어 이미 극심한 배고픔을 느끼는 상태일 수 있습니다. 이렇게 너무 배가 고픈 상태에서는 아이가 오히려 지쳐서 젖을 힘차게 빨기 어려워합니다. 설령 직원이 신호를 빨리 알아채 엄마에게 연락한다 해도, 엄마가 즉시 아이에게 가 수유하기는 현실적으로 어려워 시간이 또 지체됩니다.

출산 초기에는 엄마의 젖양이 적지만, 아이의 위 용량 또한 매우 작으므로 서로의 요구가 어느 정도 균형을 이루는 시기입니다. 다만 적은 양을 자주 먹음으로써 필요한 양을 채워야 합니다. 아이가 배고픔을 느끼기 전에 젖을 먹이고, 모유량을 효과적으로 늘리려면 출산 초기에는 최소 하루에 10번에서 12번 정도, 양쪽 젖을 충분히(예: 30분 이상) 물리도록 권장합니다. 그런데 엄마가 아이를 늘 곁에 두고 지내지 않으면, 젖을 물리러 신생아실을 오가는 데만 하루의 많은 시간과 에너지를 소모합니다. 신생아실에서 아이를 엄마 방으로 데려다주는 시스템이라 하더라도, 어떤 방식이든 엄마가 충분히 쉬면서 수유에만 집중하기 어렵기는 마찬가지입니다. 이런 상황이라면, 편안한 산후조리를 기대하고 조리원에 들어갔는데 오히려 더 힘들어지기도 합니다.

따라서 성공적인 모유 수유를 원하면서 동시에 산후조리원 이용을 고려하고 있다면, 해당 조리원이 모유 수유를 적극적으로 지원하고 엄마와 아이가 함께 지낼 수 있는 환경(모자 동실 운영 여부, 수유 자세 지도 등)을 잘 갖추었는지 미리 꼼꼼하게 확인해야 합니다.

아이가 배고플 때 먹인다는 원칙

아이를 낳기 전부터 수많은 정보를 얻고 잊는 일을 반복하는 가운데, 공통으로 기억하는 부분은 **"아이가 배고파 하면 언제든지 먹인다"**는 말입니다. 가장 중요한 말이지만 가장 많은 문제를 일으키는 말이기도 합니다. 현실 육아에서는 이 원칙을 적용하기가 생각처럼 쉽지 않아서입니다. '배고파 하면'을 파악하기 어렵다 보니 '언제든지 먹인다'만 머릿속에 남아 아이가 조금이라도 보채거나 불편해 보이면 엄마들은 아이에게 바로 젖을 물립니다.

이상적으로는 아이가 '정말 배고플 때' 먹여야 충분히 '배부르게' 먹고, 만족하며 다음 수유까지 잘 자는 긍정적 순환이 이루어집니다. 배고프지 않을 때 달래거나 재우기 위해 젖을 물리는 일이 반복되면, 아이는 배부르게 먹는 법을 배우기 어렵고 자주 깨며 힘들어할 수 있습니다. 아이가 갈수록 더 많이 보채면 엄마는 사실상 젖을 물리는 선택지밖에 남지 않아 더 자주 젖을 물리는데, 짧게 자주 먹는 패턴은 배앓이의 원인이 되기도 합니다.

배고픔 신호

배고플 때 먹이려면 아이의 배고픔을 알아채는 게 중요합니다. 흔히 알려진 아이의 '배고픔 신호'를 살펴볼까요.

초기 신호는 비교적 차분한 상태에서 보냅니다. 잠에서 깨어나 뒤척이고, 입을 벌리고, 입맛을 다시거나 쩝쩝거리는 소리를 냅니다. 혀를 날름거리거나 내밀고 고개를 좌우로 돌리며 젖을 찾는 행동을 보이기도 합니다. 손을 입으로 가져가 빠는 것도 배고픈 신호지만 배고프지 않을 때도 그냥 오다가다 주먹이 입에 닿으면 빨기도 합니다. 이 시간이 지나면 조금 더 배고픈 상태가 됩니다. 몸의 움직임이 더 활발해지고 팔다리를 뻗기도 합니다. 작게 칭얼거리거나 낑낑대는 소리를 냅니다. 초기 신호와 비슷한 행동이 조금 더 빨라집니다. 이 시기를 놓치면 배는 고프지만, 기운도 없어 오히려 잘 먹기 힘들어집니다. 그러면 보이는 모습이 바로 울음입니다.

아이마다 그리고 시시때때로 구체적인 모습은 조금씩 다를 순 있지만 큰 틀에서는 비슷합니다. 정리해 보면, 잘 자던 아이가 깨서 잠시 부스스 하다가 곧 초롱초롱한 눈빛으로 입을 오물거리고 입맛을 다신 뒤에 활발히 움직이며 온몸에 힘을 주고 버둥거립니다. 지금이 가장 효과적으로 수유를 시작할 때입니다. 이 시간은 아이가 어릴수록 아주 짧습니다.

곧 아이는 울음을 참는 듯 얼굴색이 붉어집니다. 이제는 좀 늦었습니다. 그리고 얼마 지나지 않아 아이는 울음을 터뜨립니다. 울 때 젖을 물리면 이미 배고픈 시간이 지나서 젖을 빨 힘도 떨어져 있습니다. 또 울고 있는 흥분 상태에서는 충분히 배가 부르도록 먹지도 못합니다. 울음은 배고픔의 가장 마지막 신호입니다. 자다 깨어 부스스한 눈이 초롱초롱할 때, 이때가 젖을 물려야 하는 기회였습니다.

달래기 수유의 문제점

아이가 보챌 때마다 일단 젖부터 물리는 수유 방침은 바람직하지 않습니다. 오늘 하루 외롭고 힘들었다고 하소연하는데, 이야기를 들어줄 생각은 하지 않고 그저 치킨이나 케이크만 사다 주는 남편의 모습을 떠올려 보세요.

또 도대체 언제 배가 고픈지 몰라서 계속 아이 입 주변을 손가락으로 건드려보고 입을 오물거리면 먹이는 엄마도 있습니다. 이 반응은 배고픈 신호가 아니라 반사작용입니다. 신생아 때는 배가 불러도 입 주변을 건드리면 반사적으로 오물거리게 되어 있습니다. 포유 반사(뿌리 찾기 반사, 젖 찾기 반사)*입니다. 이런 아이들은 1~2개월 사이에 예방접종을 하거나 검진을 해보면 체중이 엄청나게 늘어나 있습니다. 아이가 자주 토한다고 병원에 왔는데, 체중은 오히려 평균보다 많이 늘어 있는 아이들도 이런 식으로 수유를 반복하는 경우가 많습니다. 과식을 반복한 거지요. 이런 아이들은 생후 50일경을 지나면서 예전보다 잘 안 먹으려는 모습을 보이기도 합니다. 반사가 없어지기 시작하면서 배고프지 않으면 빨지 않으려 들기 때문이지요.

---

* 포유 반사와 흡철 반사는 영유아의 구강 반사 중 하나로 신생아 시기에 하는 수요와 관련된 행동입니다. **포유 반사, 뿌리 찾기 반사, 젖 찾기 반사(rooting reflex)**는 모두 같은 말입니다. 신생아의 입 주변, 뺨, 입술을 건드리면 아이가 그 자극을 향해 머리를 돌리고 입을 벌리는 반사입니다. 아이가 젖꼭지나 젖병을 찾아 물도록 돕는 생존 반사로, 보통 생후 4개월경에 사리지고, 이후에는 자발적 행동으로 대체됩니다. **흡철 반사와 빨기 반사(sucking reflex)**는 신생아의 입안(특히 입천장)에 젖꼭지나 손가락 같은 물체가 닿으면 아이가 즉시 빨기 시작하는 반사입니다. 아이가 태어날 때부터 완전히 발달한 반사로 배가 고프지 않을 때도 나타나는 때가 많습니다. 생후 2~3개월경부터 사라지기 시작하고 4개월경에는 보기 어렵습니다. 이후에는 의식적인 빨기 행동으로 대체됩니다.

"배고픈 시기를 놓쳐서 아이를 굶기고 울리지 마라", "배고프기 전에 미리 먹여라", "보챈다고, 졸려 한다고 젖을 물리지 마라". 도대체 어쩌란 말인가 싶다면 아이가 잠에서 깼을 때 바로 젖부터 물리세요.

현실적인 대안: 눈뜨면 먹여보기

초보 부모가 배고픔 신호를 놓치지 않고 포착하기는 현실적으로는 꽤 어렵습니다. 그래서 갓 태어난 신생아 시기에는, 적어도 출생 후 첫 한 달간은 아이가 보내는 다른 신호들을 주의 깊게 살피는 동시에 '아이가 잠에서 깨어났을 때'를 일단 중요한 수유 시도 시점으로 삼아보는 것이 실용적인 출발점입니다.

아이가 잠에서 깨어나는 것은 생리적으로 무언가 필요하거나 불편하다는 신호일 가능성이 크고, 신생아라면 그것이 '배고픔'일 가능성이 가장 큽니다. 따라서 아이가 눈을 뜨고 깨어나면, 명확한 배고픔 신호가 보이지 않더라도 일단 젖을 물려보는 것으로 시작해 보세요. 젖을 자주 물리는 방법은 특히 초기 젖양을 늘리는 중요한 열쇠입니다. 그리고 수유마다 아이의 반응을 살펴보세요.

수유를 시작했다면 아이가 효과적으로 먹도록 도와주세요. 잠들지 않도록 시원한 곳에서 아이를 깨워가며 먹이세요. 한 번 물린 젖은 귀하게 먹여야 합니다. 아이가 먹다가 금방 잠든다면 뭔가 타이밍을 잘못 잡은 건 아닌지 살펴봐야겠지만, 어찌 되었든 이번만큼은 최대한 길게 먹이겠다는 생각으로 애써야 다음에 또 찔끔 먹고 마는 일을 예방할 수 있습니다.

한쪽 젖을 충분히 비운 후 아이가 원하면 다른 쪽 젖을 물립니다. 억지로 양쪽을 다 먹이거나 시간을 잴 필요는 없습니다. 아이가 스스로 만족하고 젖꼭지를 놓을 때까지 먹게 하는 것이 중요합니다. 대개 한쪽당 15분 정도 걸린다고 하지만 아이와 엄마에 따라 달라지고, 같은 아이에게서도 수유마다 달라질 수 있습니다.

'눈뜨면 먹인다'는 원칙을 언제까지나 기계적으로 적용하라는 것은 아닙니다. 잠에서 깼다고 해서 항상 배고픈 것은 아닐 수 있습니다. 중요한 건 젖을 물렸을 때 아이가 적극적으로 빨고 먹는지 관찰하는 것입니다. 아이가 젖을 거부하거나 몇 번 빨다 이내 깊이 잠들어 버린다면, 정말 배고픈 상태가 아니었을 수 있습니다.

반복하지만 아이가 보챌 때마다 달래기 위해 무조건 젖부터 물리는 선택은 피해야 합니다. 특히 직전 수유를 끝낸 지 얼마 되지 않았다면 아이가 불편해하는 다른 이유가 있는지를 먼저 살펴야 합니다. 기저귀가 젖지 않았는지, 어딘가 옷이 끼이거나 배기지 않는지, 너무 덥지는 않은지, 트림은 잘했는지와 같이 배고픔 외의 다른 상황을 확인해 보세요. 배가 고픈지 어떤지 알 수 없어 수시로 입 주변을 건드려 젖 찾기 반사를 유도해서 먹이는 것도, 아이의 실제 배고픔 상태를 반영하지 못할 수 있으므로 주의해야 합니다.

수유 방법과 패턴의 변화

'눈뜨면 먹인다'는 초기 접근 방식은 어디까지나 신생아 시기의 현실적인 출발점입니다. 아이가 성장하고 엄마도 아이의 신호에 익숙해지면서, 점차 '배고픔 신호'에 더 정확하게 반응하는 방식으로 자연스럽게 넘어가게 됩니다. 생후 1~2개월이 지나면 아이의 신호는 더 분명해지고 엄마도 이를 더 잘 읽게 됩니다. 앞에서 모자 동실을 강조한 것도 이 때문입니다. 모자 동실이 아니라면 우리 아이의 독특한 배고픔 신호를 알아가기 쉽지 않습니다.

보통 생후 2개월에서 늦어도 6개월령 사이에는 아이가 한 번에 먹는 양이 늘면서 수유 간격이 자연스럽게 길어지고, 예측 가능한 패턴이 생기기 시작합니다. 배고플 때 충분히 먹는 경험이 반복되면서 아이 스스로 수유 리듬을 만들어가는 것이지요. 배고플 때 젖을 먹어버릇한 아이는 배부를 때까지 먹기를 반복합니다. 어른들도 생각해 보면 배가 고플 때는 적당히 보다는 조금 더 많이 먹게 되지요. 이런 가벼운 과식이 반복되면서 점점 수유 간격이 길어집니다. 더불어 한 번에 잠자는 시간과 깨어 있는 시간도 길어지고 일정해지면서 먹고 자는 데도 일정한 패턴이 생기게 됩니다.

만약 아이가 생후 4개월이 넘어서도 여전히 신생아처럼 매우 짧은 간격으로 먹거나, 특히 6~7개월 이후에도 밤낮없이 불규칙하게 자주 먹는다면, 특히 밤중 수유 횟수가 줄지 않는다면 다른 어려움이 있는 건 아닌지 의사와 상담해 보길 권합니다. 아이의 성장 문제, 수면 문제, 이유기 보충식 진행의 어려움 등이 뒤따를 수 있고 엄마의 피로도 극심해질 수 있어서입니다. 진료를 통해 적어도 건강상의 문제가 아니라는 의견을 들었다면 3부 '잘 자고 잘 먹는 아기의 시간표'를 따라해 볼 수 있습니다.

모유 수유를 가로막는 것

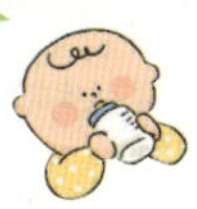

모유 수유를 포기하거나 분유를 보충하는 가장 큰 이유는 "모유가 부족한 것 같다"는 걱정입니다. 왜 그렇게 생각하는지 물어보면 다양한 대답이 나옵니다. 젖을 먹여도 계속 입을 오물거린다든지, 입 주변을 건드리면 빨려고 다가온다든지, 수유 후에도 계속 운다든지… 이런 신호는 대부분 '부족'이 아니라 '정상 반사'나 '다른 불편감'인 경우가 많습니다. 정말 모유가 부족한 경우는 예외적인 상황입니다. 하지만 엄마들은 내가 그 상황일 수도 있다는 불안감을 떨칠 수가 없습니다. 아이가 먹는 양을 알기 어려워서입니다.

엄마의 모유가 정말 부족한 특별한 상황이 아니라는 것을 확인하고, 아이가 얼마나 먹는지를 알고 아이가 보채는 이유가 젖이 부족한 게 아니라는 것을 알 수 있다면 해결할 수 있지 않을까요? 그렇다면 먼저 정말 모유가 부족한 경우부터 차례대로 확인해 보겠습니다.

일차성 모유 부족

모유의 부족은 크게 두 종류가 있습니다. 먼저 엄마가 아무리 노력해도 생리적으로 충분한 양의 모유를 만들 수 없는 상태인 **일차성 모유 부족**입니다. 전체 산모 중 일부(대략 10% 미만)에서 나타나는 것으로 알려져 있습니다. 유방 조직이 충분히 발달하지 않아 모유 생산량이 적을 수 있습니다. 유방 조직이 충분히 발달하지 않은 경우, 유방의 모양이 작거나 간격이 넓거나 비대칭이 두드러지는 모습으로 관찰되기도 합니다. 잔류 태반도 문제의 원인일 수 있습니다. 분만 후 자궁 안에 태반 조각이 남아 있으면 모유 생산을 자극하는 호르몬의 정상 분비를 방해합니다. 갑상샘 기능 저하증이나 다낭성 난소 증후군 등의 내분비 질환도 모유 생산 부족의 이유가 됩니다. 유방 확대술, 축소술, 물혹 제거술 등 과거의 유방 관련 수술이 유선을 손상했을 수도 있습니다.

이런 경우에는 '젖 자주 물리기'나 '유방 비우기' 등 모유 수유의 일반 원칙이 효과를 보이지 않을 수 있으므로 전문가의 도움이 필요합니다. 분유 보충이 불가피한 상황을 맞을 수도 있습니다. 그럼에도 할 수 있는 한 아이에게 짧게라도 모유를 먹이는 것은 의미 있고 중요한 일입니다.

이차성 모유 부족

다음으로 초기에는 정상적으로 모유가 분비되었지만, 시간이 지나며 점차 모유량이 감소하는 상태인 **이차성 모유 부족**입니다. 수유 관리나 환경 문제로 발생하는 경우가 많습니다. 수유 간격이 너무 길거나 수유 횟수가 적으면 모유 생산이 줄어듭니다. 모유 수유 초기에 아이가 젖을 자주 빨지 않으면 유방에 남은 젖이 모유 생산을 억제하는 물질을 축적하게 해 점차 생산량이 줄어듭니다. 특히 초기에는 밤에도 수유해야 모유 생성 호르몬이 충분히 분비됩니다.

출산 후 초기에는 오랜 시간(예: 5~6시간 이상) 유방이 비워지지 않으면 모유 생산이 줄어들 수 있습니다. 초기부터 노리개 젖꼭지나 젖병을 사용하는 일이 잦으면 아이가 젖을 제대로 물지 못하고 수유 시간이 짧아져 모유 생산 자극이 잘 안될 수 있습니다. 수유 자세나 젖 물림이 잘못된 경우, 아이가 젖을 얕게 물거나 유두만 빨 때도 젖이 충분히 비워지지 않습니다. 엄마의 피로와 스트레스도 수유 반사(젖이 나오는 반응)를 방해할 수 있습니다.

이차성 모유 부족은 대부분 관리와 교육을 통해 개선할 수 있습니다. 유축기를 사용해 유방을 자주 비우고, 밤중 수유를 다시 시작하는 등의 방법으로 모유 생산을 다시 자극할 수 있습니다.

충분히 못 먹는다는 걱정

웬만큼 잘 먹는 아이가 아니고서야 엄마들은 대부분 아이가 충분히 먹지 못한다고 걱정합니다. 특히 모유는 유축해서 먹이는 게 아니라면 정확한 양을 알 수 없으니 더하겠지요. 이럴 때는 "내 젖이 얼마나 나왔는지"보다 아기의 기저귀(소변, 대변)와 체중 증가로 판단하는 것이 안전합니다.

출생 첫날에는 잘 먹는지 알기도 어렵지만 먹더라도 아주 소량입니다. 둘째 날부터는 소변과 대변 횟수를 바탕으로 잘 먹는지 판단할 수 있습니다. 대소변을 충분히 싸는 아이는 모유를 충분히 먹고 있는 겁니다. 태어나서 일주일 동안은 대소변 횟수와 양이 많지 않습니다. 출생 후 첫 주의 대소변 횟수를 기저귀 양으로 계산하면 다음과 같습니다.

기저귀 종류 /출생 이후	소변 기저귀 개수	대변 기저귀 개수	기저귀 종류 /출생 이후	소변 기저귀 개수	대변 기저귀 개수
첫째 날	1~2	1	넷째 날	4~5	3
둘째 날	2~3	2	다섯째 날	4~5	3
셋째 날	3~4	2	여섯째 날 이후	6	4

무엇보다 체중이 적절하게 느는 아이라면 젖을 충분히 먹고 있다고 판단합니다. 태어나서 일주일은 체중이 약간 줄어들 수도 있지만 괜찮습니다. 체중은 보통 출생체중에서 5~7% 정도 줄어든 다음 다시 늘기 시작합니다.

물론 정말 모유가 부족할 수는 있습니다. 일단 모유가 부족한 아이는 대소변 횟수가 적습니다. 표에 적힌 숫자는 최소 횟수입니다. 이보다 적다면 젖이 부족하다고 의심해 볼 수 있습니다. 다만 모유가 부족한 경우라면 체중이 정상보다 심하게 줄어듭니다. 출생체중에서 7% 이상 감소했다면 수유량이 부족할 가능성을 생각해 볼 수 있습니다. 그런데 만약 출생체중보다 10% 이상 줄어들면서 황달이 심해지고 있다면 꼭 병원에 가야 합니다.

모유량이 충분하다면 첫 한 달 동안 하루 6회 이상의 소변을 봅니다. 대변은 변동이 큽니다. 하루 3~4회 이상 대변을 보는 게 일반적이지만, 수유 때마다 조금씩 지리며 보는 아이도 많고 수일에 한 번씩 배변하는 아이도 있습니다. 아이가 심하게 보채거나 배에 핏줄이 보이도록 빵빵하게 부풀어 있지 않다면, 그리고 아이가 아파 보이지 않고 적절하게 체중이 늘고 있다면 대변의 횟수만 가지고 문제 상황으로 판단하지는 않습니다.

또 아이가 수유 중에 몇 번 빨고 나서 꿀꺽 삼키는 소리가 들린다면 젖을 잘 먹고 있다고 볼 수 있습니다. 수유 후 2시간 정도는 편안한 모습으로 지낼 수 있다면 충분히 먹은 것으로 판단할 수 있습니다. 가장 정확한 판단은 역시 체중 증가량을 보며 내릴 수 있습니다.

다음 표는 세계보건기구 체중 증가표로, 각 월령의 아이가 한 달 동안 체중이 얼마나 늘어나는지를 보여주는 기준표입니다.

백분위수	1	3	5	15	25	50	75	85	95	97	99
0~4주	182	369	460	681	805	1023	1229	1336	1509	1575	1697
1~2개월	528	648	713	886	992	1196	1408	1524	1724	1803	1955
2~3개월	307	397	446	577	658	815	980	1071	1228	1290	1410
3~4개월	160	241	285	403	476	617	764	845	985	1041	1147
4~5개월	70	150	194	311	383	522	666	746	883	937	1041
5~6개월	-17	61	103	217	287	422	563	640	773	826	927
6~7개월	-76	0	42	154	223	357	496	573	706	758	859
7~8개월	-118	-43	-1	111	181	316	457	535	671	724	827
8~9개월	-153	-77	-36	77	148	285	429	508	646	701	806
9~10개월	-183	-108	-66	48	120	259	405	486	627	683	790
10~11개월	-209	-132	-89	27	100	243	394	478	623	680	791
11~12개월	-229	-150	-106	15	91	239	397	484	635	695	811

세계보건기구 체중 증가표〔1개월당 체중 증가량(g), 남아 출생~12개월(백분위수)〕

백분위수	1	3	5	15	25	50	75	85	95	97	99
0~4주	280	388	446	602	697	879	1068	1171	1348	1418	1551
1~2개월	410	519	578	734	829	1011	1198	1301	1476	1545	1677
2~3개월	233	321	369	494	571	718	869	952	1094	1150	1256
3~4개월	133	214	259	376	448	585	726	804	937	990	1090
4~5개월	51	130	172	286	355	489	627	703	833	885	983
5~6개월	-24	52	93	203	271	401	537	611	739	790	886
6~7개월	-79	-4	37	146	214	344	480	555	684	734	832
7~8개월	-119	-44	-2	109	178	311	450	526	659	711	811
8~9개월	-155	-81	-40	70	139	273	412	489	623	675	776
9~10개월	-184	-110	-70	41	110	245	385	464	598	652	754
10~11개월	-206	-131	-89	24	95	233	378	459	598	653	759
11~12개월	-222	-145	-102	15	88	232	383	467	612	670	781

세계보건기구 체중 증가표〔1개월당 체중 증가량(g), 여아 출생~12개월(백분위수)〕

예를 들어 생후 1~2개월 남아의 경우 몸무게가 한 달에 약 1196g 정도 늘어나는 것이 중간(50백분위수) 속도에 해당합니다. 만약 남아가 1~2개월 사이에 몸무게가 600g 늘었다면 3백분위수 속도이므로 잘 늘지 않았다고 볼 수 있고, 1,800g 늘었다면 95백분위수를 넘어서 지나치게 많이 늘었다고 판단할 수 있습니다. 몸무게가 작게 태어난 아이는 50백분위수의 성장 속도로 계속 체중이 늘더라도 현재 체중이 또래보다 적을 수 있습니다.

체중 증가 정도는 이렇듯 월령이 늘수록 줄어듭니다. 매달 같은 정도로 늘지도 않습니다. 같은 월령의 아이들보다 한두 달 분량 정도 체중이 빨리 늘었다면 이후로는 좀 적게 늘 수도 있습니다. 괜찮습니다. 또 강조하지만, 아이의 체중이 적게 늘거나 많이 늘어서 항상 문제인 것은 아닙니다. 어느 달에 50백분위수보다 많이 늘었다면 그다음 달에는 50백분위수보다 적게 늘어날 수도 있다는 것을 이해해야 합니다.

그래도 정말 얼마나 먹는지 궁금하다면 참고 자료는 있습니다. 처음 며칠 동안은 각 수유 때마다 5mL만큼밖에 못 먹지만 4~5일째에는 한 번에 30mL 정도씩 먹을 수 있습니다. 수유 1주일 이후에는 아이의 체중과 식욕, 빠는 정도, 수유 시간에 따라 다르지만 적게는 60mL에서 많게는 180mL까지도 수유마다 만들어집니다. 생후 1개월이 지나는 무렵에는 매일 700mL 이상의 모유를 아이가 먹습니다. 하지만 이 정도는 아이에 따라 그리고 엄마에 따라 차이가 커서 결국 얼마나 먹는지보다는 얼마나 잘 자라는지를 따져보는 게 필요 없는 걱정을 줄이는 방법입니다.

아이의 보챔

아이가 자주 심하게 보채는 상황도 젖이 부족하다는 오해를 만들 수 있습니다. 아이는 말을 할 수 없습니다. 그래서 자신의 불편함이나 감정을 전하는 유일한 수단은 '울음'입니다. 생후 약 2~3주경부터 아이들은 이전보다 자주 울기 시작합니다. 아이들은 저마다의 기질과 울음 패턴에 큰 차이를 보입니다. 같은 상황과 같은 이유라도 어떤 아이는 울고 어떤 아이는 울지 않습니다. 우는 아이도 울음의 정도가 모두 다릅니다.

아이의 기질과 울음 패턴을 덜 파악한 상태에서 울음이 반복되면, 이유를 알 수 없는 부모는 불안하고 죄책감이 들기도 합니다. 하지만 울음의 원인을 매번 파악하기는 어렵습니다. 부모가 이유를 알 수 있는 경우가 오히려 드물다고 보는 게 현실적입니다. 이유를 명확히 찾기 어려운데도 울음이 반복되는 상태를 통틀어 **'영아 산통'**이라고 부릅니다.

영아 산통(colic)은 '5개월령 이전에, 반복적이고 달래기 어려운 울음이나 보챔을 하루에 3시간 이상, 주 3일 이상 보이는 상태'를 말합니다. 울음과 보챔이 뚜렷한 이유 없이 시작되고 멈추며, 평소의 울음보다 더 강렬하고 잘 달래지지도 않지만, 다른 질병을 의심할 만한 모습이 없을 때 의사들은 산통이라고 추정합니다[90].

많은 경우에서 생후 약 3주경부터 증상이 나타납니다. 아이 대부분은 3~4개월령을 지나면서 증상이 완화되고 5개월령이 넘도록 산통을 보이는 경우는 매우 드뭅니다. 부모의 체감을 기준으로 하면 전체 아이의 약 40% 정도에서 겪는 일로 보이지만, 의사가 엄격한 기준을 적용할 때는 약 5% 정도의 아이만 산통에 해당하는 상황으로 보입니다[91].

보통의 칭얼거림보다는 비명에 가까운 울음을 보이고 다리를 뻗거나 당겨서 구부리고 우는 중간중간 방귀를 뀝니다. 이런 울음은 하루 중 언제든 나타날 수 있지만, 초저녁부터 시작되는 일이 더 많습니다. 기저귀를 갈아주거나, 수유하거나, 안아주려 할 때도 증상이 나타날 수 있고 매번 다른 상황에서 울음이 시작되기 때문에 자세히 살펴보아도 무엇 때문인지 알기 어렵습니다.

산통의 원인은 의학적으로도 밝혀지지 않았습니다. 위장 운동의 미성숙, 장 안에 쌓인 가스, 감각 자극에 대한 과민 반응 등 여러 요인이 복합적으로 작용하는 것으로 여겨집니다. 의사들은 '영아 산통'을 질병이라기보다, 이 시기에 흔히 나타나는 과민한 행동 패턴으로 이해합니다. 마치 '중2병'과 같습니다. 이유를 정확히 이해할 수 없고 정상적으로 보이지 않지만 많은 아이에게서 공통된 모습이 나타나고 타고난 기질에 따라 아이별로 정도의 차이는 보이지만 결국 시간이 지나면 자연히 사라지는 그것 말이지요.

가장 중요한 부분은 정말 건강의 문제가 없는지 파악하는 것인데, 낮에는 잘 지내던 아이가 저녁에만 우는 게 아니라 온종일 기운 없고 아파 보인다면 의사에게 빨리 보여야 합니다. 체중이 잘 늘지 않거나 혈변을 보는 경우도 산통이 아닌 다른 질병을 꼭 확인해야 합니다. 반대로 보통의 경우에 비해 체중이 너무 많이 늘어난 아이가 보챈다면 아이가 보챌 때마다 먹여서 달래는 것은 아닌지 살펴보아야 합니다. 이런 아이는 과식으로 역류가 생기고 이로 인해 배앓이가 더 악화할 수 있습니다.

병원에 가기 전에 아이에게 도움이 되는 대처 방안을 몇 가지 시도할 수 있습니다. 우선 수유마다 충분히 트림을 시키는 것부터 해보지요. 노리개 젖꼭지를 써볼 수도 있고 속싸개를 싸는 것도 시도해 볼만한 방법입니다. 단, 속싸개를 한 채로 밤새 잠드는 것은 안전하지 않습니다.

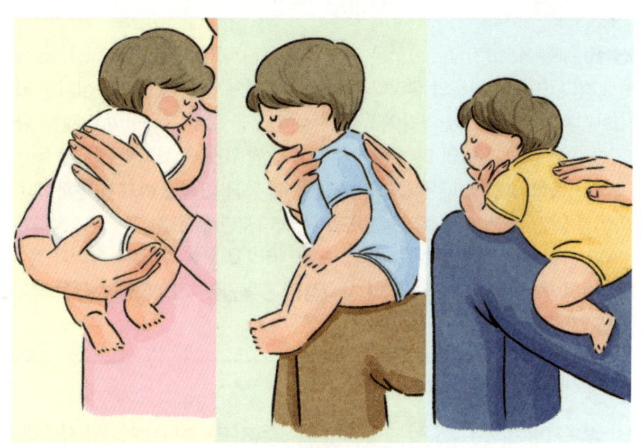

트림 자세(어깨에 기대기, 무릎에 앉히기, 허벅지에 엎어놓기)

모유 수유 중인 아이가 산통을 보인다면 엄마의 식단에서 유제품, 대두, 달걀, 견과류 등 흔한 알레르기 유발 물질을 제거해 볼 수 있습니다. 한 번에 한 가지씩 제거하는 게 좋고, 양을 줄이는 게 아니라 완전히 제거해야 하며 아이에게 변화가 나타나려면 약 2주 정도의 시간이 지나야 합니다. 분유 수유 중인 아이라면 우유 단백질 가수분해 분유를 시도해 볼 수 있습니다.

선풍기나 진공청소기, 휴대전화 앱의 백색소음을 들려주면서 부드럽게 안고 흔들어주는 것도 도움이 될 수 있습니다. 포대기로 업거나 유모차에 태워서 산책하기 또는 카시트에 태워서 드라이브하는 게 효과 있는 아이들도 있습니다. 모두 규칙적이고 반복적인 움직임이 아이에게 전달되는 일입니다.

학대적 두부 외상(abusive head trauma)[92]은 과거에 흔들린 아이 증후군(Shaken Baby Syndrome, SBS)이라고 불렀습니다. 만 2세 이하의 유아나 영아를 격렬하게 흔들어 생기는 심각한 뇌 손상에 대한 용어였으나, 2009년부터는 흔들기에 더하여 다른 손상 기전을 모두 포함하여 이제는 '학대적 두부 외상'이라고 합니다. 아이는 성인과 달리 머리 무게가 체중의 약 10%를 차지할 정도로 무겁지만, 머리를 지탱하는 목 근육이 미숙합니다. 이 때문에 아이를 안을 때 목과 머리를 반드시 받쳐줘야 합니다. 보통 울거나 보채는 아이를 달랠 때 가볍게 흔드는 정도로는 아니지만 짧은 시간이라도 강하게 흔들면 발생할 수 있습니다(개별 상황에 따라 차이가 큽니다). 또한, 머리를 가눌 수 없는 아이가 장시간 흔들림에 노출될 경우에도 위험할 수 있습니다. 강하거나 지속적인 흔들림은 뇌에 심한 손상을 남기므로, 아이를 돌볼 때는 항상 부드럽고 조심스럽게 다루어야 합니다.

영아 산통은 부모에게 큰 걱정과 피로를 주지만 아이의 성장 발달에는 영향을 주지 않습니다. '중2병' 아이들을 보면 '커서 뭐가 되려고 저러나' 싶지만, 부모도 모두 그 과정을 뚫고 자라서 또 그 아이들을 키우는 것처럼 말이지요. 그렇기에 진료실에서는 아이를 치료하거나 증상을 없애는 것보다는 실제 질병이 없다는 것을 확인하고 부모를 안심시키는 것을 목표로 합니다. 이 시기의 아이는 세상에 적응하는 중이며, 엄마와 아빠도 이 힘든 시절을 통해 부모가 되어가는 중이랍니다.

모든 보챔을 배고픔으로만 여기고 많이 먹이려고만 하면 어떤 엄마의 젖도 부족할 수밖에 없습니다. 섣불리 분유를 추가하기보다는 진료를 통해 건강 문제가 아니라는 것을 확인한 후 아이에게 도움이 될 수 있는 다른 시도를 먼저 해보는 것이 바람직합니다.

임신 4기 가설(Fourth Trimester)[93]은 아이가 태어난 후 첫 3개월(생후 0~3개월)을 마치 임신 기간의 연장처럼 보는 개념입니다. 미국의 소아과 의사 하비 카프(Harvey Karp) 박사에 의해 대중화되었으며, 인간의 아기가 다른 포유류에 비해 미성숙 상태로 태어난다는 점에 주목합니다. 인간은 뇌가 더 커지기 전에 일찍 태어나야 하므로, 이 시기의 아이는 발달적으로 아직 미숙한 상태입니다. 아이는 태어난 후 자궁 밖 환경(넓고 시끄럽고 밝은 곳)에 적응하는 데 어려움을 겪으며, 자궁 속과 비슷한 환경을 간절히 원합니다. 울음이 많고 쉽게 달래지지 않는 것은 아이가 비로소 '외출'에 적응하는 과정이므로 자연스러운 일입니다. 따라서 싸매기, 흔들기, 백색소음 들려주기 등은 아이가 안락했던 자궁 환경을 느낄 수 있도록 도와줘서 안정적인 적응을 돕기도 합니다. 이 가설을 통해 바라보면 수많은 아기의 울음과 이해할 수 없는 까다로움을 '문제'가 아니라 '자연스러운 성장 과정'으로 이해할 수도 있습니다.

모유 황달

소중한 아이를 품에 안고 첫 한 달을 보내는 동안, 아이 얼굴과 몸이 노랗게 변해서 걱정하는 부모가 많습니다. 특히, '모유를 먹이면 황달이 생긴다더라'라는 이야기 때문에 모유 수유를 계속해도 괜찮을지, 내 젖이 부족해서 이런 건 아닐지 고민합니다. 이 잘못된 정보로 모유 수유를 망설이거나 혼합 수유나 분유 수유로 바꾸는 분도 봅니다.

황달은 아이 핏속에 '빌리루빈'이라는 노란색 물질 농도가 높아져서 생기는 현상입니다. 빌리루빈은 우리 몸의 낡은 피 세포가 수명을 다해 부서질 때 나오는 찌꺼기 같은 것입니다. 보통은 간에서 잘 처리해서 대변이나 소변을 통해 몸 밖으로 내보냅니다.

갓난아이는 엄마 배 속에 있을 때와 다른 환경에 적응하기 위해 새로운 피로 바꾸는 과정에 있습니다. 낡은 피를 많이 부수기 때문에 빌리루빈이 어른보다 훨씬 많이 만들어집니다. 여기에 더해서 아직 간 기능이 미숙하므로 많이 만들어진 빌리루빈을 빨리빨리 처리해서 배출하는 속도가 느립니다. 만들어지는 양은 많은데 내보내는 건 느리니, 갓난아이 대부분이 어느 정도 노랗게 변합니다. 이걸 **생리적 황달**'이라고 부르는데 자연스러운 현상입니다.

하지만 빌리루빈 수치가 지나치게 높아지면 드물게는 아이 뇌에 좋지 않은 영향을 줄 수도 있습니다. 우리가 아이의 황달에 관심을 두고 살펴야 하는 이유입니다. 하지만 이런 악영향은 모유 황달에서는 매우 드물게 일어나므로 섣불리 모유를 중단하지 않는 것도 중요합니다. 생리적 황달 외에 모유 수유와 연관된 황달을 통틀어서 **모유 황달**'이라고 하는데, 모유 황달에는 두 가지 종류가 있고 생기는 이유가 완전히 다릅니다.

한 가지는 태어난 지 수일 내에 보이는 '**초기 모유 수유 황달**'입니다. 모유 자체의 문제가 아니라 아이가 아직 젖을 빠는 게 서툴러서 모유를 충분히 먹지 못할 때 일어나는 일입니다. 잘 못 먹으니 영양과 수분이 부족해지고 변도 자주 못 보게 되어서 빌리루빈이 잘 빠져나가지 못하고 몸에 쌓입니다. 이럴 때 '모유' 황달이라는 이야기만 듣고 분유로 바꾸려는 분이 있는데, 이럴 때는 오히려 아이에게 모유를 더 자주, 더 충분히 먹여서 아이에게 필요한 영양과 수분을 잘 얻게 해주는 것이 가장 좋은 치료이자 해결책입니다.

다른 한 가지는 태어난 지 1주 이후 나타나서 2~3개월까지 갈 수 있는 '**후기 모유 황달**'입니다. 아이가 젖도 잘 빨고 몸무게도 잘 느는 건강한 상태인데도 황달이 계속되는 경우입니다. 모유 속의 어떤 성분이 아이 간에서 빌리루빈을 처리하고 몸 밖으로 내보내는 것을 방해해서 생기는 증상입니다. 후기 모유 황달은 시간이 지나면서 아이의 간 기능이 성숙해지면 자연스럽게 좋아집니다. 대개 3개월이 되기 전에 좋아지므로 모유 수유 중단을 권하는 경우는 아주 드물답니다. 빌리루빈 수치가 아주 많이 높을 때 의사가 하루이틀 정도 모유 중단을 권할 수 있지만, 엄마가 혼자 결정할 일은 아닙니다.

모유 황달은 대부분은 자연스러운 현상입니다. 모유 황달 때문에 지레 걱정하여 소중한 모유 수유를 포기하지 마세요. 초기 모유 수유 황달은 더 자주 먹이는 것으로, 후기 모유 황달은 시간이 지나면서 자연스럽게 좋아지는 것으로 해결되는 경우가 많습니다.

그럼에도 꼭 진료를 보고 치료가 필요한 '**병적인 황달**'도 알아두어야 합니다. 이런 경우에는 가능한 한 빨리 의사에게 아이를 보여야 합니다. 태어난 지 24시간 이내에 황달이 나타날 때는 응급 상황이지만, 대부분

산부인과에 있는 동안 발견되기 때문에 엄마가 걱정할 일은 아닙니다. 하지만 산부인과 퇴원 후에 황달이 빠른 속도로 진행될 때와 황달이 2주 이상 지속될 때는 정기 검진이나 예방접종까지 기다리지 말고 의사에게 보여야 합니다. 치료가 필요하지 않은 경우도 있지만 이때는 빌리루빈 수치를 직접 확인해야 합니다. 황달이 있는 아이가 끙끙 앓는 소리를 내며 아파 보이거나, 잘 안 먹고 처지거나, 심하게 보채거나 열이 날 때 그리고 특히 하얗거나 회색 변을 볼 때는 신생아를 입원 치료할 수 있는 상급 병원으로 빨리 방문해야 합니다.

수유 거부

갑작스러운 수유 거부는 언제든지 일어날 수 있습니다. 잘 먹던 아이가 어느 날 갑자기 젖을 물지 않거나, 물어도 금방 떼어낼 때 엄마는 큰 충격을 받습니다. "내 젖이 맛이 없어진 걸까?", "모유가 부족한가?", "아이가 나를 거부하는 걸까?" 같은 생각이 자연스럽게 떠오르지요. 하지만 대부분의 수유 거부는 엄마를 거부하는 신호가 아니라, 그 순간 '먹기 불편한 이유'가 생겼다는 신호입니다. 아이에게는 말을 대신할 수단이 행동만 있기 때문입니다.

가장 흔한 원인 중 하나는 감기나 코막힘입니다. 코가 막히면 아기는 숨쉬기와 빨기를 동시에 하기 어렵습니다. 특히 신생아는 입으로 숨 쉬는 비중이 커서, 코막힘이 있으면 젖을 빠는 일이 더욱 힘들어집니다. 겨울철 실내 온도를 지나치게 높게 유지하면 감기에 걸리지 않아도 코막힘이 심해질 수 있습니다. 콧소리가 심해지며 젖을 빨기 어려워 보인다면, 실내 온도를 섭씨 22℃ 이하로 낮춰보는 것부터 시도해 보세요.

중이염이 있는 경우에도 수유 거부가 나타날 수 있습니다. 젖을 빨 때 압력이 변하면서 귀가 아파지기 때문입니다. 갑자기 한쪽 젖만 거부하거나, 눕히면 더 울고 수유 중 몸을 뻗대며 우는 모습이 보인다면 귀통증을 의심해 볼 수 있습니다. 이런 증상에 앞서 며칠간 감기처럼 보이는 증상이 있었다면 가능성은 더 높아집니다.

역류가 심한 아이도 수유를 피할 수 있습니다. 이 경우 먹는 순간보다 먹고 난 뒤에 더 불편해지기 때문에, 아이는 먹는 경험 자체를 싫어하게 됩니다. 수유 때마다 거의 매번 토하던 아기가 젖을 피하려 한다면 고려해 봐야 할 원인입니다. 특히 울음을 달래거나 재우기 위해 반복적으로 수유해 왔다면 더욱 그렇습니다.

모유 분비 과정 자체가 수유 거부의 원인이 되기도 합니다. 아이가 젖을 빨거나 아이의 울음소리를 들을 때, 엄마의 뇌에서는 옥시토신이 분비되어 모유가 분출되는데 이를 **'사출 반사'**라고 합니다. 이 반사가 강한 경우 모유 분출이 매우 빠르게 일어나 아이가 사레가 들리고 숨이 차 수유를 거부할 수 있습니다. 이런 경우에는 수유 직전에 소량의 모유를 미리 짜내어 첫 분출을 완화시킨 뒤, 엄마가 뒤로 기대어 앉고 아이를 엄마 배 위에 엎드리게 하는 **'중력 대항 수유 자세'**를 취해보세요. 중력의 영향으로 모유가 쏟아지는 속도를 늦출 수 있습니다.

젖병 사용 역시 수유 거부의 흔한 원인입니다. 젖병은 물고만 있어도 비교적 일정한 속도로 젖이 나옵니다. 반면 모유는 아이가 적극적으로 빨아야 나옵니다. 젖병에 익숙해진 아이는 모유 수유를 더 힘들고 번거로운 일로 느낄 수 있습니다. 당장 젖병 사용을 중단하기 어렵다면, **'속도 조절 수유법'**을 시도해 보세요. 젖병을 지면과 평행하게 뉘어 천천히 먹임으로써, 아이가 직접 빨도록 유도하고 모유 수유와 유사한 리듬을 만들어주는 방법입니다. 또, 젖병 수유 시 구멍이 더 작은 젖꼭지로 바꾸어 천천히 먹이는 방식도 시도해 볼 수 있습니다.

이 밖에도 엄마의 세안용품이나 화장품이 갑자기 바뀌었을 때, 엄마가 매우 긴장한 상태일 때, 주변 소음이나 자극이 많은 환경에서도 수유 거부가 나타날 수 있습니다. 엄마의 생리 재개나 임신, 약물 복용, 식단 변화가 모유의 맛이나 냄새에 영향을 준다는 보고도 있습니다. 다만 이런 경우 대부분은 큰 병이 아니라 일시적인 수유 거부입니다.

수유 거부 상황에서 가장 중요한 원칙은 '어떻게든 먹이는 것'이 아니라 '먹는 경험을 회복하는 것'입니다. 너무 자주 젖을 물렸다는 판단으로 이전보다 조금 더 기다려서 충분히 배고프게 한 뒤에 젖을 물리는 시도는 해 볼 수 있습니다. 하지만 아이가 울 때까지 버티다가 울면 젖을 밀어 넣는 방식은 아이를 더 흥분시키고 상황을 악화시킵니다. 수유 거부를 무조건 '모유 부족'으로 단정해 분유 보충을 늘리는 선택 역시 모유량을 더 줄게 할 수 있습니다.

조용하고 어두운 장소, 목욕 직후처럼 아이가 이완된 시간대에 수유를 시도해 보는 것은 도움이 될 수 있습니다. 억지로 먹이려는 시도는 아이가 '먹는 행위' 자체를 싫어하게 만들 수 있고, 아이가 비몽사몽한 상태에서 젖을 찾는 본능을 이용한 **'잠결 수유(sleepy feeding)'**는 일시적인 해결책이 될 수 있지만, 매 수유마다 이 방법만 유지한다면 수유 거부가 더 심해질 수 있습니다. 아이가 수유를 거부할 때는 일단 중단하고, 다음 배고픔 신호를 기다리는 것이 오히려 회복의 지름길이 될 수 있습니다.

다만, 열이 나거나 처지고 기운 없어 보이는 경우, 수유 시 비명처럼 울며 몸을 심하게 젖히는 등 극심한 통증 반응을 보이는 경우, 황달이 더 짙어지거나 범위가 넓어지는 경우, 반복적인 구토나 혈변이 보이는 경우에는 지체하지 말고 병원 진료를 받아야 합니다.

젖몸살[94]

젖몸살은 아이를 낳은 후에 발생하는 유방의 통증을 통칭하는 용어입니다. 여기에는 유방이 단단해지는 유방울혈(젖 뭉침)부터 세균감염이 동반된 유선염까지 모두 포함됩니다. 유방울혈이 적절히 해결되지 않으면 유선염으로 진행되기 쉬우므로, 통증이 2~3일 이상 지속된다면 유방 외과 전문의에게 진료받는 것이 안전합니다.

유방울혈은 부종을 가라앉히는 것이 우선입니다. 모유 생산이 늘어나는 과정에서 다량의 혈액과 림프액이 유방으로 몰려들어 발생합니다. 대개 출산 후 3~4일째에 가장 심해지며, 아이가 젖을 충분히 비워내지 못할 때 악화됩니다.

과거에는 수유 전 온찜질을 권장했으나 지금은 냉찜질을 치료에서 가장 중요한 요소로 봅니다. 과도한 온찜질은 오히려 혈류량을 늘려 부종을 악화할 수 있습니다. 평소에는 냉찜질을 통해 부종과 통증을 가라앉히고, 수유 직전에만 아주 짧게 온기를 전달하여 젖의 흐름을 돕는 정도로 온찜질을 사용하는 게 좋습니다. 마사지는 부드럽게 쓸어주는 정도가 효과적입니다. 강한 마사지는 유선 조직과 림프관을 손상시킬 수 있기 때문에 주의가 필요합니다. 유축도 불편함을 해소할 정도로만 가볍게 짜내는 것이 좋습니다. 매번 남은 젖을 모두 비우면, 뇌는 모유가 부족하다고 판단해 생산량을 더 늘리게 되어 유방 울혈이 심해지는 악순환에 빠질 수 있습니다. 통증이 심하면 의사와 상의해서 진통제를 복용할 수도 있습니다. 수유 중에도 안전하게 먹을 수 있는 진통제가 있고, 진통 효과가 오래

가지는 않아도 통증을 완화하는 정도는 기대해 볼만합니다.

유방울혈이 악화되어 뜨거운 혹 같은 것이 만져지고, 38°C 이상의 고열과 함께 독감에 걸린 듯한 몸살 증상이 나타난다면 **유선염**을 의심해야 합니다. 세균 감염이 일어난 상황이므로 의사의 처방에 따라 항생제를 복용해야 합니다. 수유 중에도 안전한 항생제가 많으므로 수유를 중단할 필요는 없습니다. 항생제 치료는 재발 방지를 위해 처방받은 기간(보통 5~10일) 동안 성실히 지속해야 합니다.

수유할 때, 단단하게 뭉친 쪽으로 아이의 턱이나 코가 향하도록 젖을 물리면 그 부위의 젖을 비우는 데 조금 더 효과적입니다. 유선염이 반복된다면 아기가 젖을 깊게 물고 있는지, 수유 자세가 잘못되어 유두에 상처를 내지는 않는지 전문가의 점검이 필요할 수 있습니다.

소족이나 돼지족, 민물고기즙 등 기름진 음식은 유관을 막아 오히려 울혈과 유선염을 일으키는 원인이 됩니다. 특히 민물고기 농축액은 중금속 중독의 위험이 있으므로 권하지 않습니다. 가장 안전하고 효과적인 수분 섭취 방법은 깨끗한 **물**을 충분히 마시는 것입니다.

혹시 젖을 먹인 직후에 유두가 타는 듯한 통증이 느껴진다면 이는 '칸디다'라는 곰팡이 감염일 수 있습니다. 치료 방법이 달라지며, 아이의 입 안에도 감염이 생길 수 있으므로 꼭 진료를 받아야 합니다.

특수한 상황에서의 모유 수유

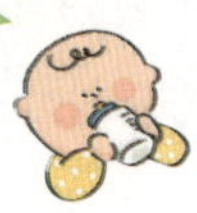

엄마의 건강이 최우선

육아는 장기전입니다. 엄마가 건강해야 아이를 건강하게 돌볼 수 있습니다. 비행기의 비상 상황 대처 매뉴얼에서 보호자가 먼저 산소마스크를 착용한 뒤 아이에게 씌우라고 안내하는 것처럼, 엄마의 건강은 아이를 돌보는 데 있어 가장 기본적이면서도 중요한 요소입니다.

엄마가 건강상의 이유로 치료를 받거나 약물을 복용해야 하면, 주저하지 말고 치료에 집중해야 합니다. 때로는 엄마의 치료를 위해 모유 수유를 잠시 중단하거나, 완전히 중단해야 하는 불가피한 상황도 있습니다. 흔한 경우는 아니지만, 이런 결정을 내려야 할 때 분유 수유는 아이에게 필요한 영양을 공급하고, 수유 과정에서 엄마와 아이 간의 신체적, 정서적 교감을 나누는 데 부족함이 없는 훌륭한 대안임을 잊지 말아야 합니다. 죄책감을 가질 필요가 없습니다.

많은 엄마가 약물 복용 때문에 모유 수유를 망설입니다. 하지만 항우울제를 포함하여 우리가 흔히 접하는 약물은 대부분 모유 수유 중에도 비교적 안전하게 투약할 수 있습니다. 임신 중이거나 출산을 앞두고 있다면, 현재 복용 중인 약물이나 앞으로 복용 가능성이 있는 약물에 대해 미리 산부인과 또는 소아청소년과 의사와 상담하는 것은 필요합니다. 모유 수유를 하면서도 안전하게 복용할 수 있는지, 수유 중 피해야 한다면 대체 가능한 약물이 있는지, 혹은 수유에 영향을 최소화하는 복용법은 없는지 등을 미리 확인하고 계획하는 것이 좋습니다.

사단법인 임산부약물정보센터 '마더세이프(https://mothersafe.co.kr/)'를 통해 더 자세한 정보를 얻을 수 있습니다.

"'자연' 또는 '천연'이 '안전'을 의미하지는 않는다"

처방받은 약은 걱정하면서도, 출처가 불분명한 한약, 건강기능식품, 허브 제품 등은 '천연'이라는 이유로 안심하고 복용하는 경우를 봅니다. 하지만 '천연', '생약 성분', '자연 유래'와 같은 표현이 안전성을 보장하지는 않습니다. 오히려 과학적인 연구를 통해 모유 수유 중 안전성에 대한 정보가 충분히 검증되지 않은 경우가 많습니다. 이런 제품들은 아이에게 어떤 영향을 미치는지, 해롭다면 얼마나 어떻게 해로운지 알 수 없을 뿐만 아니라 문제가 발생했을 때 원인을 찾고 대처하기도 어렵습니다. 반드시 의사, 약사 등 전문가와 상의하여 안전성이 확인된 것만 복용해야 합니다.

미숙아 또는 병원에 입원한 아이

이른둥이나 아픈 아이에게 모유는 단순한 영양 공급원을 넘어 '맞춤형 치료제'와 같습니다. 소화 흡수가 쉽고, 면역 성분이 풍부하여 감염 위험을 낮추며, 아이의 장과 뇌 발달에 특히 중요합니다. 엄마가 직접 젖을 물릴 수 없는 상황이라도 모유를 짜서 아이에게 공급하는 것은 매우 가치 있는 일입니다. 의료진과 협력하여 캥거루 케어를 시도하며 점차 직접 수유로 진행할 수 있습니다.

쌍둥이와 세쌍둥이 등 다태아 수유

여러 명의 아이에게 동시에 모유 수유를 하는 것은 분명히 아주 도전적인 상황입니다. 하지만 불가능한 일은 아닙니다. 우리 몸은 아이가 젖을 빠는 만큼, 아이가 부족해하는 만큼 더 많은 젖을 만들어내기 때문에 여러 아이가 충분히 먹을 만큼의 젖양을 생산할 수 있습니다. 충분한 영양 섭취와 휴식, 가족들의 적극적 지지, 효율적인 수유 자세(동시 수유 등) 탐색, 그리고 필요하다면 수유 전문가의 도움을 받는 것이 성공적인 다태아 모유 수유의 열쇠가 될 수 있습니다.

감기와 장염 등 엄마의 가벼운 질병

엄마가 감기나 가벼운 장염 등에 걸렸다고 해서 모유 수유를 중단할 필요는 없습니다. 오히려 엄마가 질병과 싸우면서 만들어낸 항체를 모유를 통해 아이에게 전달하여 아이가 해당 질병에 걸리지 않거나 가볍게 앓고 지나가도록 돕는 자연적인 '예방접종' 효과를 줄 수 있습니다. 하지만, 처방을 받을 때는 꼭 의사에게 모유 수유 중임을 알려서 적절한 약제를 선택해야 합니다.

직장 복귀 또는 학업

엄마의 사회생활 복귀가 모유 수유의 끝을 의미하지는 않습니다. 직장에서 유축할 시간을 확보하고, 유축한 모유를 적절히 보관 및 운반하며, 집에서는 직접 수유를 이어가는 방식으로 혼합 수유 또는 완전 모유 수유를 지속할 수 있습니다. 이를 위해서는 사전 계획과 직장의 협조 그리고 엄마의 노력이 필요합니다. 미리 수유나 유축할 공간이 있는지와 시간을 보장받을 수 있는지를 알아보고 요청할 수 있습니다. 최근에는 관련 법규나 사회적 인식도 개선되고 있으니 적극 활용하는 것이 좋겠습니다.

제왕절개 분만 또는 유방 수술 경험

제왕절개로 출산했더라도 수술 자체가 모유 수유의 금기사항은 아닙니다. 회복하는 동안 편안한 수유 자세를 찾는 데 도움이 필요할 수 있지만, 의료진의 도움을 받아 최대한 빨리 아이와 피부 접촉을 하고 젖 물리기를 시도하는 것이 좋습니다. 유방 축소나 확대 수술을 받은 경우에도 모유 수유가 가능한 경우가 많습니다. 다만, 수술 범위나 방식에 따라 젖양에 영향을 미칠 수 있으므로, 전문가와 상담하여 가능한 범위 내에서 수유 계획을 세우는 것이 바람직합니다.

커피, 술 등 기호식품

커피는 아이의 상태를 파악하면서 마시는 게 좋지만 하루에 한두 잔 정도라면 별문제가 없습니다. 다만 자주 수유해야 하는 첫 두 달은 피하길 권합니다. 초콜릿이나 코코아, 탄산음료에도 카페인은 들어 있습니다. 카페인을 섭취한 아이는 보채고 잠을 제대로 자기 어려우므로 가능한 섭취를 줄여야 합니다. 신생아의 카페인에 대한 반감기는 50~100시간으로 매우 길지만, 3~4개월령이 되면 성인과 비슷하게 3~7 시간 정도로 짧아집니다.

모유 수유 중 매운 음식을 먹는 것이 아이에게 직접적인 항문 발진이나 배앓이를 일으킨다는 명확한 증거는 없습니다. 오히려 다양한 향신료를 섭취한 엄마의 모유를 먹은 아이가 나중에 편식을 덜한다는 연구가 있습니다[95]. 그러나 아주 매운 음식을 먹은 후 아이가 유독 보채는 것이 반복된다면 일시적으로 제한할 수 있습니다.

모유 수유를 한다면 술은 마시지 않길 권합니다. 하지만 평소 가벼운 음주를 즐겼던 엄마라면 몇 가지 사항을 지키면서 술을 마시고 스트레스를 해소하는 게 육아에 오히려 도움이 될 수 있습니다. 체중 60kg 기준으로 맥주 한 캔, 포도주 한 잔, 양주 한 잔 정도를 마시고 2시간 후 수유해야 안전합니다. 알코올은 시간이 지나야만 빠지며, 짜서 버리는 방법은 효과가 없습니다. 식사 중 음주했다면 2시간보다 간격을 더 늘리는 것을 추천합니다. 엄마의 지나친 음주는 아이의 성장과 발달에 장애를 일으킬 수 있습니다. 엄마 젖을 통해 술에 취한 아이는 처음에는 잘 자는 것처럼 보이지만 숙취한 어른과 비슷하게 잠의 질은 좋지 않습니다. 깊이 잠들지 못하고 조각난 잠을 잡니다. 임신 중에는 한 모금도 마셔서는 안 됩니다.

젖을 먹이는 엄마는 당연하고, 젖을 먹이지 않는 엄마라도 아이를 키우고 있다면 담배는 끊어야 합니다. 도저히 안 되면 흡연량이라도 줄여야 합니다. 담배 역시 수유 직후에 피우는 게 안전하고 아이 옆에서는 절대로 피우지 말아야 합니다. 담배 연기뿐만 아니라 냄새가 밴 옷이나 몸도 아이에게 해롭습니다. 영유아 돌연사와 기관지염, 폐렴의 직접적인 원인이 됩니다. 하지만 엄마가 흡연자일지라도 분유 수유보다는 모유 수유를 권장합니다.

모유 수유아의 영양 보충

모유는 아이에게 필요한 거의 모든 영양소를 충족시키지만, 비타민D는 예외입니다. 미국 소아과학회에서는 비타민D를 갓난아이부터 하루 400IU 이상 섭취하도록 권장합니다[96]. 돌 이후에는 600IU 이상이 필요합니다. 400IU는 10ug입니다. 국내에서 시판 중인 분유에는 100mL당 0.91ug에서 1.3ug까지 들어 있습니다. 하루에 분유를 1,000mL 먹는다면 권장량인 400IU 이상을 공급하는 셈입니다. 이런 이유로 분유를 1,000mL보다 적게 먹는 아이, 혼합 수유하는 아이, 이유기 보충식을 시작한 아이라면 비타민D 보충이 필요합니다. 지금 아이에게 보충이 필요한지, 필요하다면 얼마나 보충할지는 예방접종 또는 영유아 건강검진 때 의사에게 문의해 주세요. 엄마가 섭취한 비타민D 일부가 모유를 통해 아이에게 전달될 수 있습니다. 이 과정을 통해 아이에게 전달되려면 엄마는 비타민D를 약 6,400IU 섭취해야 합니다[97]. 하지만 의사 '처방 없이' 성인이 영양보충제로서 섭취할 수 있는 비타민D 최대량은 하루 4,000IU입니다[98]. 따라서 비타민D는 아이에게 직접 보충하는 것이 원칙입니다.

엄마가 완전 채식주의자라면 비타민B12 보충도 필요합니다. 비타민B12가 부족하면 신경계 이상을 일으킬 수 있습니다.

6장

분유 수유의 원칙과 방법

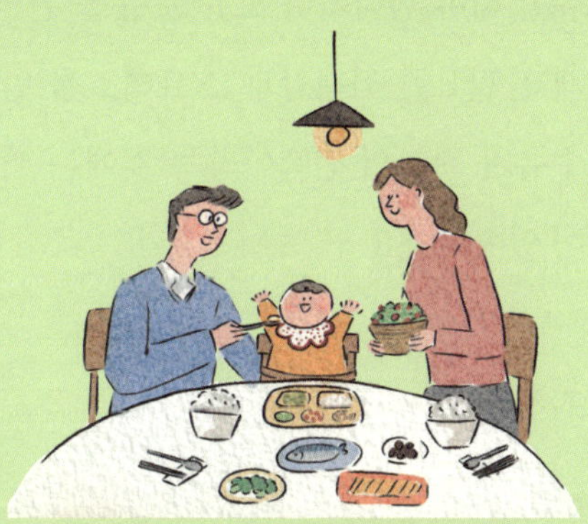

많은 노력에도 불구하고 모유 수유가 모든 엄마와 아이에게 너무 어려운 과제라고 느껴질 수 있습니다. 또, 모유 수유의 이점을 인식하는 부모도 분유 수유를 선호할 수 있습니다. 실제의 상황과 상관없이 분유 수유가 엄마에게 더 많은 자유와 활동 시간을 제공한다고 생각하는 사람들도 있습니다. 모유를 먹이면서 아이가 얼마나 먹는지 몰라 불안해하는 엄마들은 분유 수유가 마음이 더 편할 수도 있습니다. 분유를 먹이기까지 여러 사정이 있겠지만 우리는 두 가지를 기억해야 합니다. 하나는 분유를 아무리 잘 만들어도 모유의 특별함을 재현하는 것은 불가능하다는 것입니다. 그리고 다른 한 가지는, 분유에 모유의 이점이 없다고 해서 아이가 건강하게 자라는데 부족할 정도는 아니라는 겁니다.

분유 수유를 하기로 정했다면

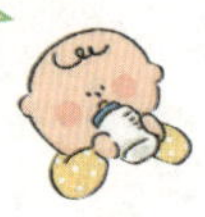

모유가 아이에게 가장 이상적인 영양 공급원이며 면역, 소화, 정서적 유대 등 여러 면에서 이점이 있다는 의학적 권고는 분명합니다. 하지만 모유 수유만 해야 한다거나 모유 수유를 완벽하게 해내야 한다는 생각은 엄마에게 불필요한 죄책감과 스트레스를 안겨줍니다. 아이의 건강 면에서 모유 수유가 최고의 선택이라는 것에는 이견이 없지만 각 가정에는 여러 사정이 있으니까요.

죄책감은 내려놓기

분유 수유를 선택하는 것이 양육의 실패는 아닙니다. 아이의 건강한 성장은 안정되고 행복한 보호자의 양육 환경에서 가장 잘 이루어지며, 이는 모유 수유를 완벽하게 해내는 것보다 훨씬 더 중요합니다. 모유 수유의 어려움 때문에 엄마의 정신적·신체적 건강이 위협받는다면, 분유는 아이와 엄마 모두를 위한 훌륭한 차선책이 될 수 있습니다.

분유 수유를 결정했다면, 아쉬움이 남겠지만 죄책감은 내려놓아야 합니다. 분유를 먹이기로 한 것은 엄마로서 무책임한 선택이거나 비난받아

202

야 하는 결정이 아닙니다. 최고의 선택이 아니라, 주어진 상황에서 최선의 선택을 했다고 여기세요. 아이에게 영양학적으로 적절하게 설계된 영양 공급원을 일관성 있고 안전하게 제공하겠다는 적극적이고 책임감 있는 방법입니다.

그럼에도 최대한 모유 수유 지속하기

다만, 혼합 수유의 형태로라도 할 수 있는 한 모유 수유를 최대한 지속하는 것이 아이에게 이롭습니다. 단 한 방울의 모유라도 아이에게 가치 있는 영양 공급원임을 기억하고, 엄마가 할 수 있는 선에서 아이에게 줄 수 있는 만큼 모유 수유를 유지하는 것은 언제든지 바람직한 선택입니다.

수유의 핵심 원칙은 분유를 먹일 때도 모유 수유와 동일합니다. 아이의 배고픔 신호에 반응하여 먹이고 배부름 신호를 존중합니다. 모유 대신 분유를 택하는 이유 중에 '아이가 얼마나 먹는지 알 수 있다'는 점을 꼽는 엄마들이 있습니다. 얼마나 먹는지 알 수 있더라도 얼마나 먹일지를 엄마가 정해서는 곤란합니다. 한 번의 수유량은 불규칙한 게 자연스럽고 당연한 일이며 한 번에 또는 하루에 얼마나 먹는지보다는 아이가 적절한 속도로 자라고 있는지 살펴보는 것이 더 중요한 일입니다. 그런 면에서 분유를 택하는 이유가 단지 '먹는 양'을 확인하고 목표만큼 먹이려는 것이라면, 그냥 모호함을 안고 모유를 먹이는 게 아이에게 더 나은 선택입니다.

여기에서는 분유를 먹이면서 일어나는 여러 상황에서 부모가 아이에게 이로운 선택을 할 수 있도록 실용적인 내용을 다뤄보겠습니다.

전유가 아니라 분유 먹이기

돌 이전 아이에게 분유 대신 흔히 '생우유'라고 부르는 **'전유'**를 먹이는 것
은 선택의 문제가 아닙니다. 소화기관과 신장이 미성숙한 영아에게 '전유'
는 분유의 대안이 될 수 없습니다.

전유는 아이의 콩팥에 부담을 줍니다. 전유는 모유의 성분을 따라 한
분유에 비해 단백질과 칼슘, 인, 나트륨 등의 미네랄이 지나치게 많아 미
성숙한 아이의 콩팥에 과부하를 일으킵니다. 특히 단백질 함량이 모유보
다 약 3배 이상 높습니다. 단백질이 많으면 좋은 게 아니냐고 물을 수 있
는데, '내 것이 아닌, 쓸 방법이 없는 선물'을 잔뜩 받은 것과 마찬가지 상
황입니다. 미성숙한 아이의 콩팥은 이렇게 감당하기 어려운 높은 농도의
음식을 처리하기 위해 평소보다 더 많은 수분이 필요합니다. 이는 아이에
게 불필요한 갈증을 일으키고 심하면 탈수 위험을 높이며 신장에 부담을
줘서 해롭습니다.

전유는 아이의 성장과 뇌 발달에 필수인 철분, 비타민C 및 DHA/ARA
와 같은 필수지방산이 부족해 빈혈 및 영양 불균형 위험을 높입니다. 특
히 철분 부족은 의외로 빈번하게 일어나는데, 아이 건강의 큰 문제입니
다. 생후 6개월 이후부터 철분 요구량이 증가하는데, 전유를 주식으로 먹
으면 철분 결핍성 빈혈이 쉽게 생깁니다. 빈혈은 단기적으로 아이의 외모
를 창백하게 만들고 보챔을 늘리며, 장기적으로는 인지 및 운동 발달 지
연 등 돌이키기 어려운 악영향을 미칠 수 있습니다.

전유는 모유나 분유보다 소화하기 어려운 카세인 단백질이 많습니다.
이 카세인 단백질은 위에서 단단한 덩어리를 형성하므로 소화가 어렵습
니다. 위장관 통과시간이 오래 걸려 변비를 유발할 수 있습니다. 또 전유

의 성분 중에는 장 점막을 손상하는 것이 있어 미세한 장 출혈을 일으킬 수 있습니다. 이러한 미세 출혈은 눈에 띄는 혈변을 만드는 게 아니어서 부모가 쉽게 알아차릴 수 없지만 아이 몸속의 철분을 지속적으로 소실시켜 결국에는 심각한 빈혈을 유발하는 주요 원인이 되기도 합니다. 결국 전유는 그 자체로 철분이 부족할 뿐만 아니라 철분의 소실도 일으키기 때문에 빈혈 유발의 위험이 이중으로 있습니다.

외국의 일부 사례이기는 하지만, '자연주의' 육아를 표방하는 이들이 기존의 의료 시스템과 상업용 분유를 믿지 못해 전유를 이용해 직접 분유를 만들려는 시도가 있었습니다. 부모 생각에 더 영양이 풍부한 재료를 첨가해 만든다고 하지만, 앞에서 살펴보았듯이 전유에 들어 있는 영양은 양이 문제가 아니라 그 조성과 비율의 문제이기 때문에 아이에게 몹시 위험한 일이 될 수 있습니다. 상업용 분유는 과학적으로 검증된, 안전하고 유일한 모유의 대체제입니다.

분유를 선택하는 것은 모유보다 더 좋고 많은 영양을 제공하기 위해서는 아닙니다. 모유의 장점을 과학적으로 재현하고 부족한 부분은 보충하기 위해서입니다. 분유가 갖는 가장 큰 장점은 신뢰성과 일관성입니다.

분유는 일관된 영양을 공급합니다. 모유의 성분은 엄마의 식단이나 수유 시기에 따라 변동성이 있지만 분유는 항상 동일하고 일관된 영양 성분을 제공합니다. 모유의 성분이 변한다는 것은 사실 단점이 아닙니다. 어떤 면에서는 아이의 성장에 따라 맞춤식을 제공하는 것으로 이해할 수도 있습니다. 하지만 엄마의 영양 섭취와 건강 상황에 따라서는 아이에게 좋든 나쁘든 영향이 있을 텐데, 특히 나쁜 영향을 끼칠 수도 있다는 점이 걱정된다면 분유를 먹이는 게 더 마음 편한 선택이 될 수 있습니다.

분유 수유는 빨지 않고 물고 있기만 해도 흘러나오는 양이 있어, 질병이 있거나 빠는 힘이 약하거나 잘 게우는 아이에게 조절해서 수유할 수 있습니다. 회사별로 설명서를 읽어보고 선택할 수 있는데, 미숙아용 젖꼭지는 보통 1분에 3mL 정도의 유속으로 나와 공기를 덜 삼키고 빨기 동작을 확실히 익힐 수 있도록 도와줍니다. 만삭 신생아가 사용하는 가장 느린 유속의 젖꼭지는 분당 4~8mL 유속으로 나와 10분 정도 수유하면 약 50mL 정도를 먹을 수 있습니다.

빠는 힘이 강해지고 한 번에 먹는 수유량이 늘어나면 젖꼭지의 크기와 모양이 달라지면서 3개월 무렵에는 100mL 정도는 10분에 먹을 수 있고, 6개월 무렵에는 같은 시간 동안 200mL를 먹을 수 있는 유속을 갖는 젖꼭지를 쓰기도 합니다. 구멍이 가장 큰 젖꼭지는 200mL를 먹기 위해 5분 정도 필요합니다. 아이가 빠는 힘이 약하거나 먹다가 바로 잠든다면 (다른 건강상의 문제는 없는지 진료가 우선이지만) 구멍이 조금 큰 젖꼭지를 시도해 볼 수 있고, 급하게 먹고 잘 게우는 아이라면 권장 크기보다 구멍이 한 단계 작은 젖꼭지를 사용해 볼 수도 있습니다.

적절한 젖꼭지의 단계는 권장 월령을 참고하는 게 일반적이지만, 유속이 지나치게 빠른 경우 사레 걸림과 배앓이가 심해질 수 있어 한 단계 작은 크기로 시도하고 수유 시간이 지나치게 길거나 수유 중 지쳐서 수유 중단이 잦은 아이는 한 단계 큰 크기를 사용할 수 있습니다. 하지만 너무 큰 구멍의 젖꼭지를 사용해 수유 시간이 5분 미만으로 짧아지면 아이가 포만감을 느끼기 전에 과식하는 일이 반복될 수 있습니다. 젖꼭지 크기를 한 단계 낮춰서 천천히 먹이거나 젖병 속의 분유를 수평하게 만들어 아이의 빠는 힘으로 먹게 유도하는 '**속도 조절 수유**'가 필요합니다.

모유는 철분과 비타민D가 부족하기 쉬워 별도의 보충제가 필요합니다. 반면 분유는 이런 영양소가 강화되어 있어 매일매일 일정하게 공급할 수 있습니다. 하지만 하루 수유량이 1,000mL보다 적으면 추가 보충이 필요합니다. 소아청소년과 의사와 상의하여 보충량을 정하도록 권합니다.

분유는 아이가 얼마나 먹는지 정확하게 측정할 수 있어 아이에게 공급되는 영양의 양과 질을 객관적으로 파악할 수 있습니다. 이는 성장 부진의 위험이 있거나 수유량 모니터링이 필요한 아이에게 명확한 진료의 기준과 수유 처방의 근거를 제공합니다.

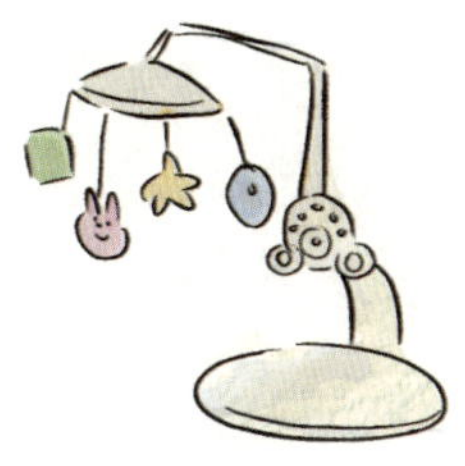

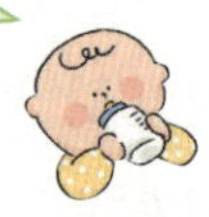

단계에 맞춰 먹여야 할까

분유의 단계는 제조사가 아이의 성장 속도와 영양학적 요구에 맞춰 단백질, 열량, 지방, 철분 등의 비율을 변화시킨 것을 의미합니다. 일반적으로, 출생 직후부터 6개월령까지 권장하는 1단계 분유는 유청 단백질 비율이 높아 모유와 유사하며 소화가 빠른 특징이 있습니다. 신생아의 소화 능력에 맞춰 성장에 필요한 기초 영양 공급이 목적입니다. 보통 6개월 이후부터 12개월령까지 권장하는 2단계 분유는 카세인 단백질의 비율을 늘리고, 이 시기에 부족해지는 철분 함량을 늘렸습니다. 이유기 보충식 시작 후 늘어난 활동에 따른 포만감을 충족시키며 고형식으로 부족할 수 있는 철분을 보충합니다.

분유 제조사들은 보통 6개월 전후와 돌 이후에 분유 단계를 바꾸도록 권장합니다. 6개월이 지나면 이유기 보충식을 시작하며 단백질 요구량이 늘어나고 이를 소화할 능력이 커지기 때문입니다. 1단계에서 2단계로의 전환은 영양학적인 변화 때문에 권장하지만 적절하게 이유기 보충식 진행이 된다면 '반드시' 해야 하는 일로 여기지는 않습니다.

돌 이후에는 3단계 분유 또는 성장기용 조제분유 또는 토들러 밀크 등을 먹일 수 있습니다. 하지만 이 시기에 분유는 필수가 아니라 선택입니다. 돌 이후부터는 주식이 고형식이며 일반적인 상황에서 3단계 분유가 전유보다 나은 점을 찾기 어렵기 때문입니다. 3단계 분유는 전유에 비해 철분을 더 강화시키고 DHA와 비타민D와 프리바이오틱스와 프로바이오틱스가 추가되지만, 비타민D 외에는 적절한 고형식을 통해 충분히 섭취할 수 있는 성분입니다. 그리고 돌 이후 유제품을 권하는 가장 중요한 이유인 칼슘과 단백질 면에서는 오히려 전유보다 부족한 제품이 많아 꼭 필요하지 않다는 게 의사들의 의견입니다. 돌 이후 성장 부진이 심하면서 고형식 섭취량이 적은 경우에는 처방 차원에서 선별적으로 권장하는 경우가 있지만 흔한 일은 아닙니다.

얼마큼 먹여야 할까

아이에게 분유를 얼마큼, 얼마나 자주 먹여야 하는지는 많은 부모가 궁금해하는 주제입니다. 병원에서 안내받은 월령별 수유량 표나 인터넷에 떠도는 권장량은 참고 자료로 유용하지만, 그것이 '목표'가 되어서는 안 됩니다.

"얼마나 먹여야 한다"는 말은 경제 사정이 안 좋거나 물자가 넉넉하지 않은 사회에서 쓸 말입니다. 어른들이 조금 덜 먹더라도 아이들에게 이만큼은 먹여야 하지 않겠느냐는 뜻으로 써야겠지요. 그리고 "얼마나 먹어야 한다"는 말은 특정한 목적을 두고 체중과 체격을 늘려야 하는 사람에게 쓰는 말입니다. 운동선수이거나 어떤 질병에서 회복 중인 환자에게 적용하는 이야기입니다.

우리 아이 중에도 미숙아이거나 영양결핍 질환에서 회복 중인 경우는 목표량을 정하고 먹이는 일도 있지만, 보통의 아이를 보통의 가정에서 키우면서 쓸 개념은 아닙니다.

얼마나 자주 먹여야 할까

분유 수유도 모유 수유와 다르지 않습니다. 먹이는 양이든 간격이든 정확한 숫자를 맞추는 것이 아니라 아이의 신호에 반응하는 것입니다. 다만 태어나서 6주까지는 저혈당에 대한 취약함 때문에 4시간을 넘지 않는 간격으로 수유를 유지하도록 권장합니다. 출생 후 체중이 5% 이내로 빠지고 다시 늘어나는데, 최소한 출생체중을 회복할 때까지는 철저하게 지켜야 합니다. 자고 있다면 깨워서라도 수유를 시도합니다. 그러나 이 시기의 아이가 4시간을 내리 자는 일은 드뭅니다. 대개 그 전에 스스로 깨어나는데, 이 시기에는 잠에서 깨는 것 자체를 배고프다는 첫 번째 신호로 보고 수유하면 됩니다.

6주 이전이라도 출생체중을 넘어선 후에는 수유 간격에 다소 유연한 태도를 취할 수 있습니다. 배고픔 신호를 보낼 때마다 분유를 제공하는데 아무리 재빨리 조유하더라도 모유처럼 '즉시' 반응하기는 어렵습니다. 그래서 이 시기는 더더욱 모유 수유를 시도하는 것이 바람직합니다.

혼합 수유를 시도할 때 모유와 분유를 교대로 주는 방법과 모유 수유 후 분유를 보충하는 방법 중에서 고민하는 부모도 있습니다. 어떤 것이 더 영양 공급에 유리한지는 비교하기 어렵지만, 만약 조금이라도 더 오래 그리고 더 많이 모유를 먹이고 싶다면 분유 수유 횟수는 줄여도 모유 수유 횟수는 줄이지 않는 것이 중요합니다.

수유의 간격은 갈수록 늘어나서 수유 횟수가 줄어드는 방향성이 중요합니다. 같은 3개월령 아이여도 어떤 아이는 7번 수유할 수 있고 어떤 아이는 5번만 먹을 수도 있습니다. 문제는 예전보다 수유 횟수가 줄어들고 있는지, 특히 밤에 먹이는 횟수가 줄어들고 있는지 여부입니다. 몇 개월령 아이는 반드시 몇 번 먹어야 한다는 이야기는 참고만 할 뿐입니다. 그러나 주변의 동갑내기 아이보다 수유 횟수가 많다면 우는 아이를 달래려고 또는 재우려고 먹이는 수유를 한 번이라도 줄여보는 시도 정도는 필요합니다.

인터넷에서 흔히 볼 수 있는 1회 수유량은 참고할 수 있지만 목표로 삼지 말아야 합니다. 아이가 입을 다물거나 젖병을 밀어내는 등 포만감 신호를 보낼 때는 수유를 즉시 멈춰야 합니다. 1회 수유량보다 적게 먹는 일이 반복된다면 예전보다 더 자주 먹이는 것은 아닌지 살펴보는 게 우선입니다. 이런 경우는 아이의 배고픔 신호를 과잉 해석하고 있을 가능성이 높습니다. 이럴 때는 뒤에 이야기할 월령별 권장 일정에 따라 수유를 시도해 볼 수 있습니다. 1~2개월 이상 꾸준히 주변 아이들보다 수유량이 적다고 생각된다면 성장과 발달에 문제는 없는지 의사의 진료를 받아야 합니다.

얼마까지 먹일 수 있을까

수유 한 번의 상한선은 240mL입니다. 이 수유량은 6개월령 이후 아이에게 적용되는 최대치이며, 이보다 어린 아이에게는 위 용적을 넘어서는 양입니다. 이 이상 먹는 경우 잦은 역류나 구토 증상을 보일 수 있습니다.

하루 수유의 상한선은 960~1,000mL입니다. 미국은 온스 단위를 쓰기 때문에 32온스로 표기된 양이 960mL입니다. 한국의 소아과학 교과서에서는 1,000mL를 상한선으로 제시합니다[99]. 이 상한선을 넘길 경우 과잉 수유로 인한 과성장과 비만의 위험 및 포만감 조절 능력에 문제가 생길 수 있습니다. 이 이상 수유하는 경우 역시 역류나 구토를 유발할 수 있습니다. 배고픔과 배부름 신호와 관계없이, 급하게 먹는 아기의 기질과 최대한 많이 먹이고 싶은 부모의 욕심이 만났을 때 볼 수 있는 것 같습니다. 1,000mL/일을 넘기는 수유량이 항상 문제를 일으키는 것은 아니지만, 지나치게 자주 먹이면서 이 양을 넘기고 있지는 않은지, 잠결에 먹이거나 울 때마다 먹여서 달래는 상황이 많지 않은지는 살펴보아야 합니다.

건강한 영아가 적절히 성장하려면 몸무게 1kg당 100~120kcal가 필요하며, 분유는 회사마다 조금씩 차이 나지만 보통 100mL당 65~70kcal입니다[100]. 이를 계산해 보면 몸무게 1kg당 하루에 약 145~180mL의 수유가 필요합니다. 하지만 이 최저치를 매 수유마다 그리고 매일매일 지키지 않으면 당장 큰일이 벌어지는 것은 아닙니다. 어떤 날은 몸무게당 150mL를 채 못 먹을 수도 있고 어떤 날은 이보다 많이 먹을 수도 있습니다. 이 수치는 성장이 잘 진행되지 않는 아이들에서 수유의 적절함을 평가하기 위한 기준일 뿐, 아이의 욕구와 관계없이 꼭 먹여야만 하는 양으로 받아들여서는 곤란합니다.

수유량을 파악하고 적정함을 판단하는 일은 맥락이 필요한 작업입니다. 아이가 몇 kg으로 태어나서 현재 몸무게는 어떠한지, 그동안은 어느 정도 먹었고 지금은 어느 정도 먹는지 비교해 가며 따져야 합니다.

대학입학시험을 보듯, 한 시점의 체중과 몸무게만으로 괜찮다거나 문제 있다고 이야기하기 어렵습니다. 수유량은 아이마다 다르고 날마다 매 수유마다 다를 수 있습니다. 평균적인 흐름이 예전보다 한 번에 많은 양을 먹을 수 있고 적절하게 자라고 있으면 그것으로 충분합니다. 그리고 성장과 발달이 출생체중과 비교하여 현재 월령에 적절하게 이뤄지고 있는지 전문가의 평가를 받도록 합니다. 이를 위해서 최소한 국가에서 시행하는 영유아 검진만이라도 제때에 하도록 합니다.

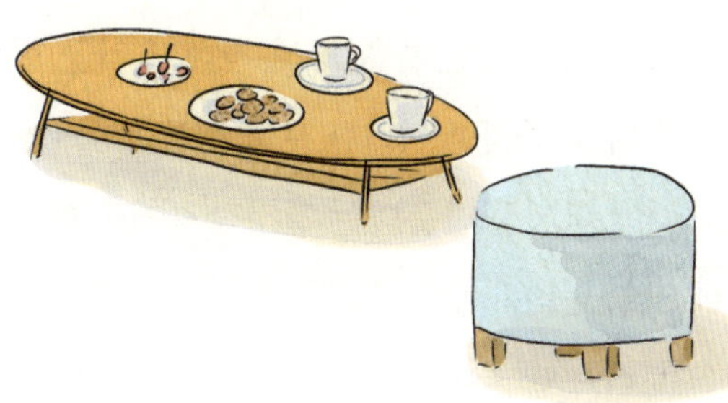

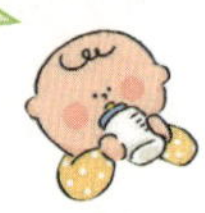

종류와 선택

분유는 구성 성분을 모유와 최대한 비슷하게 만드는 것을 목적으로 합니다. 그래서 분유 회사별로 자사 제품의 장점을 홍보하지만 큰 차이를 보이지는 않습니다. 특히 필수 영양소인 탄수화물, 단백질, 지방의 조성 차이는 거의 없고 열량도 100mL당 2~3kcal 이내로 차이 납니다. 유청 단백질과 카세인 단백질의 비율은 6:4로 맞춰져 있습니다. 비타민D와 철분도 적절하게 보충되어 있으며 일부 제품 외에는 거의 비슷한 양이 함유되어 있습니다. 특수 분유를 제외하고는 모두 유당을 통해 탄수화물을 제공하는 점도 공통입니다.

최근에는 뇌 발달을 돕는 DHA뿐만 아니라, 모유의 핵심 면역 성분인 HMO(모유 올리고당)를 첨가해 장내 유익균 형성을 돕는 제품도 많아지고 있습니다. 하지만 이러한 보충 성분이 아이의 장기적인 지능이나 건강에 극적인 차이를 만든다는 결정적 증거는 여전히 부족하므로, 경제적 상황에 맞춰 선택하시면 됩니다.

압도적으로 좋다고 이야기할 만한 분유는 없습니다. 모든 일반 분유는 정부와 국제기구가 정한 엄격한 영양 기준과 규제를 통과해야 합니다. 탄수화물, 단백질, 지방, 주요 비타민 등 필수 영양 성분은 아이의 하루 권장 섭취량을 충족시키도록 최소와 최대 기준이 정해져 있기 때문입니다. 차이를 보이는 것은 보충 성분인데 이 성분들로 아이의 성장과 발달에 엄청난 차이를 끌어낸다고 하기는 어렵습니다.

일반 분유와 산양 분유

우유 성분 분유 외에 산양 분유를 찾는 분도 있습니다. 산양 분유는 우유보다 지방 입자가 작고 커드라는 단백질 응고가 더 부드럽게 형성되기 때문에 우유보다 빨리 소화되어 일부 아이에서는 배앓이를 완화시키는 효과를 볼 수도 있습니다. 하지만 우유 성분 분유와 비교했을 때 영양학적인 이점이 딱히 없고 우유 단백질에 알레르기가 있는 아이는 산양유 단백질에도 거의 100% 확률(92~100%)로 같은 알레르기 반응을 일으킵니다[101]. 따라서 '우유 알레르기가 있으니 산양유를 먹이겠다'는 선택은 의학적으로 매우 위험할 수 있습니다. 게다가 산양유는 비타민B12와 엽산이 매우 낮아 분유로 가공하는 과정에서 이를 꼭 보충해야 합니다. 산양 분유가 일반 분유보다 가격이 두 배 가깝게 높다는 점을 고려하면 굳이 권장할 이유는 없어 보입니다.

특수 분유 ① 미숙아 분유

미숙아는 태내에서 충분한 영양을 축적하지 못한 채 태어나며, 체온 유지나 기초 대사율이 높아 열량 소모가 많습니다. 따라서 출생 후 영양 공급이 많이 필요하며 하루에 증가해야 하는 체중이 만삭아보다 두 배 정도 많습니다. 그래서 미숙아 분유는 일반 분유에 비해 열량이 높고 칼슘이 더 많이 포함되어 있으며, 탄수화물이나 지방이 일반 분유보다 소화되기 쉬운 형태로 조제되어 있습니다. 작게, 일찍 태어난 아이에게 특히 더 부족한 것을 채워주기 위한 분유입니다.

여기까지만 보면 영양소도 더 많이 들어 있고 소화도 더 잘 되는 분유이므로 보통 아이에게도 도움이 될 것 같지만, 지나치게 고열량이라 보통 아이라면 비만을 만들기 쉬우며 신장 기능에 무리를 줄 수 있고, 철분은 부족한 경우가 많아 빈혈 위험이 더 높습니다. 의사마다 병원마다 조금씩 기준은 다르지만 대체로 1.8kg 이상 자라면 일반 분유로 바꾸는 이유가 이런 단점 때문입니다.

특수 분유 ② 저인 분유(LP 분유)

신생아 저칼슘혈증이 있는 아이를 위한 분유입니다. 미숙아, 임신 당뇨병이 있던 산모나 임신중독증이 있는 산모에게서 태어난 아이에게 나타나는 초기 신생아 저칼슘혈증과 분유를 과하게 많이 먹어서 발생하는 경우가 주원인인 후기 신생아 저칼슘혈증이 있는 아이에게 먹입니다. 신생아에게 저칼슘혈증이 지속되는 경우에는 가볍게는 팔다리나 입 주변 근육의 떨림 증상부터 심하게는 경련이나 심장마비 등의 심각한 상황이 생길 수 있습니다. 대부분 일시적인 문제이므로 일정 기간 저인 분유를 먹여 혈중 칼슘과 인의 균형을 회복시킨 뒤에는 일반 분유로 바꿔줍니다. 의사가 저인 분유를 권했다면 지정한 진료일이나 1~2주 간격으로 다시 병원에 방문하여 다음 할 일을 상의해야 합니다.

특수 분유 ③ 설사 분유/저유당 분유

설사가 오래되거나 영양 공급이 적절하지 못했을 때 장염의 합병증으로
이차성 유당불내증이 발생할 수 있습니다. 장염으로 장점막이 손상될 때
가장 먼저 기능이 떨어지는 것이 유당 분해 효소인데 이 상태에서 다른
형태의 탄수화물, 즉 이유기 보충식은 잘 먹이지 않으면서 분유만 준다면
소화시키지 못하는 성분만 먹게 되는 상황입니다. 이를 막기 위해 설사
분유는 유당을 최소화하는 대신 쌀이나 바나나 분말 등 소화가 잘 되는
성분으로 탄수화물을 공급하고 지방은 흡수가 잘되도록 MCT오일이나
식물성 유지를 사용합니다.

모든 급성 설사 환아에게 설사 분유를 권할 필요는 없습니다. 설사 분
유는 단백질 함량은 높지만 지방과 철분이 적어 장기간 먹이면 영양 불균
형을 초래할 수 있어 대체로 2주 이상 권하지 않습니다. 어느 회사의 제품
이든 맛이 썩 좋지 않아 입맛이 예민한 아이는 잘 먹지 않을 수 있습니다.
의사의 처방에 따라 기간을 정하고 먹여야 합니다. 아이의 변이 묽다고
부모가 임의로 설사 분유로 바꾸는 것은 바람직하지 않습니다.

특수 분유 ④ 콩 분유/유당불내증 분유

우유 단백을 가수분해하거나 콩단백으로 대체하고, 유당이 없으며 철분
이 강화되었고 탄수화물은 유당 대신 자당이나 전분이 들어 있습니다. 유
당이 없어 갈락토스혈증이라는 선천성 대사 이상 질환을 갖고 태어난 아
이에게 사용하며, 설사가 지속되는 아이에서 유당불내증이 의심될 때도
먹여볼 수 있습니다.

설사 분유를 한 통이나 두 통 정도 먹일 때는 괜찮다가 원래 먹던 분유
로 돌아갔을 때 다시 설사가 심해지는 경우가 있습니다. 장염에 이어지는

유당불내증은 대개 2주 정도 지나면서 회복되는데 이후에도 일반 분유를 잘 소화시키지 못하고 설사를 보인다면 유당불내증 분유를 시도할 수 있습니다. 이 분유는 설사 분유와 달리 2주 이상 수유하도록 권합니다. 이 역시 의사의 처방에 따라 이용하는 것이 안전합니다.

우유 단백에 의한 장염이나 장병증에 걸린 아이에게 콩 분유를 주어서는 안 됩니다. 우유 단백에 알레르기 반응을 보이는 경우 콩 단백에 대해서도 같은 증상을 보일 수 있기 때문입니다. 6개월 미만의 아이에게도 갈락토스혈증과 같은 특수 상황이 아니면 장기간 수유를 권하지 않습니다.

특수 분유 ⑤ 유단백 부분 가수분해 분유/완전 가수분해 분유(HA 분유)

우유 단백질은 알레르기의 원인 중 비교적 흔한 편에 속하는데, 우유 단백질을 가수분해하여 한 번 소화시킨 상태처럼 만들면 우유 단백질의 성분은 흡수하면서 소화 과정에서 나타날 수 있는 알레르기 반응을 피할 수 있습니다. 어느 정도 가수분해하느냐에 따라 부분 가수분해 분유와 완전 가수분해 분유로 나눕니다. 우유 알레르기가 있는 아이에게는 가수분해 분유를 먹일 수 있습니다. 그리고 유당불내증이나 우유 단백 및 콩 단백에 대한 불내증이 생겼을 때도 사용할 수 있습니다. 부분 가수분해 분유는 완전 가수분해 분유보다 맛이 좋고 가격이 저렴합니다. 심한 아토피 피부염 같은 알레르기 질환의 가족력이 있는 경우 이를 예방하기 위한 목적으로 사용해 볼 수 있지만 이미 우유 알레르기 증상이 나타난 아이에게는 충분한 대처가 아닙니다. 우유 알레르기 증상이 있다면 완전 가수분해 분유나 아미노산 분유가 필요합니다. 소아청소년과 의사와 상의하여 결정하도록 합니다.

특수 분유 ⑥ 선천성 대사질환용 특수 분유

메틸말론산혈증, 프로피온산혈증, 페닐케톤뇨증, 요소회로대사이상 등 선천성 대사질환이 있는 아이를 위해 매일유업에서 8종의 특수 분유를 생산하고 있습니다. 신생아 때 실시하는 선천성 대사이상 선별 검사에서 해당 질환으로 진단된 아이가 잘 자라는 데 반드시 필요한 분유입니다. 진단한 의사의 지시에 따라 먹일 수 있습니다.

올바르게 먹이기

분유 수유를 할 때 위생 관리는 아이의 건강과 직결됩니다. 분유 자체는 살균된 제품이 아니기 때문에 조제하거나 보관할 때 세균 번식 위험을 최소화하는 것이 가장 중요합니다.

손 씻기와 소독하기

분유를 타기 전에 주변을 깨끗이 닦고, 손을 30초간 비누로 깨끗이 씻습니다. 특히 손톱 밑을 신경 써서 깨끗하게 닦아야 합니다. 젖병과 젖꼭지 등 모든 도구는 사용 전 깨끗이 세척하고 소독한 뒤 잘 말려서 씁니다.

물 온도와 조유 농도

분유는 끓인 물을 섭씨 70℃ 정도로 식혀서 탑니다. 가루 조제 분유는 무균 상태가 아니기 때문에 뇌척수막염이나 장염을 일으키는 엔테로박터 사카자키균이나 살모넬라균이 들어 있을 가능성이 있습니다. 적당히 데운 물로 타는 것은 아이가 어리면 어릴수록 위험합니다. 반드시 물을 끓여서 써야 합니다. 40~50℃의 조유 온도를 권하는 의견도 있습니다. 분유에 포함된 프로바이오틱스 성분이 파괴되는 문제와 사카자키균 감염이 그렇게 흔한 일이 아니라는 이유인데, 그럼에도 안전을 위해서는 끓인 물을 70℃로 식혀서 조유한 뒤 체온 정도로 더 식혀서 수유하는 것을 권장합니다[102].

제조사의 지침에 따라 물과 분유의 비율을 정확하게 지킵니다. 수입 분유는 대개 '정해진 양의 물을 먼저 붓고 나서 가루를 투입'하는 방식인 반면, 국산 분유는 '가루를 먼저 넣고 최종 수유량까지 물을 채우는' 방식이 많습니다. 분유통에 적힌 설명서를 자세히 살펴보아야 합니다. 살을 더 찌우고 싶다고 권장 조유 농도보다 진하게 타거나 설사한다고 임의로 묽게 타는 일은 위험합니다.

계량스푼 관리와 잔여물 확인하기

분유를 덜어낼 때는 분유통에 담긴 계량스푼을 사용합니다. 스푼에 담긴 분유와 스푼 윗면이 수평이 되도록 분유통 속 덮개를 뜯고 남은 부분을 이용해 깎아서 계량합니다. 스푼을 분유통에 담아두면 세균이 번식할 수 있으므로 쓰고 난 다음에는 깨끗하게 씻은 다음 잘 말려서 따로 보관합니다. 스푼을 통 안에 둘 수밖에 없다면, 손잡이가 분유 가루에 닿지 않도록 거꾸로 꽂아두거나 전용 거치 공간이 있는 제품을 선택하는 것이 차선책입니다. 가장 중요한 것은 스푼을 만지기 전 보호자의 손 위생입니다.

분유 가루가 완전히 녹도록 잘 흔들어줍니다. 상하로 흔들거나 너무 세게 흔들면 분유에 공기 방울이 생길 수 있고, 공기 방울을 삼키면 배앓이의 원인이 될 수 있습니다. 그러니 좌우로 살살 흔들거나 젖병을 굴리듯이 천천히 움직여서 섞습니다.

수유 직전 온도 재확인하기

분유를 탄 젖병 겉면을 흐르는 찬물로 식혀주되 뚜껑 부분에는 물이 닿지 않도록 합니다. 수유 전 손목에 몇 방울 떨어뜨려 온도가 체온 정도인지를 확인합니다. 냉장 보관한 분유를 데울 때는 절대로 전자레인지를 사용하지 마세요. 열이 불균형하게 전달되어 아이가 화상을 입을 수 있습니다. 반드시 따뜻한 물에 중탕하여 데워야 합니다.

분유 변경과 젖병 끊을 준비하기

분유 종류나 단계를 바꿀 때 꼭 순차적으로 조유해야만 하는 건 아닙니다. 특별히 예민한 아이가 아니라면 한 번에 바꾸어도 큰 무리는 없습니다. 오히려 설사 분유를 먹일 때는 기존의 분유와 순차적으로 혼합해 가며 먹인다면 설사 분유에 바라는 효과를 얻기 어려울 수 있습니다.

빠르면 6개월, 늦어도 9개월 무렵부터는 젖병이 아닌 컵으로 먹이려는 시도를 권장합니다. 며칠에 한 번이라도 젖병이 아닌 곳에서도 분유가 나오는 것을 익힐 필요가 있습니다. 가능한 한 15개월 전, 늦어도 18개월 전에는 젖병을 끊도록 합니다. 12개월이 지나면 젖병은 쓰지 않는다고 미리 마음의 준비를 하고 이를 위해 9개월 무렵부터는 액체는 컵(빨대 없이 기울여서 마시는)으로 먹이는 시도를 해야 합니다.

보관법 제대로 알기

조제된 분유는 세균이 증식하기 쉬운 환경이므로 시간제한을 엄격히 지켜야 합니다.

① 분유는 조유 후 적절한 온도로 식히고, 식은 게 확인되면 바로 먹입니다.

② 아이가 먹기 시작하여 입에 닿은 분유는 이미 세균이 번식하기 시작하므로, 남았더라도 절대로 다시 먹이거나 재사용하지 말고 즉시 폐기합니다.

③ 조제된 분유는 실온에서 1시간을 넘기지 않도록 합니다. 최대 2시간이 지난 분유는 아깝더라도 버려야 합니다.

④ 피할 수 없는 사정으로 조제된 분유를 냉장 보관할 경우 24시간 이내에 먹여야 합니다. 24시간이 지나거나 보관 시간을 알 수 없는 분유는 버립니다.

⑤ 외출할 때도 분유를 미리 타서 가져가지 말고 깨끗한 용기에 1회 분량의 분유를 미리 담아두고 끓인 물을 준비해서 먹기 직전에 타도록 합니다. 번거롭다면 멸균 액상 분유를 먹이는 것을 선택할 수 있습니다.

⑥ 분유통을 개봉했다면 4주 안에 먹이고 남은 분유는 버립니다. 분유통은 직사광선을 피해 건조한 곳에 보관합니다. 냉장고에 보관하면 분유에 습기가 차고 응결되어 세균 번식 가능성이 높아지므로 하지 말아야 합니다.

젖병 끊기

젖병 끊기는 단순한 버릇 들이기 이상의 '과제'입니다. 아이의 구강 발달과 이후의 식습관에 영향을 미치기 때문입니다. 만 12개월이 지나면 젖병은 아이에게 영양 공급의 도구라기보다는 심리적 위안물일 수 있습니다. 심리적 위안물이어서 문제라기보다는 '유일한' 심리적 위안물이 될 수 있으며 다른 건강 문제의 원인이 될 수 있기 때문에 적절한 시기에 사용을 멈추는 시도가 필요합니다.

젖병, 정확히 이야기하자면 인공 젖꼭지를 이용한 수유를 18개월 이후까지 지속하면 문제가 생길 수 있습니다.

① 충치의 위험이 크게 높아집니다. 특히 밤에 잠들기 직전이나 자는 동안 젖꼭지를 물고 있으면 치아가 장시간 당분에 노출되어 유아기 심각한 충치를 유발합니다.

② 구강 발달 및 치아의 배열에 문제를 일으킬 수 있습니다. 젖병을 빠는 행위는 컵이나 빨대 컵으로 마시는 것과 근육 사용이 다릅니다. 장기간 지속되면 부정교합이나 치열 변형 등 구강 구조 발달에 부정적 영향을 미칠 수 있습니다. 먹지 않는 시간에도 온종일 젖꼭지를 물고 있다면 18개월 이전이어도 이미 치열과 구강 구조의 변형이 일어날 수 있습니다.

③ 젖병은 액체를 쉽게 마시게 하여 포만감 신호를 무시하고 먹는 상황을 만들기 때문에 식욕이 많은 아이는 과잉 섭취로 이어지기 쉽고 식욕이 적은 아이는 종일 배고픔을 모르는 상태로 만들 수 있습니다. 이 점은 빨대 컵도 마찬가지입니다.

④ 젖병에 대한 강한 의존성은 편식이나 식사 거부와 같은 섭식 행동 문제를 더 악화시킬 수 있습니다.

⑤ 중이염의 위험이 커집니다. 특히 누워서 젖병을 빠는 자세는 이관(귀와 코를 연결하는 통로)의 압력을 변화시켜 코 뒷부분의 세균이나 분유가 귀 쪽으로 흘러 들어가게 하여 반복적인 중이염의 원인이 됩니다.

24개월 무렵이 되도록 노리개 젖꼭지와 젖병 수유를 계속하다가 '이제는 정말 안 되겠다'는 생각에 젖병을 끊으려면 아이는 애착 물건을 빼앗기는 느낌이므로 강하게 저항할 수밖에 없습니다. 미리 준비하고 예방하는 것이 최선입니다.

컵은 이유기 보충식을 시작하는 시기, 6개월령부터 사용해 봅니다. 빨대 컵보다는 기울여서 먹는 보통의 컵으로 시도합니다. 일반 컵을 사용하는 연습은 단순히 도구를 바꾸는 것이 아니라, 아이의 구강 근육을 성숙한 단계로 훈련시키는 과정입니다. 입술 힘을 기르고 액체를 뒤로 넘기는 정교한 조절 능력을 배우게 되어, 이후 언어 발달(발음)에도 긍정적인 영향을 미칩니다. 분유는 하던 대로 젖병에 주더라도 물이나 보리차를 줄 때는 컵을 이용해 봅니다. 늦어도 9개월 전에는 컵 사용을 시도해야 젖병에 대한 집착을 줄일 수 있습니다. 9~10개월 무렵부터는 분유도 컵으로 먹기를 시도해 봅니다. 12개월 이후에는 젖병은 쓰지 않는 것을 목표로 합니다. 뒤늦게 이 내용을 알았더라도 15개월 전에는 젖병 사용을 중단할 수 있도록 합니다.

잠들기 전 먹으면서 자야 하는 아이나 밤중 수유를 계속하는 아이일수록 젖병에 대한 의존도가 높을 수 있습니다. 잠들기 30분 전에는 미리 수유를 끝내고, 수유 후에는 양치질이나 거즈로 입안을 닦아줍니다. 24개월 이후에는 어른과 마찬가지로 잠들기 1~2시간 전부터 공복을 유지하도록 권유합니다. 이 역시 그때 가서 공복에 재우려 하지 말고, 일찍부터 먹으면서 잠들지 않도록 습관을 들이도록 합니다. 젖병 대신 다른 인형이나 담요 등을 애착 물건으로 사용할 수 있도록 돕습니다.

젖병을 치웠다면 다시 꺼내지 않습니다. 부모가 힘든 순간에 다시 젖병을 물리는 것은 아이를 혼란스럽게 합니다. 12개월 이후에는 젖병은 더 이상 없는 물건이라고 아이에게 일관성 있게 알려주어야 합니다.

7장

이유기 보충식 육하원칙

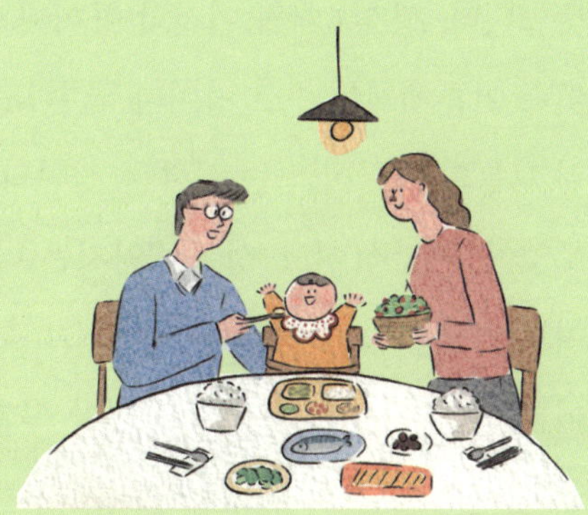

아이가 젖을 떼고 어른들이 먹는 밥으로 넘어가는 과정은 부모에게 낯설고 막막한 미션처럼 느껴집니다. 이 장에서는 이유기 보충식을 진행하는 과정의 큰 틀을 설명해서 방향을 잡도록 도와드리고자 합니다. 전통적 방식인 육하원칙에 따라 이유기 보충식을 왜 해야 하는지, 그래서 이루고자 하는 목표가 무엇인지, 언제 시작하고 어떤 때에 얼마나 자주 먹이는지, 이유기 보충식을 처음부터 아이가 직접 먹도록 하는 것과 먹여주는 것에는 어떤 장단점이 있는지, 이유기 보충식은 어디에서 먹이는지, 무엇을 어떻게 먹이는 게 권장 사항인지 차례대로 살펴보겠습니다.

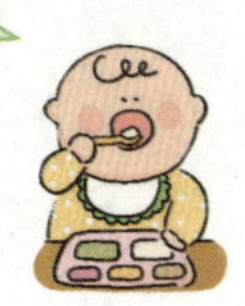

본격적인 이야기를 시작하기에 앞서, 앞으로 자주 사용할 식사 관련 용어를 명확히 정리하고 넘어가겠습니다.

'끼니'는 날마다 일정한 시간에 주된 영양 공급원을 공급하는 음식을 뜻합니다. 생후 6개월 이전의 아이에게는 모유나 분유가 끼니지만, 큰 아이나 어른에게는 주로 밥이나 국수 또는 빵 같은 고형식이 끼니입니다. 이런 보통의 어른이 먹는 식사를 '성인식', '일반식', '가족식'이라고 부르는데, 무엇이 '일반식'이고 '성인식'인지는 나라와 문화마다 다르고, 같은 나라여도 가족마다 차이가 날 수 있습니다. 우리의 식사 목표는 아이가 그저 어른처럼 먹는 게 아니라, 자신이 속한 가정에서 다른 가족과 같은 음식을 끼니로 먹는 것이므로 이 책에서는 '**가족식**'이라는 용어가 적절하다고 생각합니다.

흔히 모유(또는 분유)와 가족식 중간 단계에서 먹는 음식 특히, 모유나 분유에서 고형식으로 끼니를 옮겨갈 때의 음식을 '이유식'이라고 부릅니다. 이유식이란 떠날 이(離), 젖 유(乳), 밥 식(食)이라는 한자어 뜻 그대로 '젖을 떼는 과정'에서 먹는 음식입니다. 영어인 weaning 역시 젖을 뗀다는 뜻입니다. 하지만 젖을 떼고 나서 먹이는 음식이 아니고 젖을 떼는

'과정'에서 먹이는 음식이고, 젖이나 분유가 주요 영양 공급원인 상태에서 부족한 영양을 보충하는 의미가 크므로 학술적으로는 '**이유기 보충식**(complementary food)'을 사용합니다. 이 책에서도 '이유기 보충식' 또는 '**보충식**'으로 부르겠습니다. 한편 영양학적으로 소금과 설탕을 줄이고 포화지방은 늘린 식단을 뜻하는 '**유아식**'이 우리나라에서는 밥과 찬을 따로 차려주는 형태로 통용되는데, 이 부분은 뒤에서 다시 살펴보겠습니다.

마지막으로 시기별 명칭에 관한 부분입니다. '초기-중기-후기-완료기'라는 전통적인 단계명은 부모들에게 "우리 아이가 벌써 후기를 먹어도 될까?" 같은 불필요한 불안과 조급함을 안겨주곤 합니다. 그래서 이 책에서는 단계명 대신 음식의 질감에 따라 '미음-죽-무른 밥-진밥(밥)'이라는 직관적인 이름으로 부르겠습니다.

여기서 한 가지 꼭 기억해야 할 점이 있습니다. 바로 이유기 보충식은 음식의 질감으로 정의되지 않는다는 점입니다. 종종 죽은 이유기 보충식이고 된밥은 어른 밥이라고 여기는 분을 만납니다. 어른도 아플 때는 끼니로 죽을 먹고, 어금니가 없는 아이도 충분히 된밥을 삼킬 수 있습니다. 따라서 돌이 지나 고형식이 주된 영양 공급원이 되면, 그 형태가 미음이든 진밥이든 모두 '끼니'로 부르는 게 타당합니다.

그렇다면 죽을 먹어도 '끼니'일 수 있고, 밥을 먹어도 '이유기 보충식'일 수 있는 까닭은 무엇일까요? 그 해답은 우리가 이 과정을 굳이 '이유기 보충식'이라고 따로 붙인 진짜 이유, 즉 '왜 (이유기 보충식을 해야) 할까?'를 살펴보면 자연스럽게 알 수 있습니다. 자, 그럼 첫 번째 질문인 '왜 할까?'부터 살펴보겠습니다.

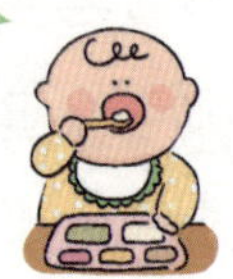

왜 할까

이유기 보충식을 먹이는 이유는 다양한 관점에서 생각해 볼 수 있습니다. 흔히 영양 섭취의 다양성이라는 부분만 강조하는 경향이 있지만, 아이의 성장과 발달에서 이유기 보충식은 더 포괄적 의미가 있습니다. 하나씩 살펴보죠.

첫째, 다양한 영양 공급 경로를 확보합니다. 이유기 보충식은 젖 외에 다양한 음식 재료를 통해 필요한 영양을 골고루 섭취하게 하는 데 초점을 둡니다. 아이가 성장할수록 모유나 분유만으로 충분히 공급받기 어려운 영양소가 증가합니다. 특히 철분과 아연을 비롯한 미량 영양소가 대표적입니다. 이유기 보충식에 철분이 강화된 곡물이나 고기를 포함하는 이유는 빈혈 예방과 성장에 필수이기 때문입니다. 여기에 더해 같은 영양소도 다양한 음식을 통해 섭취하도록 권장합니다. 이 시기에 다양한 음식의 맛을 경험해야 하는 이유입니다. 같은 단백질도 소고기, 닭고기, 돼지고기, 해산물 등 동물성은 물론 콩과 같은 식물성 음식 재료를 통해서도 섭취하는 경험을 쌓아주어야 합니다.

둘째, 편식을 예방하는 출발점입니다. 소아청소년과 의사로서 살다 보니 아이들도 각자 분명한 개성과 취향이 있다고 느낄 때가 많습니다. 맛에 대해서도 취향이 있는데 자랄수록 더 분명하고 확고해지는 반면, 어릴수록 새로운 맛에 대한 수용성은 높다고 알려져 있습니다. 12개월 이전을 '수용성 민감기(sensitive period for flavor acceptance)*[103]'라고도 하는데, 이 시기에 다양한 음식을 반복해서 접한 아이가 이후에 새로운 음식을 거부하는 경향이 낮다고 합니다[104]. 특히 12개월 이후로는 취향이 눈에 띄게 드러나고 빠르면 18개월, 보통 24개월 이후부터는 낯선 음식에 대한 거부감이 심해지기 때문에 12개월 이전에 이유기 보충식을 적절하게 진행하는 것은 평생의 건강한 식습관에 중요한 바탕이 됩니다[105 106 107].

* 아이의 미각에도 낯선 음식과 친해질 수 있는 중요한 시기가 있다고 하는데, 그 시기를 '수용성 민감기'라고 부릅니다. 대개 생후 4개월부터 18개월 사이를 말하는데, 이 시기의 아이들은 맛에 대한 편견이나 새로운 것에 대한 공포(네오포비아)가 아직 생기지 않아, 어른들이 싫어하는 쓴맛 채소나 거친 질감의 고기도 잘 받아들인다고 합니다. 또한 이 시기에 아이가 음식을 뱉어내는 것은 그 음식이 싫어서가 아니라, 그저 뇌에 저장된 정보가 없어 '이게 뭐지?' 하고 탐색하는 과정일 뿐이라고도 말합니다. 연구에 따르면 아이가 낯선 맛을 완전히 받아들이기까지는 평균 10번에서 15번의 반복적인 만남이 필요하다고 합니다. 지금 아이의 혀에 입력된 다양한 미각 데이터가 평생 식습관의 밑거름이 되므로, 아이가 당장 거부하더라도 식탁 한구석에 꾸준히 그 음식을 올려주는 부모의 끈기가 무엇보다 중요합니다[108 109].

셋째, 영양 밀도가 높은 음식을 섭취할 수 있게 합니다. 액체 상태의 음식에서 고체로 된 음식을 섭취할 수 있도록 합니다. 아이들은 태어나자마자 빨고 삼키는 행동을 본능적으로 할 수 있지만 자라면서 씹어서 삼키는 과정에 익숙해져야 합니다. 대체로 액체보다는 고체 형태의 음식이 같은 부피에서 더 많은 영양을 공급하는데, 이를 섭취하기 위해서는 씹는 과정이 꼭 필요합니다.

세계보건기구(WHO)와 유엔아동기금(UNICEF)은 엄마와 아이가 원한다면 두 돌 이상까지도 모유 수유를 지속할 수 있다고 권장합니다. 하지만 이 말이 돌 이후에도 모유가 주식이어도 된다는 뜻은 결코 아닙니다. 돌 무렵, 체중이 약 10kg인 아이는 하루에 850~1,000cal 정도의 에너지가 필요합니다. 그런데 모유는 100mL당 약 70kcal 내외(54~75kcal)의 열량을 제공합니다. 만약 모유만으로 하루에 필요한 에너지를 다 채우려 한다면, 아이는 매일 1,200~1,400mL 이상의 모유를 마셔야 합니다. 한 번에 200mL씩 먹는 아이라도 하루에 6~7번 이상 젖을 물어야 하는 양입니다. 이는 위 용량이 작은 아이에게 물리적으로 불가능할 뿐만 아니라, 성장이 빠른 이 시기에 필요한 철분이나 아연 같은 필수 영양소를 채우기에도 턱없이 부족합니다.

6번 이상 수유를 해서 이 열량을 제공한다고 가정해도 문제는 또 있습니다. 이렇게 하려면 아이는 일과의 상당 부분을 먹는 시간에 써야 합니다. 마치 콘센트에 연결된 전자제품처럼 엄마에게 붙어 있게 됩니다. 설사 이렇게 할 수 있다고 해도 고르게 영양을 공급받기 어렵습니다. 놀이도 탐색도 하지 않고 지내니 뇌 발달에 필요한 자극도 부족하고 씹는 능력과 고체를 삼키는 능력도 떨어집니다.

반면 고형식은 같은 양으로 더 많은 열량을 제공할 수 있습니다. 이유기 보충식은 단계가 올라감에 따라 모유보다 훨씬 높은 에너지 밀도를 제공합니다. 생쌀 100g은 약 360kcal입니다. 쌀가루를 묽게 푼 미음은 100mL당 약 35kcal 정도로 모유의 절반 수준이지만, 알갱이가 있는 5배 죽 형태의 이유기 보충식이 되면 약 60~65kcal로 모유와 비슷한 열량을 갖추게 됩니다. 진밥 형태인 완료기 이유기 보충식에 이르면 100mL당 100~120kcal 이상의 에너지를 농축하여 제공할 수 있습니다. 결과적으로 아이는 고형식을 통해 더 효율적으로 영양을 섭취하게 되며, 이는 잦은 수유의 번거로움을 줄여 아이가 부모와 더 길게 놀이하고 세상을 탐험하며 새로운 것을 배우는 데 에너지를 집중하도록 돕습니다.

고형식을 제대로 소화하려면 씹는 능력이 필수입니다. 이를 위해서는 늦어도 8~10개월령까지는 밥 알갱이가 보이는 정도로 이유기 보충식의 굳기를 진행해야 합니다. 7개월 이전부터 입자감을 키우는 시도를 해야 이룰 수 있는 목표입니다. 계속 미음처럼 갈아서 주면 씹는 음식을 거부할 가능성이 더 커집니다[110 111 112]. 목구멍의 구역 반사도 둔해지지 않아 조금만 덩어리가 섞여도 웩웩거리고 잘 토합니다. 감기에 걸려 콧물이 조금만 넘어가도, 한 번쯤은 꼭 걸리기 마련인 장염에 걸려도 다른 아이들보다 쉽게 토합니다. 그래서 아이가 잘 먹게 되면 알갱이를 진행하는 게 아니고, 일단 알갱이를 진행하는 게 우선이어야 합니다.

---

* **구역반사(gag reflex)**는 이물질이 기도로 넘어가 질식하는 것을 막기 위해, 목구멍 깊은 곳이 자극받으면 본능적으로 헛구역질을 일으켜 음식물을 입 밖으로 밀어내는 반사입니다.

넷째, 아이가 속한 문화권에 맞는 생활 리듬에 적응하도록 도와줍니다. 아이가 가족들과 같은 생활 리듬을 갖기 위해서는 같은 식사 주기를 만드는 것이 중요합니다. 몇몇 예외가 있지만, 성인은 대개 하루에 세 끼를 먹습니다. 스페인 문화권에서는 간식을 정규 식사처럼 여겨 하루에 다섯 끼를 먹는다고도 하지만 우리나라에서는 간식이 그 정도의 무게는 아닙니다. 결국, 우리나라 아이들도 언젠가는 하루에 세 끼를 먹는 생활 리듬이 생겨야 합니다. 온종일 음식을 섭취하는 데 시간을 쓸 게 아니라 그보다 많은 시간을 부모와 놀고, 집 안 곳곳을 돌아다니며 살피고 느끼는 데 써야 합니다. 그래야 부모도 다른 일을 하든 휴식을 갖든, 시간을 만들 여지가 생깁니다.

이유기 보충식이 잘 진행되지 않은 아이는 잘 자라지 않거나 반대로 비만이 되는 등 극단적 상황에 처하는 경우를 자주 봅니다. 이렇게 되면 부모 역시 정상적으로 생활을 유지하기 어렵습니다. 아이와 부모 모두 대부분의 일과를 먹고 먹이는 싸움에 쓰게 됩니다. 아이가 점점 더 떼쓰고 칭얼거리는 시간이 늘면 부모는 육아가 더 힘들어집니다.

* * *

이렇듯 이유기 보충식을 제대로 진행하는 일은 단지 젖을 떼는 과정이 아니라 아이가 다양한 경로와 형태를 통해 영양을 공급받을 수 있는 능력을 길러주고 정상적인 발달과 사회성을 기르는 바탕이 되는 과정입니다.

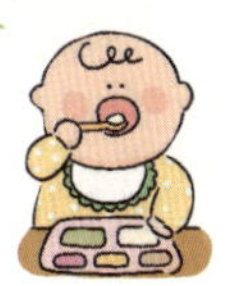

이유기 보충식의 주인공은 누구일까요? 아이입니다. 이것을 분명히 해야 합니다. 이유기 보충식뿐만 아니라 모유와 분유를 비롯해 모든 먹는 일의 주인공은 먹이는 사람이 아니라 먹는 사람, 즉 아이입니다.

아이를 먹이는 일에 대해서 152쪽에서 살펴본 부모와 아이의 '섭식 책임의 분리'를 다시 떠올려야 합니다. 지침에 따르면 부모는 '무엇을', '언제', '어디에서' 먹일 것인지를 정할 수 있습니다. 어떤 음식 재료를 어떻게 조리해서, 어떤 방식으로, 어디에서, 언제, 얼마나 자주, 얼마나 오랜 시간 동안 먹을 것인지 등을 정할 수 있습니다. 이미 모든 것을 부모가 결정하는 것 같지만 남은 두 가지는 아이가 결정합니다. 부모가 준비한 것을 '먹을지 말지', 그리고 '얼마나 먹을지'입니다.

언뜻 보기에는 불공평해 보이지만 원래는 모든 것이 아이의 일이었는데 부모가 일부 도와주는 것임을 다시 기억한다면 그리 불공평하지는 않을 겁니다. 간혹 아이의 의지와 관계없이 부모의 의도대로 먹게 하는 방법이라며 소개하는 이야기를 접할 수 있습니다. 아이에게 달콤한 과일을 맛보게 하고 다음에도 과일을 내밀어 아이가 입을 벌리면 밥으로 바꿔치기 해서 주거나, 불빛과 소리가 요란한 장난감으로 아이의 정신이 팔렸을 때 아이 입에 음식을 넣거나, 숟가락 비행기를 아이 입이라는 격납고에 넣는 놀이를 하거나, 아이가 졸려 할 때 자리에 앉히고 숟가락으로 입을 벌려서 밀어 넣으면 먹일 수 있다는 것들입니다. 한두 번 또는 며칠은 성공할 수도 있습니다. 하지만 얼마 지나지 않아 아이가 음식을 뱉고 이제는 과일도 먹지 않으면서 음식 자체를 싫어하는 상황을 만날 수도 있습니다.

아이가 먹지 않기로 또는 조금만 먹겠다고 정했다면 그다음 부모가 선택할 수 있는 일은 다음 수유나 이유기 보충식 때까지 기다리는 일입니다. 이렇게 말하면 아이가 뭘 안다고 그렇게 두느냐고, 부모가 어떻게든 먹여야 하는 것이 아니냐는 저항을 자주 마주합니다. ==아이가 먹는 일에서 제일 먼저 배워야 하는 것은 '충분히 배고픈 상태'입니다.== 충분히 배고픈 상태에서 먹는 음식이 얼마나 맛있는지 이어서 배우게 됩니다. 맛있는 음식은 배고픔이 없어도 먹을 수 있지만 담백한 음식은 조금도 먹기 어려울 수 있습니다. 맛있는 음식만 먹어버릇한다면 음식을 생존의 수단이 아닌 즐거움의 수단으로 여기게 됩니다. 월령에 따라 적당한 시간이 지난 다음에 수유나 간식 또는 다음 이유기 보충식을 줘야 합니다.

전통적 방식의 이유기 보충식 vs. 아이 주도 이유기 보충식

전통적 방식의 이유기 보충식의 진행은 아이의 발달 사항을 고려합니다. 아이가 끼니의 주인공이지만 6개월령 아이의 소근육 발달 수준은 식사의 모든 과정을 스스로 해결하기에는 어려움이 많습니다. 손가락을 핀셋이나 집게처럼 사용하지 못하고 손바닥 전체를 대고 손가락 전체를 말아서 쥐는 형태로 물건을 잡기 때문에 작은 물체나 음식을 집어 올릴 수 없습니다.

그렇다고 잡기에 편한 큰 음식을 주자니 또 그것을 쪼개거나 뜯어서 먹을 수 있는 치아가 없습니다. 그래서 반유동식을 부모가 먹여주는 것으로 시작해서 한 달 이내로 알갱이가 보이고 느껴지는 질감에 익숙해지도록 진행하고, 여기서 다시 1~2개월 이내로 손으로 직접 잡고 먹는 핑거푸드를 소개하고, 돌이 되기 전에 어른들이 먹는 밥 형태로 그리고 메추리알만 한 크기로 뭉쳐서 제공해 아이가 손으로 직접 먹을 수 있게 하는 방식을 권합니다.

아이 주도 이유기 보충식(Baby Leading Weaning)은 처음부터 어른이 먹는 형태와 질감의 음식을 아이에게 제공합니다. 미음이나 묽은 죽 단계의 질감을 건너뛰고 된밥과 핑거푸드 종류를 줍니다. 이론적인 근거는 이렇습니다.

'전통적 방식의 이유기 보충식에서 미음 단계의 음식은 영양 공급의 역할은 없다고 해도 무방하다. 그런 음식을 먹는 과정이 꼭 필요하지 않을 수 있다. 어른이 먹는 형태의 음식을 처음에는 잘 집지도 먹지도 못하겠지만 놀잇거리처럼 만지작거리고 노는 과정에서 자연스럽게 입에 음식을 넣을 것이고, 입에 들어간 음식을 삼키는 방법을 또한 자연스럽게 배우게 되어 있다. 아이들은 본능적으로 삼킬 준비가 되지 않은 음식을 혀 앞에서 뒤쪽으로 넘기지 못한다.'

틀린 말은 아니지만 걱정되는 부분이 있습니다. 이유기 보충식을 시작하는 초기에는 열량 자체는 적지만 철분과 아연 등 수유를 통해 얻기 어려운 영양소들을 공급하는 데 초점을 둡니다. 아이 주도 이유기 보충식을 한다면 초기에는 실제로 먹는 음식이 거의 없으므로 따로 영양보충제를 적절한 용량으로 공급해야 합니다. 전통적 방식보다 흡인의 위험이 더 적은 것도 아니라고 예측됩니다. 응급 상황에서 보호자가 직접 대처할 방법을 익혀두어야 합니다.

아이 주도 이유기 보충식에 대한 제 의견은, '굳이?'입니다. 그냥 전통적 방법을 빨리빨리 진행하는 것으로 충분하다고 생각합니다.

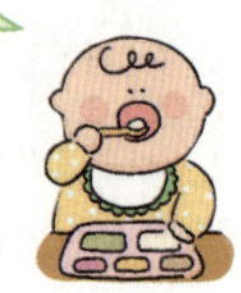

언제 시작할까

이유기 보충식은 생후 6개월에 시작하기를 권장합니다. 이전에는 분유나 혼합 수유하는 아이는 4개월 이후, 모유 수유하는 아이는 6개월 이후로 이야기한 적도 있지만, 이제는 특별한 이유가 없다면 모유 수유아든 분유 수유아든 혼합 수유아든 6개월에 시작하라고 말합니다. 빨라도 4개월 이전은 아니고, 늦어도 6개월을 넘기지 않도록 합니다.

특별한 이유에 해당하는 경우는 알레르기 질환의 고위험군과 철 결핍 고위험군인 아이들입니다. 4~6개월 시기에 알레르기 유발 빈도가 높은 음식을 노출하면 오히려 예방 효과가 있기 때문인데, 6개월 이전부터 심한 아토피 피부염을 앓고 있거나 부모나 다른 형제가 심한 알레르기 질환의 가족력이 있는 경우 등은 알레르기 질환 고위험군으로 볼 수 있습니다. 일찍 태어난 조산아나 쌍둥이인 경우, 철 결핍 빈혈의 가족력, 체중 속도가 급격하게 자라는 등 철분 요구량이 증가하거나 저장량이 부족할 가능성이 있는 아이들은 철 결핍 고위험군으로 볼 수 있습니다.

하지만 알레르기 질환 고위험군과 철 결핍 고위험군 아이라 해도 4개

236

월 이전에는 이유기 보충식을 시작하지 말아야 합니다. 음식 알레르기 발생 위험성이 더 높고, 구토나 설사 등 문제가 생길 가능성이 더 큽니다. 조산아는 철 결핍 고위험군이더라도 교정 나이에 맞춰서 진행하거나 최소한 6개월령 이후에 시작하는 것이 적당합니다. 이외에도 철 결핍 고위험군이라고 해서 일찍 이유기 보충식을 시작하는 것이 뚜렷한 이점이 있는지는 논란의 여지가 있습니다.

따라서 부모가 임의로 이유기 보충식을 시작하기보다는, 일단 6개월령에 시작하는 것으로 생각하되, 4~6개월 접종이나 영유아 검진에서 그동안 아이의 성장 과정을 계속 점검해 온 의사에게 조언을 구하는 것이 안전합니다. 6개월령이라는 권장 시기에 더해서 아이에게 적절한 발달 준비 신호가 있는지도 확인해야 합니다.

- 앉혀두면 그대로 앉아 있을 수 있고 고개를 가눌 수 있어야 합니다.
- 물건을 집어 입으로 가져가 넣고 빠는 행동을 보입니다.
- 음식을 주면 입을 벌립니다. 음식을 턱이나 혀로 밀어내지 않고 삼킵니다.
- 혀의 중앙에 음식을 놓아두면 혀의 뒤쪽으로 옮겨 삼킵니다.

6개월령의 아이라면 이런 모습을 확인할 수 있습니다. 특히 앉혀두었을 때 고개를 가눌 수 없는 상황이라면 이유기 보충식의 진행보다는 발달 전반을 세심하게 확인하는 것이 먼저입니다.

하루 중 언제 먹일까

피곤하거나 기분이 안 좋을수록 익숙한 것만 고집하고 새로운 환경이나 음식, 식감을 거부하기 쉽습니다. 하루 중 제일 기분 좋은 상태인 시간을 골라주세요. 너무 배고프지도 너무 배부르지도 않은 때가 적당합니다.

아이를 먹이는 부모도 다음 일정에 쫓기지 않는 여유로운 시간이면 좋겠지요. 첫 이유기 보충식 시간은 대개 오전 낮잠 이후를 택하는 경우가 많지만, 아이에 따라서는 오후가 적당할 수도 있습니다. 가족들과 저녁을 같이 먹기는 더 어렵지만, 나중에는 한 번이라도 같이 식사하는 시간을 만들어주는 게 좋습니다. 첫돌이 지나고 나면 세 끼니를 모두 온 가족 식사 시간에 먹는 것을 목표로 삼으면 좋습니다.

하루에 몇 번, 얼마나 먹일까

하루 또는 한 번에 얼마나 보충식을 먹어야 하는지는, 진료실에서 매일 받는 질문입니다. "몇 개월은 몇 그램" 하는 식으로 대답하면 간단하지만, 그러기에는 생각보다 따져봐야 할 것이 많습니다. 똑같이 동일한 양의 '이유기 보충식'이라고 불러도, 재료와 묽기에 따라 영양 밀도의 차이가 2~3배씩 차이 날 수 있기 때문입니다.세계보건기구는 이유기 보충식의 양을 몇 숟가락, 몇 mL, 몇 g보다는 '하루에 얼마나 많은 열량을 공급할 것인지'를 기준으로 접근합니다[113].

월령	고형식으로 채워야 할 칼로리	육류(익힌 소고기 기준)	고형식 하루 총량의 예
6~8개월	하루 약 130kcal	약 15~20g/일	164g(0.8kcal/g, 죽 기준)
9~11개월	하루 약 310kcal	약 20~30g/일	310g(1.0kcal/g, 무른 밥 기준)
12~23개월	하루 약 58kcal	약 55g/일	580g(1.1kcal/g, 밥 기준)

가장 많이 사용하는 쌀을 기준으로 보면, 초기 이유기 보충식인 10배 죽은 100g당 35kcal 정도입니다. 130kcal를 제공하려면 하루에 370g이고, 5

배 죽으로 주면 200g입니다. 그러니 단순히 "이유기 보충식을 얼마나 먹는다"는 말보다는 어떤 알갱이의 보충식을 얼마나 먹는지를 살펴야 합니다. 묽을수록 양이 더 많아야 필요한 열량을 채울 수 있는데, 양이 너무 많으면 수유량이 줄어듭니다. 그래서 알갱이 크기를 너무 늦지 않게 늘려주어야 합니다.

6~8개월에 이유기 보충식으로 5배죽을 준다면 약 80~90g씩 2번 먹으면 수유량을 크게 떨어뜨리지 않으면서 적당할 것입니다. 이후로는 무른 밥 정도로 100g씩 3번 먹고, 된밥 형태가 되면 한 번에 약 150~200g 정도 먹게 됩니다. 부위와 종류에 따라 다르지만 육류는 대체로 이보다 열량 밀도가 높고 채소류는 낮습니다. 매번 정확하게 계량해서 만들고 먹이기는 어려운 일입니다. 한 끼의 절반 이상을 곡류로 준비하고, 채소는 최대한 다양하게 준비합니다. 육류는 일주일에 약 200g(생고기 기준 9~11개월은 300g, 12~23개월은 500g)을 준비해서 소분하고, 익히면 약 35~40% 정도 양이 줄어듭니다. 적당히 7일분으로 나누어서 줍니다 참고로 음식의 양은 익힌 것을 기준으로 합니다.

하루 한 번, 한 숟가락으로 시작하지만 아이가 더 먹겠다는 것을 마다할 필요는 없습니다. 익숙지 않아서 불편해하고 거부하는 아이에게 억지로 먹이지 않는다는 의미로 매일 한 숟가락씩 늘려가 보자고 방향을 잡는 것이지, 첫날은 꼭 한 숟가락만 먹어야 한다는 뜻은 아닙니다. 아이가 잘 먹는다면 첫날부터 50g 또는 그 이상을 다 먹여도 괜찮습니다. 아이가 이유기 보충식을 80g 이상씩 잘 먹는다면 바로 2번 먹여도 좋습니다. 잘 먹는다면 7개월령에는 이유기 보충식을 하루에 3번 먹을 수도 있습니다. 정말로 아이가 하루에 한 숟가락씩만 먹는 일이 1~2주 동안 계속된다면 수유의 양과 횟수가 아직도 지나치게 많은 것은 아닌지 살펴보아야 합니다.

일반적으로 7개월령에는 흔히 중기 이유기 보충식이라고 하는 5배 죽을 먹게 됩니다. 죽 이유기 보충식을 끼니당 80~100g씩 먹을 수 있다면 최소한 2번은 먹게 됩니다. 3번 먹어도 됩니다. 그리고 9개월령에는 적어도 120g씩 3번 먹게 됩니다. '적어도' 그렇습니다. 어느 정도의 양이 적절한지는 기본적으로 아이가 정하는 것이지만 태어날 때의 체중 대비 현재의 체중과 수유의 양과 횟수 등을 고려해서 따져보게 됩니다.

하지만 체중이 잘 늘지 않는 아이라면 이유기 보충식의 횟수를 늘릴지 말지 고민해야 합니다. 모유나 분유가 100g당 약 65~70kcal 정도인데 초기 이유기 보충식으로 먹이는 미음이나 10배 죽은 100g당 약 35kcal 정도밖에 되지 않아, 열량 밀도가 낮은 이유기 보충식의 양과 횟수를 늘리면 수유량이 줄어들고, 결과적으로 하루 총열량 공급이 오히려 감소할 수 있습니다. 간혹 체중이 잘 늘지 않으면 이유기 보충식을 많이 먹여야 한다고 생각하는 분이 있습니다. 5배 죽 정도(60~65kcal/100g)가 되어도 아직 모유나 분유보다 열량이 낮습니다. 저는 체중 증가 속도가 더딘 아이라면 이유기 보충식의 양이나 횟수를 늘리기 전에 입자 크기를 키우는 것을 우선시하도록 권합니다.

출생체중과 신장 대비 적절한 성장을 보이는 아이라면 수유량을 하루 500mL 이상으로 유지하는 선에서 이유기 보충식의 양과 횟수를 빨리 늘려갈 수 있습니다. 하지만 성장 속도가 늦거나 너무 빠르거나 수유량이 너무 부족한 아이에 대해서는 개별 상황에 맞추어 조언이 필요하므로 의사와 상의하기를 권합니다.

새로운 음식은 언제 추가할까

음식 알레르기가 발생하는지 살피기 위해 이전에는 3~5일 간격을 두고 새로운 재료를 먹이는 것을 권장했는데, 이제는 이런 방법은 필수가 아니라 선택사항으로 봅니다. 다양한 음식을 빠르게 그리고 지속해서 제공하는 것이 오히려 알레르기를 예방하는 데 중요합니다(알레르기 식품은 290쪽에서 자세히 다룹니다).

간격을 두고 하나하나 추가하는 방식은 다양한 음식을 아이에게 소개하는 데 오히려 방해 요인이 될 수 있습니다. 달걀도 예전에는 노른자를 먼저 주고 수개월 뒤 흰자를 주는 방식을 권했지만, 이제는 순서도 관계없고 흰자와 노른자를 동시에 주는 것도 괜찮습니다.

3일에 하나씩 추가한다면 6개월령부터 2개월간, 즉 60일 동안 20가지 재료를 아이에게 먹여볼 수 있습니다. 반면 5일에 하나씩 추가하면 12가지 재료를 먹여볼 수 있습니다. 세상에 있는 다양한 음식 재료를 고려하면 충분한 숫자는 아닙니다.

부모 혹은 손위 형제에게 심각한 식품 알레르기가 있거나 아이가 6개월 이전에 아토피 피부염이 심했다면 단골 의사 선생님과 이유기 보충식 진행을 어떻게 할 것인지는 상의해서 조금 더 보수적이고 안전한 방법을 택할 수도 있습니다.

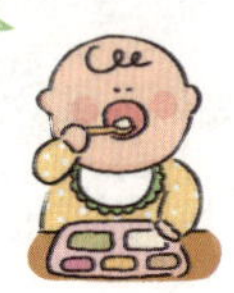

이유기 보충식은 '정해진 시간에 정해진 장소'에서 먹입니다. 부모와 같은 식탁이나 테이블이 붙어 있는 하이체어를 식탁 옆에 두고 앉아 있는 다른 가족과 눈높이를 맞출 수 있는 자리가 좋습니다. 안고 먹이거나 돌아다니며 먹이는 것은 버릇 이전에 안전에 대한 문제가 큽니다. 흡인 사고의 위험이 있습니다.

"하이체어에서 먹게 합니다"

하이체어는 허리띠 외에도 아이의 상체를 고정할 수 있는 하네스가 있는 제품이 좋습니다. 하이체어는 등받이가 90°에 가깝게 곧게 세워지는 구조를 권장합니다. 너무 뒤로 젖혀지면 삼킴이 어렵고 자세도 무너집니다. 기어다니기 시작하면 끼니때 더 산만해져 통제하기 어려우므로 처음부터 자기 자리에 앉아서 먹는 것을 당연하게 여기도록 가르쳐주세요.

아이를 기어다니거나 돌아다니면서 먹게 하면 음식물이 기도로 넘어갈 수 있습니다. 음식물 흡인으로 생긴 흡인성 폐렴은 일반적인 감염성 폐렴에 비해 치료 경과가 복잡하고 예후가 나쁠 수 있습니다. 폐렴보다 더 무서운 건 그대로 질식해서 숨을 못 쉬는 상황입니다. 그리고 돌아다니면서 한 입씩 떠먹이는 방법은 다른 곳에 정신이 팔린 상태일 때 먹이는 일이라 음식에 대한 흥미를 잃게 하고 배고픔과 배부름에 대한 자기 조절 능력 발달에 부정적인 영향을 줄 수 있습니다.

"가족과 눈높이가 맞아야 합니다"

부모와 눈높이가 맞는 자리인 것도 중요합니다. 다양한 음식을 맛보고 즐기는 부모의 표정과 식사 도구를 사용하는 모습을 관찰하고 사회적 식사 행동을 모방할 수 있는 환경을 조성해 주세요[114].

"소리나 자극이 없는 곳에서 먹입니다"

주변에 시끄러운 소리나 자극이 없는 조용한 공간이 좋습니다. 가능하다면 아이 정면에는 부모와 음식 외에는 보이는 것이 없는 배치가 좋습니다. 아이의 시선을 뺏을 만한 풍경 없이 음식에 집중할 수 있도록 말입니다. TV나 스마트폰 등도 꺼져 있는 환경이어야 합니다. 아이를 먹이는 일이 지루하게 느껴질 수도 있지만, 부모도 아이에게 집중해야 먹이는 일이 더 수월해집니다.

"숟가락으로 먹게 합니다"

이유기 보충식은 젖병에 담아 먹이지 않습니다. 아무리 묽어도 그릇에 담아 숟가락으로 먹도록 합니다. 모유나 분유가 아닌 음식을, 아이가 눈으로 보고 손으로 움직여서 먹는 법을 가르칩니다. 아이가 손으로 직접 집어 먹거나 부모의 도움을 받아 숟가락으로 먹도록 합니다. 숟가락은 처음부터 두 개를 준비해서 하나는 아이 손에 쥐여주고 다른 하나로 먹이세요. 아이 입에 넣기 편한 크기와 두께여야 합니다. 괜히 욕심내서 너무 큰 제품을 준비하지 마세요.

초기에는 대부분 반유동식 형태의 음식을 먹기 때문에 아이가 손으로 먹기 힘들어 숟가락을 사용하게 됩니다. 빠른 속도로 핑거푸드와 고형의 이유기 보충식을 제공해서 아이가 스스로 먹을 수 있도록 기회를 주세요.

"부모 일을 덜어줄 용품을 씁니다"

식판은 미끄럼 방지 기능이 있거나 식판과 그릇이 붙어 있는 형태를 사용해야 부모의 일을 줄일 수 있습니다. 천 재질의 턱받이가 귀엽고 예쁘기는 하지만 이유기 보충식을 먹을 때는 씻기 쉬운 실리콘 재질이 좋습니다. 이유기 보충식을 하면서는 아이에게 물을 줄 수 있는데 젖병이나 빨대 컵보다는 처음부터 기울여서 먹는 컵으로 시작하길 권합니다. 하이체어의 바닥도 실리콘이나 비닐 재질의 매트를 깔아두는 것이 좋습니다. 아이를 중심으로 그 주변의 모든 것에 음식이 묻을 것이라 예상해도 틀리지 않습니다.

아이가 음식을 흘리거나 먹지 않고 주물럭거리기만 하면 부모는 실망감이 들 수밖에 없지만, 그냥 두세요. 처음에는 먹는 것보다 탐색하고 익숙해지는 과정 그 자체가 중요하니까요. 처음에는 말입니다.

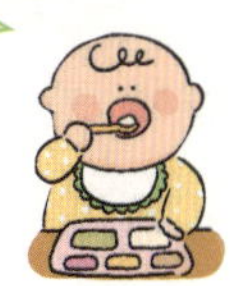

첫 이유기 보충식으로는 모든 음식 재료가 가능합니다. 이전에는 쌀미음으로 시작하는 것을 당연하게 여겼지만, 이제는 과즙이나 시리얼 등 무엇이든 첫 이유기 보충식의 재료로 써도 된다고 봅니다. 육류나 채소만으로 시작할 수도 있고 푹 익힌 파스타나 감자, 퀴노아, 보리, 으깬 콩 등 다양한 재료를 이유기 보충식의 시작으로 시도해 볼 수 있습니다. 과즙은 '무엇이든' 줘도 된다는 의미의 예시지만, 아이에 따라서는 단맛으로 인해 담백한 음식을 거부할 수 있습니다. 그러니 '굳이' 과즙으로 시작할 필요는 없다고 생각합니다.

우리나라에서는 여전히 쌀을 가장 선호합니다. 단일 곡식이면서 알레르기를 일으킬 가능성이 비교적 적고 단백질도 풍부하기 때문입니다. 쌀, 찹쌀, 발아 현미 모두 괜찮습니다. 단, 일반 백미는 철분 함량이 낮으므로 철분 보충을 위해서는 육류나 철분보충제가 추가로 필요합니다. 미음을 생략하고 바로 묽은 죽으로 시작해도 되고 이마저도 생략하고 된죽이나 진밥으로 시작해볼 수도 있습니다. 다만 오곡 분말이나 선식처럼 여러 곡식을 갈아서 섞은 음식은 여러 곡물이 혼합되어 알레르기 유발 음식을 구분하기 어렵고, 분말 형태가 알갱이 진행을 방해할 수 있어 추천하지 않습니다.

쌀을 선호하지 않는 문화권도 있습니다. 변비를 유발하고 비소중독의 위험성 때문입니다. 쌀은 토양의 비소를 많이 흡수하는 곡물로 알려져 있습니다. 돌 이전에 무기비소를 다량 섭취하면 종양을 유발하고 신경계 발달에 해로울 수 있다는 우려가 있습니다. 이유기 보충식 수준의 쌀 섭취로 즉각적인 위험을 일으킨다는 근거는 없지만, 쌀만 매일 먹이기보다는 귀리나 보리, 퀴노아, 감자 등 다양한 음식 재료를 쌀과 교대로 먹이는 것을 권장합니다.

쌀을 물로 여러 번 씻으면 비소를 약 25~40% 정도 이상 줄일 수 있고, 5배 죽 이상의 묽은 죽에서는 그 양이 더 줄어든다고 알려져 있습니다[115]. 비소의 양은 쌀의 원산지에 따라 차이가 큰데 우리나라 쌀은 함량이 적은 것으로 알려져 있고[116] 쌀을 여러 번 씻어 먹는 우리의 문화와 묽은 죽을 먹이는 이유기 보충식에서는 큰 걱정거리는 아니라고 여깁니다. 그래도 비소 섭취를 줄이고 다양한 음식을 맛보게 하는 것은 좋은 일입니다. 현미나 흑미 외의 잡곡 비율을 절반 이상으로 하는 것이 좋습니다.

"다양하게, 그리고 최대한 다양하게"

미음 이유기 보충식에 들어가는 음식 재료, 특히 채소의 양은 영양 면에서는 의미가 없을 정도로 소량입니다. 이 시기에는 전체적인 열량의 공급은 여전히 모유나 분유에 대부분 의존합니다. 그러므로 이유기 보충식을 제공할 때의 우선순위는 '다양성'에 둡니다. 다양한 음식 재료의 색, 맛, 식감을 아이가 경험하도록 합니다.

미국 질병관리본부 자료에서는 이유기 보충식과 간식 모두에서 채소와 과일을 무지개 색깔로 담아주라고 강조합니다. 다양한 색상이 보는 즐거움뿐 아니라 주황색은 베타카로틴, 보라색은 안토시아닌 등 색상별로 주로 공급하는 영양소가 달라지기 때문입니다. 최대한 다양한 음식을 맛보는 것이 알레르기 발생을 예방하고 편식하지 않는 아이로 유도하는 데 도움이 됩니다.

쌀도 정제된 백미뿐 아니라 현미와 잡곡을 주세요. 귀리, 퀴노아, 보리, 감자 등을 섞어서 혹은 그 자체만 줘도 좋습니다. 콩류는 이유기 보충식에서 육류 못지않은 영양소의 보물창고입니다. 껍질을 벗기고 으깨어서 이유기 보충식 초기 단계부터 섞어 주세요. 죽이나 무른 밥을 먹을 수 있는 이유기 보충식 단계에는 오믈렛이나 고기 패티를 만들 때 섞어줘도 좋습니다. 단, 강낭콩은 단백질과 철분이 풍부한 좋은 재료이지만 5시간 이상 충분히 불리고 10분 이상 삶아야 안전하게 먹을 수 있습니다[117].

브로콜리, 콜리플라워, 양배추, 호박, 감자, 고구마, 시금치, 배추, 당근, 무 등 다양한 채소를 맛볼 수 있게 해주세요. 단 시금치, 당근, 배추, 비트, 케일, 상추, 무 등은 질산염 함량이 높아 메트헤모글로빈혈증을 일으킬 수 있습니다. 이는 혈액의 산소 운반 능력을 떨어뜨리는 질병이며 특히 6개월 미만의 아이에게 위험이 크므로 잘 씻어서 먹이고 씻은 다음에는 바로 조리해서 먹이도록 합니다.

육류도 꼭 소고기만 찾지 않아도 됩니다. 당연하지만 꼭 한우여야 하는 것도 아닙니다. 닭고기, 오리고기, 돼지고기 등 다양한 재료를 이용하세요.

해산물도 좋은 음식 재료입니다. 단, 해산물은 중금속 중독의 위험 때문에 일주일에 아이 손바닥 하나(30~50g) 정도만 주길 권합니다[118]. 아이가 커가면서 양을 늘려줄 수 있다는 뜻이지요. 돌 이후에는 1주일에 100g

정도도 좋습니다. 연어, 대구, 고등어, 오징어, 게, 새우 등을 푹 삶거나 찐 뒤 잘게 으깨서 줍니다. 참치류, 상어, 고래는 수은 농도가 높고 익히지 않은 생굴, 생해산물은 노로바이러스 감염 위험이 있어 권장하지 않습니다. 해조류는 아이의 갑상샘 기능 및 뇌 발달에 필요한 요오드의 공급원이 되지만 과량 섭취하지 않도록 일주일에 한 번 정도, 맛 내는 고명 수준으로만 주는 것이 좋습니다.

"식이섬유를 주세요"

쌀을 중심으로 한 이유기 보충식은 변비를 유발하는 일이 드물지 않습니다. 다양한 음식 재료로 식이섬유를 제공해 주세요. 식이섬유는 소화기관에서 소화되지 않는 식물성 물질로 크게 수용성과 불용성 섬유로 구분합니다. 수용성 식이섬유는 물에 녹아 젤 같은 형태를 형성하며 대변을 부드럽게 하고 혈당의 급격한 상승을 막는 역할을 합니다. 불용성 섬유는 물에 녹지 않으며 장을 통과하며 음식물의 이동을 돕고 변비를 예방하는 데 효과적입니다. 수용성 식이섬유는 귀리, 콩, 배, 사과, 당근, 고구마, 시금치, 완두콩 등에 많고, 불용성 섬유는 통곡물, 사과껍질, 옥수수, 당근 등에 함유되어 있습니다.

종류	식이섬유 양(g/100g)	종류	식이섬유 양(g/100g)
렌틸콩	7.9g	고구마	3.0g
병아리콩	7.6g	당근	2.8g
강낭콩	6.4g	브로콜리	2.6g
완두콩	4.3g	단호박	2.0g
귀리(오트밀)	3.8g	사과 퓌레	1.2g

원활한 소화를 위해서 두 종류의 식이섬유가 모두 필요합니다. 식이섬유를 만 1~3세 아이에게 유럽에서는 하루 10g, 미국에서는 하루 19g, 한국은 15g 섭취하도록 권장합니다[119 120 121]. 과거에는 만 나이에 5g 더한 양을 하루 권장량으로 설명했던 것에 비하면 많이 늘었습니다. 이후 사춘기 전까지 유럽은 14g, 미국은 25g, 한국은 20~25g 권합니다.

식이섬유 섭취가 너무 많으면 오히려 미량 영양소의 흡수를 방해하기 때문에 적당한 양을 먹이는 게 중요합니다. 돌 이전 아이의 권장량은 아직 정해진 게 없습니다. 이 시기에 식이섬유를 지나치게 많이 섭취하면 미량 영양소의 흡수를 방해하고, 포만감이 너무 오래가서 식욕을 떨어뜨려 전체 열량 섭취를 줄일 수 있습니다. 그래서 이유기 보충식을 시행하는 시기에는 양을 정하고 먹이기보다는 '조금씩 다양하게' 식이섬유가 많은 음식을 맛보게 하는 것이 중요합니다. 식이섬유가 많은 음식은 일찍부터 익숙해지지 않으면 아이들이 잘 먹지 않으려 하는 종류가 많기 때문입니다.

변비가 생겨서 대변을 볼 때마다 아파서 울거나 힘들어 보인다면 식이섬유가 많은 음식을 조금 더 줄 수 있습니다. 하지만 식이섬유는 충분한 물이 같이 공급되지 않으면 오히려 배앓이가 심해질 수 있어 물도 늘려줘야 합니다. 체중이 잘 늘지 않는 아이라면 이런 방법은 이유기 보충식과 수유량 전체를 줄일 수 있어 차라리 변비약을 먹이는 게 나을 수 있습니다. 그러니 변비가 생긴 것 같다면 진료를 통해 적절한 조치를 받도록 하세요.

어떻게 해야 할까

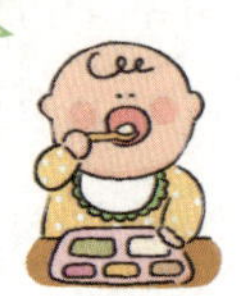

미음 이유기 보충식은 시작한 뒤 늦어도 1개월 이내로 끝내고 죽 이유기 보충식(밥알이 보이는) 단계로 넘어갑니다. 더 빨리 진행해도 괜찮습니다. 죽 이유기 보충식도 두 달 이상 계속하지 말고 무른 밥의 알갱이 크기로 늘려주세요. 아이가 잘 먹으면 진행하는 게 아니라 잘 먹지 않더라도 입자 크기는 늘려가도록 합니다. 글자를 읽을 수 있을 때 책을 보여주는 게 아니고 책을 보여주다 보면 글자를 알게 되는 것과 비슷합니다.

구역반사의 민감 지점은 월령이 증가할수록 입안의 깊은 곳으로 이동합니다. 이 시기에 다양한 질감을 경험하지 못하면 이후 덩어리 음식에 거부 반응이 강해질 수 있다는 임상적 관찰이 있습니다[122][123]. 치아가 없다고 걱정하지만, 어차피 밥 알갱이를 어른처럼 먹으려면 어금니가 나서 맷돌처럼 갈아 먹어야 합니다. 유치 어금니는 개인차가 있지만 보통 13~19개월에 납니다[124]. 된밥 형태의 이유기 보충식을 먹이는 12개월 무렵에도 어금니가 난 아이는 보기 드뭅니다. 그러니 이유기 보충식 알갱이의 진행과 치아 맹출의 정도는 무관하다고 여겨도 좋습니다.

"질식의 위험이 있는 음식은 주지 않습니다"

으깨지 않은 콩이나 옥수수 알갱이, 자르거나 으깨지 않은 체리나 포도 또는 방울토마토, 익히지 않은 당근이나 사과와 같은 딱딱한 생채소나 과일 조각, 잘게 썰지 않은 말린 채소나 건과일, 으깨지 않은 견과류와 씨앗류, 질기거나 큰 고깃덩어리, 소시지, 어묵, 큰 치즈 덩어리, 스트링 치즈, 고기나 생선의 뼈, 쿠키나 그래놀라 바, 침이 닿으면 입천장에 붙는 빵이나 과자 조각, 동그랗거나 딱딱한 사탕, 젤리빈, 캐러멜, 껌, 젤리, 쫄깃한 과일 스낵, 마시멜로 등은 질식의 위험이 있으므로 주지 말아야 합니다[125].

위험한 음식이 아니어도 누워서 먹거나 돌아다니면서 먹거나 카시트나 유모차에서 먹는 것도 질식의 위험이 있습니다. 아이가 먹는 동안 웃기거나 아이가 울고 있는데 억지로 먹이는 것도 위험한 상황을 만들 수 있으니 주의합니다.

이물질에 의한 기도 폐쇄 대처[126]

부모님들이 마주할 수 있는 가장 긴박한 상황 중 하나는 아이의 기도가 이물질로 갑자기 막히는 순간입니다. 영유아는 주변 물건을 입으로 가져가 탐색하는 본능이 강하고, 음식물을 씹고 삼키는 능력이 성인보다 미숙하기 때문에 기도 폐쇄 사고가 빈번히 발생합니다.

▶ Step 1 상황 판단: "지금 바로 처치가 필요한가?"
모든 사례가 응급처치의 대상은 아닙니다. 아이가 기침을 강하게 하고 있다면 기도가 **부분 폐쇄**된 상태입니다. 이때는 아이가 스스로 기침을 하여 이물질을 뱉어내도록 격려하며 주의 깊게 관찰하는 것이 최선입니다. 하지만 다음과 같은 **완전 폐쇄** 징후가 보인다면 지체 없이 개입해야 합니다. 등 두드리기가 가장 중요하며 먼저 시도되어야 합니다.

- 양손으로 목을 감싸 쥐며 괴로워함
- 기침을 하려 하지만 소리가 나지 않음
- 입술이나 얼굴이 파랗게 변함
- 숨을 쉬지 못하거나 숨을 들이쉴 때 쇳소리가 남

전화 우선 원칙: 연령에 관계없이 개입이 필요하다는 판단이 들면 제일 먼저 할 일은 119에 전화를 걸어 도움을 요청하는 것입니다. 스피커폰을 켜고 상담 요원의 지시에 따라 다음의 처치를 하게 됩니다.

등 두드리기 우선: 119에 도움을 요청하면서, 기도 완전 폐쇄의 모습을 보이는 경우 즉시 등 두드리기를 먼저 시행합니다.

▶ Step 2-1 영아(만 1세 미만)를 위한 대처: 등 두드리기와 가슴 밀어내기

만 1세 미만의 영아는 복부 장기가 갈비뼈에 의해 충분히 보호받지 못하고 간이 상대적으로 커서, 일반적인 하임리히법(복부 밀어내기)을 시행할 경우 내부 장기 손상의 위험이 매우 높습니다. 따라서 복부 압박 없이 등 두드리기와 가슴 밀어내기를 5회씩 교대로 반복합니다.

① **자세 잡기**: 구조자의 팔뚝 위에 아이의 얼굴이 아래를 향하도록 엎드려 놓습니다. 이때 손으로 아이의 턱을 받쳐 기도를 확보하되, 목을 압박하지 않도록 주의합니다. 아이의 머리가 가슴보다 낮게 위치하도록 각도를 조절합니다.

② **등 두드리기 (5회)**: 손바닥 밑부분으로 아이의 양쪽 날개뼈 사이 중앙을 강하고 빠르게 5회 두드립니다.

③ **뒤집기 및 가슴 밀어내기 (5회):** 아이의 턱과 뒤통수를 다시 손으로 감싼 후 조심스럽게 뒤집습니다. 머리가 아래로 향하게 한 뒤, 양쪽 젖꼭지 연결선 바로 아래 지점을 손꿈치(손바닥 아랫부분)로 5회 강하게 압박합니다. 단, 복부나 검상돌기를 압박하지 않도록 주의합니다.

④ **반복:** 이물이 나오거나 아이가 의식을 잃을 때까지 등 두드리기와 가슴 밀어내기를 5회씩 교대로 반복합니다.

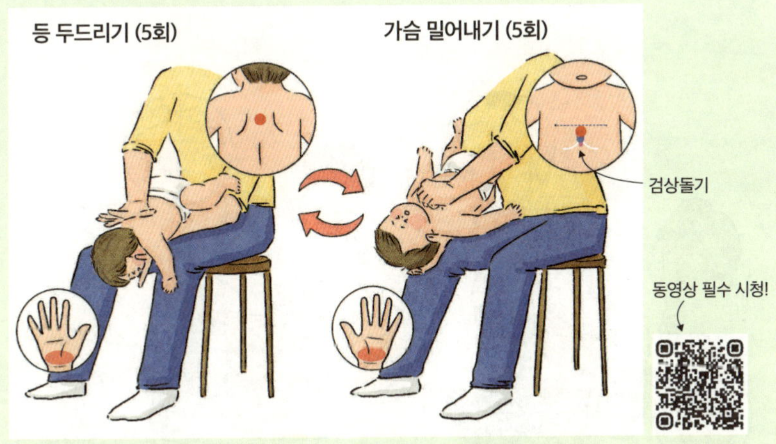

▶ **Step 2-2 소아(만 1세 이상)를 위한 대처: 하임리히법(복부 밀어내기)**

1세 이상의 소아에게는 성인과 유사한 하임리히법을 적용합니다. 다만, 아이의 체구에 맞춰 구조자가 무릎을 꿇는 등 높이를 맞추는 것이 중요합니다.

① **자세 잡기:** 아이를 앞으로 숙인 자세로 지지합니다. 구조자는 아이의 체구에 맞춰 무릎을 꿇는 등 높이를 맞춥니다.

② **등 두드리기 (우선 시행, 5회):** 손꿈치(손바닥 아랫부분)로 양쪽 날개뼈 사이를 강하고 빠르게 5회 두드립니다.

③ **복부 밀어내기 (하임리히법, 5회):** 등 두드리기가 효과가 없다면 아이의 뒤

에서 허리를 감싸안습니다. 한쪽 주먹의 엄지손가락 쪽 면을 아이의 **배꼽과 명치 사이**에 대고, 다른 한 손으로 주먹을 감쌉니다. 그 후 팔에 힘을 주어 **안쪽으로 누르며 위로 뽑아 올리듯** 강하게 밀쳐 올립니다.

④ **반복:** 이물이 제거되거나 의식을 잃을 때까지 등 두드리기와 복부 밀어내기를 5회씩 교대로 반복합니다.

※ 복부 압박이 기억나지 않거나 자신이 없다면, 이물질이 나오거나 의식을 잃을 때까지 **등 두드리기만이라도** 반복합니다.

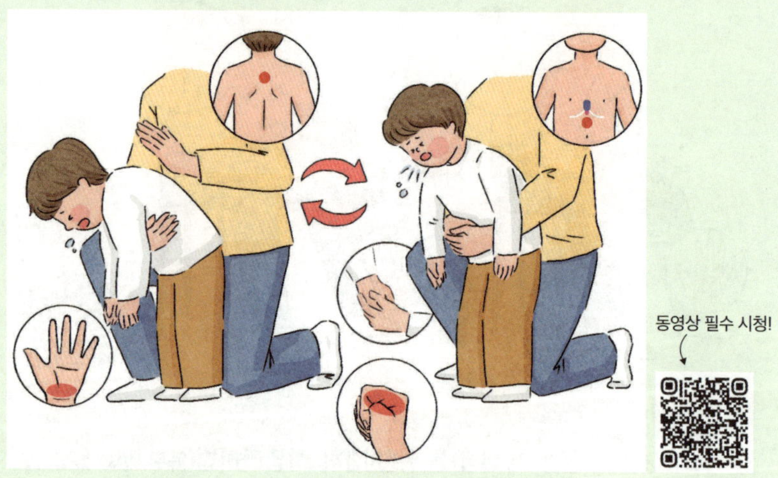

▶ Step 3 아이가 의식을 잃었을 때의 긴급 전환

응급처치 중 아이가 늘어지며 의식을 잃는다면, 즉시 하임리히법을 중단하고 심폐소생술(CPR) 단계로 넘어가야 합니다.

① **심폐소생술 시작:** 아이를 평평하고 딱딱한 바닥에 눕히고 즉시 가슴 압박을 시작합니다.

② **이물 확인:** 인공호흡을 하기 전 입안을 확인하여 이물이 눈에 보인다면 제

거합니다.

※ 이물이 보이지 않는데 손가락을 넣어 휘젓는 행동은 절대 하지 마세요. 이물이 더 깊이 박히거나 인두에 손상을 줄 수 있습니다.

▶ 주의점
흡인식 장치 사용 자제: 최근 시중에 판매되는 기도 이물 흡인 장치(suction-based device)는 일상적인 사용을 권고하지 않습니다. 장비 구비에 시간이 소모되고 부작용 보고가 있기 때문입니다.

사후 진료 필수: 이물이 제거된 후 아이가 멀쩡해 보여도 반드시 병원에 방문해야 합니다. 하임리히법 중 발생했을 수 있는 내부 장기 손상이나 이물의 일부가 남아 유발할 수 있는 흡인성 폐렴 등을 확인해야 하기 때문입니다.

"국이나 물에 말아주지 않습니다"

국이나 물에 말아주는 일은 씹어서 삼키는 법을 가르쳐야 하는 이유기 보충식의 목적에서 거꾸로 가는 일입니다. 조금만 질감이 달라져도 뱉어내는 까다로운 아이로 만듭니다. 무른 밥이나 진밥을 먹이는 것과는 다른 일입니다.

어른이 먹는 국은 아이가 먹기에 지나치게 짜서 해롭고, 아이가 짠맛에 길들면 일반적으로 싱거운 이유기 보충식을 더는 먹지 않으려 할 수 있습니다. 씹는 행위는 타액 분비를 촉진하여 소화의 첫 단계를 맡습니다. 국이나 물에 말아 삼키는 방식은 이 과정을 건너뛰게 하여 충분한 저작 경험 습득을 방해하고, 장기적으로는 고형식 적응을 어렵게 만들 수 있습니다. 간혹 이렇게 하면 먹이기 쉽다고 이야기하는 부모님을 만나는데, 물이나 국에 말아서 부피가 2배 늘면 같은 양에 들어 있는 영양은 절반이 된다는 것을 생각해야 합니다.

초기에는 마시듯이 삼키는 것으로 이유기 보충식을 시작할 수 있습니다. 하지만 '물을 마시는 것'과 '밥을 씹는 것'은 별개의 경험이므로 점차 분리하여 식사를 구성하는 것이 중요합니다.

"물을 따로 줄 수 있습니다"

6개월 이전, 이유기 보충식을 시작하기 전까지는 따로 물을 주지 않습니다. 12개월 이전까지 이유기 보충식을 진행하는 동안에는 물을 하루 한 컵(약 240mL)까지 허용합니다[127]. 모유나 분유 섭취를 대체할 만큼 물을 과도하게 주지 않도록 합니다. 젖병이나 빨대 컵보다는 조금 불편하더라도 기울여서 마시는 컵으로 주면 물을 필요에 넘치도록 마시는 일을 피할 수 있습니다. 이유기 보충식을 먹고 입 헹구는 정도, 잠에서 깨었을 때나 신나게 놀고 옹알이한 후에 한 모금 목을 축이는 정도면 충분합니다.

아이에게 수분 공급이 충분하다면 울 때 눈물이 잘 흐르고 기저귀에 젖은 소변이 연한 노란색이며 아이가 활기차 보일 것입니다. 4~5시간 이상 소변으로 기저귀를 적시지 않으면서 소변 색이 진한 노란색이라면 수분이 부족한 상태일 수 있지만, 이보다는 전반적인 상태를 살펴야 합니다. 돌이 지난 아이에게는 제한 상한선이나 꼭 섭취해야 하는 수분량을 정하지 않습니다. 아이의 필요에 따라 마시면 충분합니다. 목마를 때 과일 주스나 시판용 아이 음료가 아닌 물을 마시도록 합니다.

"8개월 무렵부터는 핑거푸드를 꼭 주세요"

발달 정도에는 개인차가 있지만, 대부분의 영아는 8~9개월 무렵 혼자 앉기가 안정되고 손-입 협응 능력이 발달하여 핑거푸드를 시도할 준비가 됩니다. 부모의 도움을 받아 숟가락으로 먹는 방법에서 손으로 스스로 먹는 방법으로 발전할 수 있습니다.

핑거푸드는 자율 식사를 가능하게 합니다. 지나치게 많이 먹는 아이 중에는 뱃구레가 큰 게 아니라 성미가 급해서 자기 양보다 많이 먹고 토하는 경우가 있습니다. 스스로 먹게 하면 처음에는 급하게 먹다가도 점점 먹는 속도가 느려지면서 적절한 양을 찾아갑니다. 또 식욕이 없는 아이 중에도 자신의 의지와 선택으로 먹게 하면 식사량이 (매번은 아니어도) 늘어나는 일을 종종 보게 됩니다.

다양한 물건을 아이가 보고, 만져보고, 느껴보는 활동을 촉감 놀이라고 부릅니다. 그런데 이렇게 특별한 준비 없이, 핑거푸드를 주면 그게 바로 촉감 놀이입니다. 눈으로 느껴지는 차이와 손의 촉감, 입안에서의 식감과 맛을 구분하는 일은 아이의 발달에도 도움을 줍니다. 식사 도구를 이용해서 깔끔하게 먹는 것은 빨라도 두 돌, 보통은 세 돌 정도는 되어야 기대할 수 있는 모습입니다.

핑거푸드로는 조금 단단한 바나나를 세로로 잘라서 손에 쥐고 먹을 수 있게, 익힌 고구마나 단호박을 스틱 형태로 쥘 수 있게, 브로콜리나 당근을 스틱 형태로 자른 뒤 삶아서 세게 쥐면 조금 으깨지는 정도로 해서 주면 좋습니다. 도톰하게 썬 두부나 앞뒤를 모두 적당히 구운 식빵 조각 등도 줘볼 수 있습니다.

너무 작게 자르면 아이가 손으로 잡기 어렵습니다. 어차피 잇몸과 혀로 으깨서 먹을 것이기 때문에 씹어 삼키는 것을 생각해서 작게 자르기보다는 큼직하게 잘라주는 게 먹기에 좋습니다.

날채소(당근, 오이 등), 견과류나 씨앗을 통째로 주는 것, 포도나 방울토마토를 통째로 주는 것은 질식의 위험이 있습니다. 익히고 껍질을 벗긴후 으깨서 줘야 합니다. 딱딱한 과자나 치즈 덩어리, 젤리나 껌, 어묵, 소시지 등도 세 돌 전에는 주지 않아야 합니다.

"이유기 보충식 책을 처음부터 끝까지 읽어보세요"

블로그나 인스타그램 같은 소셜미디어 또는 육아 카페에 있는 레시피보다 책을 보고 공부하기를 권장합니다. 오랫동안 사랑받은 책도 좋고, 신간 중에서도 소아청소년과 의사가 직접 쓰거나 감수한 책을 권합니다. 이유기 보충식에 대한 권장 사항이 최근 10년 사이 많이 바뀌었기 때문입니다.

"특별한 상황이 아니라면 직접 만들어주세요"

특별한 사정이 있어서 사 먹이는 분도 있지만, 직접 만들면 맛이 없어서 아이가 먹지 않는 것 같다는 생각에 배달 또는 시판 이유기 보충식을 사 먹이는 분이 많습니다. 이유기 보충식이나 간식은 '맛'이 없는 게 맞습니다. 재료의 맛을 다양하게 맛보고 익숙해지는 게 중요한 시기인데 큰 아이들과 어른들이 좋아하는 '맛' 그러니까 단맛, 짠맛, 감칠맛을 일찍부터 맛보게 하는 것은 이후 자극적인 맛을 선호하게 되어 담백한 채소류 등을 먹기 어렵게 만들고[128], 아이의 기질에 따라 저체중이나 과체중 등 극단적이거나 건강하지 않은 성장 모습을 유도할 수 있습니다.

우연히 그리고 당연히 아이가 좋아하는 재료와 맛을 발견하게 될 겁니다. 그것을 기억해 둘 필요는 있지만 그 음식만 주려고 해서는 곤란합니다. 편식을 일부러 가르칠 필요는 없지요. 게다가 직접 만들어봐야 어떤 음식이 얼마나 아이에게 주어지는지 파악할 수 있고, 무엇을 좋아하고 싫어하는지, 어떤 음식에 문제가 생기는지 알기 쉽습니다.

"먹는 동안 아이의 여러 행동을 그냥 두세요"

입을 안 벌리려고 할 때 숟가락으로 살짝 입술을 벌려보는 정도의 시도는 할 수 있어도 억지로 밀어 넣지는 않아야 합니다. 음식을 만지작거리는 것, 입에 넣었다가 뱉어서 다시 보는 것도 그냥 둬야 합니다.

때로는 아이가 음식을 바닥에 던지기도 합니다. 그냥 바닥에 두고 식사가 끝나면 치웁니다. 부모기 그 음식을 줍지는 마세요. 캐치볼이나 강아지가 던진 공을 주워 오는 것과 비슷한 놀이가 됩니다. 이유기 보충식을 시작하는 시기의 아이가 아니라 돌 즈음 또는 그 이후의 아이가 음식을 던질 때는 경고를 한 번만 합니다. '스읍!' 또는 '안 돼!', '이놈!' 등 짧은 경고음이면 충분합니다. 두 번째 던질 때는 그냥 치워야 합니다.

숟가락이나 포크를 좋아하는 아이라면 일찌감치 손에 쥐여줍니다. 아이는 아이대로 음식을 집으려고 시도하게 두고, 부모는 부모대로 숟가락으로 먹입니다. 숟가락이나 포크를 쥐기만 하고 손으로 먹으려 하는 것도 그냥 두세요.

8장

돌 이후의 식사와 간식

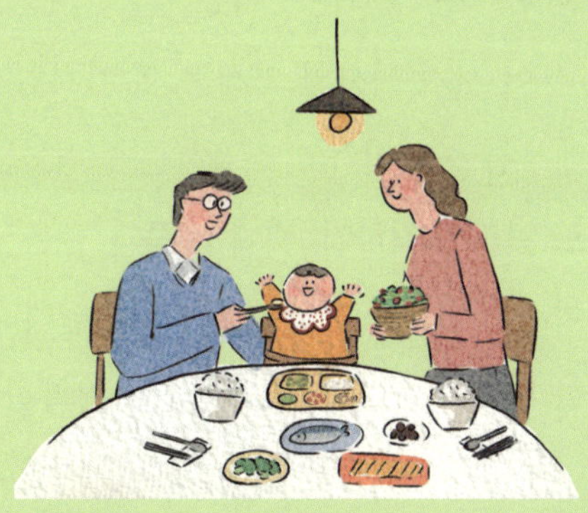

돌 이후 아이의 성장과 발달 수준에 비추어, 왜 특정 음식은 제한해야 하는지, 식사와 간식을 어떻게 구분해야 하는지, 그리고 식탁에서의 갈등을 키우지 않으면서도 일관된 원칙을 유지하는 방법을 하나씩 살펴보겠습니다.

돌 이후의 식사

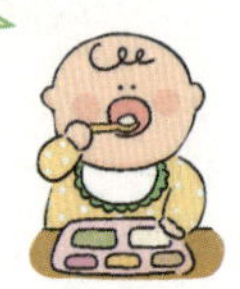

첫돌 무렵 아이는 손을 조금 더 세밀하게 사용해 물건을 쥘 수 있고, 발달이 조금 늦은 아이도 기어서 공간을 이동하고 조금 빠른 아이는 뒤뚱거리며 걸어서 공간을 이동할 수 있습니다. 많은 면에서 한계가 있기는 해도 독립적인 활동이 가능해집니다. 먹는 일도 마찬가지입니다. 이전까지의 식사가 수동적으로 음식을 '받아먹던 일'이었다면, 이제부터는 가족의 식탁에 당당한 '식구'의 일원으로 참여해 '함께 먹는 일'로 바뀝니다. 비로소 진짜 '식구'가 되는 것이죠.

이 시기 식사의 과제는 세 가지입니다. 첫째 아이가 스스로 배고픔과 배부름을 인식하고 조절하는 능력 키우기, 둘째 규칙적인 끼니와 간식으로 일과 정리하기, 셋째 가족과 같은 시간, 같은 장소에서 식사하며 식탁이라는 사회적 공간에 참여하기입니다. 이 과제를 완수하려면 식사에 관한 부모와 아이의 역할 분담을 명확히 해야 합니다.

돌 이후 식습관 문제의 출발은 흔히 "어른 음식을 대부분 먹을 수 있다"는 말에 대한 오해에서 시작됩니다. 특히, 식욕이 적은 문제를 해결하려는 방편으로 이 말을 이용할 때 더욱 그렇습니다. "먹을 수 있다"는 말은 어디까지나 안전의 개념이지 양·빈도·방식에 무조건적인 허용을 의미하지 않습니다. 특히 끼니를 대신해서 주는 것은 오히려 해로울 수 있습니다. 식사에 관한 역할 분담을 잊고 부모의 노력으로 아이를 먹게 만들려 할 때 벌어지는 일입니다.

여기에 돌 이후 자연스럽게 증가하는 자기주장과 고집이 더해지면, 식사 시간은 순식간에 힘겨운 전장이 됩니다. 부모는 "이 정도는 먹어야지", "왜 이것만 먹으려고 하니"라며 개입하게 되고, 아이는 먹는 일을 자신의 의사를 관철하는 수단으로 사용하기 시작합니다. 부모가 아이의 영역을 침범했으니, 그에 따른 대가를 치러야 합니다. 식탁에서 시작된 힘겨루기는 어느새 일과 전반으로 번져서 먹는 문제와 자는 문제, 놀러 나갔다 다시 집에 들어오는 문제까지 모두 얽힌 진창이 되기도 합니다. 이것이 바로 그 대가입니다.

이 시기의 식사 문제는 아이의 성격이나 부모의 훈육 방식이 잘못되어서 생기는 것이 아닙니다. 대부분은 역할과 기준이 정리되지 않은 상태에서 시작된 혼란입니다. 부모가 어디까지 책임지고, 아이에게 어디까지 맡길 것인지가 명확하지 않으면, 먹는 일은 가장 쉽게 충돌이 일어나는 영역이 됩니다. 아이에게는 아직 감정을 조절할 능력이 없고, 부모에게는 아이를 굶길 수 없다는 본능적인 불안이 있기 때문입니다.

돌 이후의 식사는 '잘 먹이는 법'을 배우는 시간이 아니라, 먹는 일을 둘러싼 질서를 세우는 시간입니다. 부모가 무엇을 언제 어디서 제공할지, 무엇은 제한하고 무엇은 허용할지, 그리고 아이의 선택은 어디까지 존중할지를 차분히 정리해야 합니다.

돌 이후 아이 음식에서 주의할 점

돌이 지나면 어른들이 먹는 음식은 대부분 먹을 수 있다고들 압니다. 그래도 몇 가지 제약은 있습니다. 그러나 그 제약을 엄격히 적용해 보면, 실제로는 어른들이 먹는 음식 대부분을 그대로는 먹일 수 없다는 것을 알게 됩니다.

"첨가당은 아예 배제합니다"

식품 재료가 본래 지닌 당분이 아니라 조리 과정에서 따로 더한 당류를 **첨가당**이라고 합니다. 모유나 우유에 들어 있는 유당, 통과일이나 채소에 들어 있는 천연당이 아닌 설탕, 시럽, 꿀, 과일 농축액, 각종 '청' 종류(매실청, 딸기청 등)는 모두 첨가당에 해당합니다.

흔히 아이들에게 챙겨주는 유산균 음료(요구르트), 가당 두유, 아이 과자, 아이 음료, 딸기·바나나 우유와 같은 향이 첨가된 가공유, 스포츠음료, 그리고 일부 토들러밀크(돌 이후 분유) 등에는 대부분 첨가당이 들어 있습니다. 광고에서 말하는 것처럼 '아이 건강에 유익한' 성분이 들어 있기는 하지만, 그로 인해 얻는 이득보다 잃는 것이 더 많으므로 권하지 않습니다. 건강에 좋은 '역할'을 하기에는 영양소 함량이 턱없이 부족한 경우도 많습니다.

세계보건기구는 전 연령에서 첨가당을 총열량의 10% 미만으로 제한할 것을 권고하며[129], 미국소아과학회는 2세 이하에서 첨가당을 완전히 배제하고 2세 이후에도 하루 25g 미만으로 제한할 것을 권장합니다[130]. 미국심장협회 기준으로 성인 남성은 36g, 여성은 25g이 상한선입니다[131].

실생활에서 식품마다 첨가당의 양을 확인하며 먹어본 경험이 있다면 이 기준을 지키기가 얼마나 어려운 일인지 알 겁니다. 결코 쉬운 일이 아니지만, 그럼에도 노력해야 할 부분입니다.

당분이 많은 음식은 열량은 높지만, 아이의 두뇌 발달에 필요한 건강한 지방, 근육과 뼈를 만드는 단백질, 신체 기능을 조절하는 비타민과 무기질이 부족한 경우가 많습니다. 예를 들어 유아용 과일 주스는 '100% 과일'이라 해도, 즙을 내는 과정에서 섬유질이 제거되고 당분만 농축된 상태입니다. 사실상 액상과당과 다를 바 없이 당분만 빠르게 흡수됩니다. 채소가 들어 있다는 음료도 성분표를 보면 실제 채소보다 농축액이 미미하게 들어간 경우가 대다수입니다. 이런 단맛 나는 주스나 과자로 배를 채우면, 정작 중요한 영양소가 든 정규 끼니를 즐길 기회를 잃게 됩니다. 이는 영양 불균형으로 인한 성장 부진, 혹은 반대로 비만이라는 양극단의 부정적인 결과로 이어지기 쉽습니다.

당분은 입안 세균의 완벽한 먹이가 되는데, 이 세균이 배출하는 산성 물질은 아이의 약한 유치를 부식시킵니다. 간혹 '어차피 크면 빠질 유치인데 썩어도 괜찮지 않나'라고 생각하는 분이 있습니다. 하지만 유치가 건강하게 유지되어야 영구치가 나올 공간을 제대로 확보할 수 있습니다. 게다가 아이들이 좋아하는 젤리나 캐러멜 같은 단 간식은 끈적해서 치아에 달라붙고 잘 떨어지지 않습니다. 양치질을 좋아하는 아이는 드문데, 떼쓰는 아이를 단것으로 달래는 상황에서 꼼꼼한 양치질까지 챙기기는 현실적으로 매우 어려운 일입니다.

아이 건강에 직접적인 악영향도 문제지만 첨가당을 제한하는 가장 중요한 이유로 저는 '입맛'을 이야기합니다. 어린 시기에는 최대한 다양한 음식 재료를 맛보게 하는 게 중요하다고 여러 번 강조했습니다. 하지만 단맛

그리고 뒤에 이야기할 짠맛은 너무나 강렬해 다른 음식을 맛본 경험을 모두 덮어버립니다. 더 이상 달고 짠 음식이 아니면 먹으려 하지 않는 아이로 자라게 만드는 셈이죠.

태어나고 첫 2년은 뇌가 폭발적으로 증가하는 시기입니다. 이 시기는 사건으로서의 기억을 저장하는 뇌의 해마가 성숙하지 않아 경험을 시간 순서대로 정리하고 나중에 다시 꺼내 보는 능력이 부족합니다. 하지만 생존을 위한 본능을 관리하는 뇌간과 편도체는 일찍부터 발달해 있습니다. 맛을 느끼고(뇌간) 맛을 강렬한 감정(즐거움 또는 혐오)이나 신체 반응(에너지 충전, 포만감, 구토, 불쾌감)과 연결하는 부위(편도체)는 해마보다 먼저 성숙합니다. 아이의 뇌는 '단맛=에너지원=생존에 유리함=즐거움'이라는 방식을 '즐거운 기억'이 아니라 '생존을 위한 조건'으로 새겨 넣습니다.

이 시기에 인위적이고 강렬한 단맛(첨가당)에 노출되면 아이의 뇌는 그 맛을 '기준점'으로 삼습니다[132]. 그리고 이 상황이 반복되면 웬만한 단맛에는 만족하지 못하고 더 단 음식을 갈망하게 됨과 동시에 쌀밥이나 채소 등의 은은한 단맛을 '맛없는 것'으로 인식하게 되어 자극적인 단맛만 찾는 편식으로 이어지기 쉽습니다. 굳이 비용과 정성을 들여 아이를 이런 길로 이끌 필요가 있을까요.

"소금 역시 엄격히 제한합니다"

소금(나트륨)은 아이 건강에 직접적인 악영향을 미칩니다. 12개월이 지나도 아이의 콩팥은 여전히 미성숙하기 때문입니다. 성인은 과도한 나트륨을 소변으로 배출하는 능력이 비교적 발달해 있지만, 아이는 이 조절 능력이 매우 취약합니다. 소량의 나트륨도 아이의 신장에는 큰 부담을 줄 수 있습니다.

콩팥은 혈액에 필요한 성분은 남기고, 해롭거나 과도한 성분을 내보내는 정수기 필터와 같은 역할을 합니다. 이런 여과 작용을 하는 콩팥의 핵심 구조를 '사구체'라 하며, 그 능력을 '사구체 여과율'이라고 합니다. 갓 태어난 만삭아의 사구체 여과율은 성인의 30% 수준에 불과하고, 돌 무렵에도 60~80% 수준에 머뭅니다. 만 2세 무렵이 되어야 비로소 성인 수준의 여과율에 도달하지만, 콩팥 크기 자체가 작기 때문에 성인이 먹기에는 적은 양의 나트륨이라도 아이에게는 과부하가 걸릴 수 있는 양입니다[133].

2020년 한국인 영양소 섭취기준에 따르면 1~2세 아이의 나트륨 충분 섭취량은 하루 810mg입니다[121]. 성인의 충분 섭취량(1,500mg)의 절반 수준입니다. 성인도 이 정도 섭취량을 유지하려면 주변에서 '유별나다'라는 소리를 들을 만큼 노력해야 합니다. 보통 봉지라면 한 그릇의 나트륨이 약 1,500~2,000mg, 편의점 소포장 김치(80g)가 약 400~600mg인 것을 감안하면[134], 평소 어른들이 먹는 식사를 그대로 줄 경우 한 끼만으로도 아이의 하루 나트륨 충분 섭취량을 훌쩍 넘기기 쉽습니다. 참고로, 부모들이 소금 간을 크게 신경 쓰지 않아도 된다고 여기는 3~5세 아이의 나트륨 충분 섭취량도 하루 1,000mg에 불과하니 여전히 신경 써야 합니다.

또한 단맛과 마찬가지로 짠맛은 아이의 미각에 강렬한 자극을 줍니다. 생존에 필수인 염분을 감지하는 짠맛은 뇌의 본능적인 영역을 자극하기 때문입니다. 이 시기에 강한 짠맛에 노출되면 아이의 미각 기준점이 높아져, 쌀밥이나 찐 감자처럼 밍밍하고 담백한 식재료 본연의 맛을 거부하고 더 자극적인 음식만 찾게 만듭니다. 아이의 '입맛'을 망가뜨리는 위력만큼은 첨가당 못지않습니다.

어릴 때 형성된 짠맛 선호도는 성인기까지 이어진다는 연구가 많습니다[128][135]. 만성적인 나트륨 과다 섭취는 고혈압, 심혈관 질환, 신장 질환의 강력한 위험 인자입니다. 아이에게 고혈압과 같은 혈관 질환의 씨앗을 일찍부터 공들여 심어줄 필요는 없지 않을까요.

돌이 지난 아이는 어른이 먹는 음식 대부분을 공유할 수 있지만, 어른의 소금간을 그대로 공유해서는 안 됩니다. 같은 요리를 하더라도 아이 몫을 먼저 덜어낸 뒤에 어른을 위한 간을 하거나, 조리 마지막 단계에 소금을 더하는 과정을 아이 음식에서는 생략하도록 합니다.

"목마를 때는 물을 마시도록 합니다"

아이가 목마를 때 마시기 가장 좋은 음료는 깨끗한 맹물입니다. 수돗물은 반드시 끓였다 식혀서 주고, 깨끗하게 관리된 생수나 정수기를 거친 물은 그대로 줄 수 있습니다.

아이가 물을 마시지 않는다고 걱정하는 부모를 많이 만납니다. 우유나 시중에 판매하는 아이들용 음료가 아니면 수분을 섭취하지 않는다고 합니다. 운동을 해봤다면 갈증이 났을 때 마시는 물이 얼마나 맛있는지 알 것입니다. 물을 원하는 것은 본능입니다. 하지만 '맛'이 있는 음료에 길들면 갈증이 날 때조차 '맛' 없는 맹물을 거부합니다. 달고 짠 음식을 제한하는 이유와 마찬가지입니다.

딸기·바나나 우유와 같은 향이 첨가된 가공유, 단맛이 나는 음료, 혹은 인공 감미료가 들어간 음료는 제로칼로리든 저칼로리든 아이에게 주지 말아야 합니다. 당 함량이나 열량의 문제를 떠나 영양 면에서도 이득이 전혀 없는데다 아이가 단맛을 선호하도록 입맛을 강화하기 때문입니다.

"만 5세 이전의 아이에게 과일주스는 필요하지 않다[136]"는 게 미국 소아과학회, 미국 소아치과학회, 미국 영양학회, 미국 심장협회 공동의 의견입니다. 첨가당 없이 100% 과일 착즙 주스라 해도 돌 이전 아이에게는 조금도 주지 않는 것이 원칙입니다. 돌 이후부터 만 5세까지는 하루 120mL 이내로 제한하되, 젖병이나 빨대 컵이 아닌 일반 컵에 담아 '줄 수는' 있습니다. 그렇더라도 매일 주는 것은 곤란합니다. 주스는 통과일을 먹을 때 얻을 수 있는 이점인 식이섬유는 대부분 제거된 채, 아이에게 불필요할 만큼 과도하게 농축된 당분만 공급하기 때문입니다.

칼슘과 비타민D가 강화된 두유 외의 식물성 음료도 아이에게 적절하지 않습니다. 우유를 대체할 만큼 영양 구성이 충분하지 않아서입니다. 아이에게 카페인이 들어 있는 음료도 주지 말아야 합니다. 카페인 하면 커피만 떠올리는데 초콜릿 음료, 아이스 티류, 탄산음료 등에도 상당한 양의 카페인이 들어 있다는 것도 기억해야 합니다. 잠드는 데 어려움이 생기고 이유를 알 수 없는 짜증이 늘 수 있습니다. 소아의 카페인 섭취가 과잉행동과 연된된다는 연구가 있으며, 반복 섭취 시 발달에도 악영향을 끼칠 수 있습니다[137].

우유는 어떨까요? 부모의 계획에 따라 정해진 양만큼 제공하는 것은 문제없습니다. 하지만 마실 것을 찾는 아이에게 물 대신 우유를 먼저 내놓는 것은 바람직하지 않습니다. 보리차류는 괜찮을까요? 자주 받는 질문인데 관련한 연구나 근거가 되는 문헌은 아직 보지 못했습니다. 한겨울에 마셨던 따뜻한 보리차나 옥수수차, 한여름에 마셨던 시원한 보리차나 결명자차를 아늑한 어린 시절의 추억이라고 말하는 분도 있습니다. 그런데 이 책의 주 대상인 두 돌이 안 된 아이에게, 이런 경험이 식습관 형성에 의미 있는 기억으로 남는지는 따져볼 필요가 있습니다.

제 생각은 이렇습니다. 보리차는 카페인이 없고 그 자체로 유해하지 않습니다. 하지만 여기서도 문제는 '입맛'입니다. 맹물이 아닌 고소한 맛에 익숙해진 아이가 맹물을 거부하면, 그때는 문제입니다. 외출하거나 여행할 때마다 매번 보리차를 준비해야 하는 불편함도 고려해야 합니다. 보리차가 아니면 마시지 않는 아이로 공들여 키울 필요는 없지 않을까요. 수분도 조금 더 맛있고 고소한 것을 먹이고 싶은 마음은 이해합니다. 그러니 이렇게 해보지요.

기본은 '끓였다 식힌' 물로 합니다. 우리 아이가 우유를 마시든 보리차를 마시든 목마를 때 맹물 마시기를 싫어하지 않는다면 그때그때 상황에 따라 보리차나 우유를 줘도 문제가 되지 않겠지요. 하지만 맹물은 마시지 않고 '맛'이 나는 마실 것만 찾는 아이라면, 그 아이의 취향을 언제 어디서나 즉각적으로 맞춰줄 자신이 없다면 보리차나 우유는 규칙적인 간식 또는 별미로 분류해야 합니다. 이러니저러니 해도, 굳이 아이를 시험에 들게 하지 말고, 그냥 '끓였다 식힌' 맹물에 익숙하게 하는 게 가장 간단하고 안전한 선택입니다.

"우유로 끼니를 대신하지 않습니다"

모유는 두 돌까지 먹이는 것이 기본이지만, 상당수의 부모님이 돌이 지나면 모유나 분유를 끊고 전유(생우유)를 먹이기 시작합니다. 그러면서 우유를 '제2의 주식'처럼 여기는 경우가 많습니다. 아이가 밥을 잘 안 먹더라도 우유를 많이 마시면 영양이 보충될 거라 기대하는 것이지요. 돌 전까지는 모유나 분유가 주식이었으니 그렇게 생각하는 것도 무리는 아닙니다.

우유(100g당 약 65kcal)가 부피가 같은 다른 음식에 비해 영양가가 높은 것은 맞습니다. 쌀죽(100g당 30~40kcal)이나 미음(100g당 20~30kcal), 과일 주스(100g당 45~50kcal) 등과 비교해도 부피 대비 영양 밀도가 높습니다. 하지만 돌 이후 아이가 주식으로 먹어야 할 고형식에 비하면 턱없이 낮습니다. 100g당 흰 쌀밥은 약 130kcal, 삶은 달걀은 155kcal, 소고기는 부위에 따라 130~270kcal로 우유보다 영양 밀도가 최소한 2배 이상 높습니다. 우유만으로 필요한 열량을 채우려면 밥을 먹을 때보다 배 이상 많이 먹어야 한다는 뜻입니다.

"그럼 양을 늘려 우유를 더 많이 마시게 하면 되지 않느냐?"라고 말하는 분을 만납니다. 그렇지 않습니다. 우유에는 칼슘, 단백질, 비타민B12가 풍부하지만, 아이의 뇌 발달에 필수적인 철분은 거의 없고 오히려 다른 음식의 철분 흡수마저 방해합니다[138]. 또한 소화가 상대적으로 느린 카세인 단백질 위주이며 식이섬유도 전무해, 우유로 배를 채우면 변비에 걸리기 쉽습니다. DHA나 필수 지방산, 비타민 E, K 등도 부족해 반드시 다른 음식으로 보충해야 합니다.

밥을 잘 안 먹는 아이의 부모에게 잠시 우유를 끊자고 제안하면 "우유를 안 먹어도 돼요? 칼슘은 어떻게 해요?"라며 걱정하는 분이 많습니다. 하지만 칼슘만으로 아이가 건강해질 수는 없습니다. 정규 끼니를 충분히 먹은 상태에서 마시는 우유는 뼈를 튼튼하게 만들지만, 끼니를 대신해서 마시는 우유는 철 결핍성 빈혈과 변비를 일으켜 건강에 해롭습니다. 어쩌다 한 끼를 우유로 채우고 넘어가는 것을 문제 삼는 게 아닙니다. 끼니 대신 매번 우유를 주는 상황을 만들지 말라는 뜻입니다.

우유는 고형식을 '잘 먹는' 1~2세 아이에게 하루 300~500mL 정도를 줄 수 있고, 2~5세 아이에게 하루 400~600mL를 줄 수 있습니다[139]. 이 말이 밥을 전혀 먹지 않는 아이에게 최소 500mL라도 먹이라는 의미는 아닙니다. 고형식을 잘 먹지 않는 아이라면 끼니와 끼니 사이에 100~120mL씩 하루에 두 번 우유를 줄 수 있지만, 그 전에 정말 밥을 전혀 안 먹는지 확인해야 합니다. 고형식을 거부하는 아이라면 짧은 기간이라도 우유를 끊거나 줄여 진짜 배고플 기회를 줘야 합니다.

우유는 '간식'이고 '보충식'이어야 합니다. 식사 대용으로 우유를 마시는 일이 반복되면 씹는 일을 배우기 어렵고, 포만감 때문에 밥을 더 거부하게 되며, 결국 철분 결핍과 식욕 저하로 이어져 아이가 예민해지는 악순환에 빠지게 됩니다.

가족과 함께하는 식사 예절

아이가 식탁에 앉아 어른과 함께 밥을 먹기 시작하면, 부모는 슬슬 '식사 예절'을 가르쳐야 한다는 압박을 느낍니다. 하지만 갓 돌이 지난 아이에게 어른과 같은 태도를 기대하는 것은 비현실적이며, 자칫 즐거워야 할 식사 시간을 전쟁터로 만들 수 있습니다.

"식탁 의자에서의 행동은 우선 허용합니다"

이 시기 아이의 뇌, 특히 자기 조절을 담당하는 전두엽은 미성숙합니다. 소근육 발달도 완전하지 않아 이제 막 손가락으로 물건을 집거나 서툴게 숟가락질을 시작했을 뿐입니다. 도구를 능숙하게 다뤄 음식을 그릇에서 입까지 옮기는 일은 아이에게 정말 어려운 과제입니다. 음식을 만지고, 흘리고, 입에 넣었다 뱉어 확인하는 행동은 발달 과정에 맞는 자연스러운 탐색 과정입니다. 단, 음식을 바닥에 던지는 행동은 탐색이 아닌 식사 종료 신호로 구분하여 대응하는 것이 적절합니다. 나머지 아이가 식탁 의자에 앉아서 하는 탐색 행동을 크게 문제 삼지 말고 지켜봐 주세요.

"돌아다니며 먹으면 위험합니다"

돌아다니면서 먹는 것은 절대 안 됩니다. 예절의 문제가 아니라 흡인 사고(질식) 위험이 있는 안전 문제이기 때문입니다.

"배부름 신호를 보내면 바로 식탁 의자에서 내립니다"

아이가 음식을 밀어내거나 칭얼거리는 등 식사를 마쳤다는 신호를 보내면, 미련 없이 아이를 식탁 의자에서 내려주세요. 이로써 아이의 식사는 끝났음을 분명히 합니다. 칭얼거린다고 내려줬다가 다시 먹을까 싶어 앉히는 일을 반복하면, 식욕이 없는 상태에서 억지로 먹이는 상황을 만들 뿐입니다. 입을 벌려 음식을 억지로 밀어 넣는 것만이 강요가 아닙니다. 배가 고프지 않은 아이에게 다른 이유를 만들어 먹이려 애쓰는 모든 행동이 억지로 먹이기입니다.

아이가 손으로 음식을 만지며 탐색하는 것에 과잉 반응하지 말고 지켜봐 주세요. 하지만 음식을 바닥에 던지기 시작했다면, 이는 탐색이 아니라 '식사가 끝났다'는 신호로 받아들여야 합니다. 그 행동을 '허용'하라는 뜻이 아닙니다. 이럴 때 훈육을 시도하기보다는 "이제 배가 부르구나. 식사 끝"이라고 중립적인 태도로 말하며 식탁을 치우는 것이 좋습니다.

다시, 섭식 책임의 분리 원칙

식사 시간에 딴짓을 많이 한다는 것은 예의가 없어서가 아니라 단순히 '배가 고프지 않아서'일 가능성이 큽니다. 이때 부모와 아이의 역할을 명확히 나누는 '섭식 책임의 분리' 원칙이 도움이 됩니다(섭식 책임의 분리 원칙을 자세히 알고 싶다면 152쪽을 참고하세요).

아이가 음식을 거부하거나 깨작거릴 때 "한 숟가락만 더!"라고 압박하거나 "다 먹으면 사탕 줄게"라며 조건을 거는 것은 부모가 아이의 결정권(얼마나 먹을지)을 침범하는 행위입니다. 또한, 적게 먹은 아이가 걱정되어 다음 끼니 전에 미리 간식을 챙겨주는 것 역시 아이의 결정권(다음에 먹을지 말지)을 방해하는 일입니다. 이런 행동은 단기적으로는 먹이는 데 성공할지 몰라도, 장기적으로는 아이가 자신의 배고픔과 배부름 신호를 무시하게 만들어 편식이나 소식과 과식을 오가는 양극단의 부정적 습관을 유발할 수 있습니다[140 141].

이 시기 아이가 보여줄 수 있는 최고의 식사예절은 맛있게 먹는 모습 그 자체입니다. 어떤 이유로든 식욕이 없는 아이를 억지로 먹이는 것이야말로 나쁜 식사예절을 가르치는 지름길입니다. 진정한 식사예절 교육은 부모가 먼저 즐겁게 식사하는 본보기를 보이고, 아이에게는 스스로 식사량을 조절할 기회를 제공하는 것입니다.

식사 형태의 비교: 일품 vs. 반과 찬

이 시기에 부모는 영양을 골고루 담은 볶음밥이나 덮밥 형태인 '일품요리'가 좋을지, 아니면 밥과 여러 반찬으로 구성된 '반(밥)과 찬' 형태의 한식이 좋을지 결정하기 어려워합니다. 결론부터 말하면, 두 형태 모두 훌륭하며, 중요한 것은 형태가 아닌 '영양 균형'입니다. 자세히 살펴보겠습니다.

일품 식단

주먹밥, 덮밥, 볶음밥, 비빔밥, 리소토, 국수 등은 대표적인 일품 식단입니다. 한 그릇에 탄수화물, 단백질, 지방, 채소를 모두 담아낼 수 있어 준비하기 편리하고 영양 균형을 맞추기도 좋습니다. 특히 채소나 재료를 잘게 다져 넣을 수 있어, 맛은 괜찮은데 겉모습 때문에 거부하던 재료를 아이에게 자연스럽게 먹일 기회가 됩니다. 다만 여러 재료가 섞여 있어 각 재료 본연의 맛과 질감을 경험하기 어렵고, 소스를 사용하다 보니 나트륨 함량이 높다는 분명한 단점도 있습니다.

저는 진료실에서 일단 먹기 편한 일품요리로 시작하되, 천천히 다른 가족처럼 반과 찬을 따로 차려주는 방향으로 가자고 제안합니다. 그 과정에서 일품 식단의 단점을 보완하기 위해 다음과 같은 노력을 기울일 수 있습니다.

첫째, 재료의 질감을 살려주세요. 모든 재료를 잘게 다지기보다는 깍둑 썰기한 애호박이나 살짝 으깬 완두콩처럼 씹을 수 있는 크기로 섞어주면, 다양한 질감을 느낄 수 있고 씹는 연습도 됩니다. 아이가 유독 싫어하는 재료는 잘게 다져 숨기더라도, 잘 먹는 재료는 식감을 살리는 식입니다.

둘째, 간단한 핑거푸드 찬을 곁들입니다. 덮밥이나 주먹밥을 먹으면서도 옆에 찐 당근이나 브로콜리, 두부 등을 따로 놓아주어 원재료의 맛과 형태를 경험하게 해주세요.

셋째, 나트륨 문제를 관리합니다. 덮밥이나 국수는 소스 맛에 의존하기 쉽습니다. 어른용 굴 소스·케첩·간장 대신 아이용 저염 간장을 사용하거나 채소 우린 물을 활용하면 간을 세게 하지 않고도 감칠맛을 낼 수 있습니다.

반과 찬을 따로 주는 식단

반과 찬으로 구성된, 부모님들 사이에서 '유아식'이라고 부르는 한식 차림입니다. 전 세계적으로 보편적인 형태는 아니지만 한국에서는 매우 익숙한 형태입니다. 아이는 구분된 반과 찬을 통해 각 재료 고유의 맛, 색, 향, 질감을 오롯이 경험할 수 있습니다. 스스로 무엇을 먹을지 선택하고 탐색하는 과정 자체가 아이에게는 훌륭한 놀이이자 교육이 됩니다. 또한, 반과 찬이 나뉘어 있어 전체적인 소금간을 조절하기가 상대적으로 쉽습니다.

어른 음식을 하면서 간만 줄이면 된다고 생각하면 어떤 면에서는 쉬운 형태인데, 매 끼니 다양한 반찬을 준비하는 것은 부담스러울 수 있습니다. 간을 하기 전 아이 몫을 덜어내는 요령이 필요합니다. 가장 큰 난관은 편식입니다. 사실 반과 찬을 번갈아 먹는 형태는 그리 간단하지 않습니다. 처음 경험하는 입장에서는, 매번 작은 고민이 필요합니다. 밥 한 숟가락에 반찬 A와 B, 다음 숟가락에 반찬 C와 국 한 숟가락 형태로 매번 무엇을 어떻게 먹을 것인지 생각해야 합니다. 아이에게는 '밥을 먹기 위한 반찬'이라는 개념이 없기에, 식탁 위의 음식들을 각각 별개의 요리로 인식합니다. 당연히 입맛에 맞는 것만 골라 먹고 나머지는 거부하는 편식으로 이어지기 쉽습니다.

이때 필요한 태도는 아이의 선택을 존중하되 아이에게 끌려가지 않는 것입니다. 아이가 좋아한다고 해서 특정 반찬만 매번 내줘도 문제지만, 내 준다고 해도 곧 질릴 수밖에 없고 또다시 곤란해집니다. 아이가 특정 반찬이 없다고 밥을 먹지 않는다면, 당분간 편식하는 그 재료는 식탁에 올리지 않는 것도 방법입니다. 아이가 좋아하는 음식만 계속 제공하는 것은 다양한 음식을 맛볼 기회를 아이에게 뺏는 것과 마찬가지입니다.

중요한 것은 형태가 아닌 영양 균형

각 식사 형태의 선택에서 얻고 잃는 것이 있을 뿐, 무엇이 더 좋다고 정하기는 어렵습니다. 무엇이 더 나을 게 없다면, 아이 식사를 차리는 사람의 편의가 가장 중요하다고 생각합니다. 누군가는 일품을 차려주는 게 편할 수 있고 또 다른 경우에서는 반과 찬을 따로 주는 게 손이 덜 가는 일일 수도 있습니다.

그다음 아이의 성향을 고려해 보지요. 이유기 보충식 시기에 다양한 음식을 맛보면서 특별히 싫어하는 음식이 없는 아이라면 처음부터 반과 찬을 따로 차려주어도 좋을 것입니다. 사실 이런 아이는 일품이든 반과 찬이든 관계없을 겁니다. 하지만 싫어하는 음식이 너무 많아 특정 음식 재료만 먹으려는 아이라면 일품 식사가 나은 선택일 수 있습니다. '반과 찬'을 차릴 여유가 되는 날은 재료의 맛을 탐색할 기회를 주고, 바쁜 날이나 편식이 지속하는 시기에는 일품요리를 차려주면 됩니다.

이보다 중요한 것은 영양의 균형을 추구하는 일입니다. 이를 위해 복잡한 영양 계산 없이 "무엇을 얼마나 먹어야 하는지" 한눈에 파악할 수 있도록 도움을 주는 도구가 있습니다. 영아부터 학령기까지 연령별 지침을 따로 제공한다는 점에서, 영유아 식단 참고 도구로 가장 활용하기 좋은 것이 미국 농무부(USDA)의 **마이플레이트(MyPlate)**입니다[142].

미국 농무부는 2011년부터 '식품 피라미드'를 대체하는 시각적 식단 모델로 마이플레이트를 운영하고 있습니다. 접시를 네 구역으로 나눈 단순한 그림 하나로 균형 잡힌 한 끼의 구성을 직관적으로 보여주는 것이 특징입니다. 성인 1인 1회 분량을 기준으로 제작된 우리나라의 식품구성자전거와 달리, 마이플레이트는 영아부터 학령기 아동까지 연령별 지침을 따로 제공합니다.

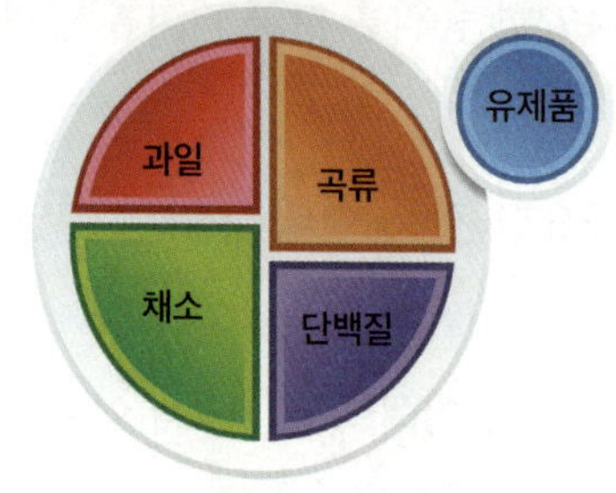

마이플레이트(출처: MyPlate.gov)

마이플레이트의 예시

한 끼 식사로 곡류, 단백질, 채소, 과일을 골고루 제공하되, 채소는 4분의 1보다 조금 더 많이 주고 과일은 4분의 1보다 적게 주는 형태입니다. 여기에 유제품을 곁들입니다. 다섯 가지 식품군을 매일 골고루 제공하고, 첨가당과 나트륨이 낮은 음식을 선택하며, 다양한 맛·색·질감을 시도해 볼 것을 권장합니다. 음료는 물, 우유 그리고 모유만으로도 충분하며, 단맛 음료(탄산음료, 가향 우유, 주스 음료, 스포츠음료)는 피할 것을 권합니다.

만 2세 기준으로 과일 1~1.5컵, 채소 1~2컵, 곡류 90~140g, 단백질 55~140g, 유제품 2컵이 마이플레이트에서 권하는 대략적인 하루 권장량입니다. 이 수치는 활동량과 체격 그리고 매일매일의 식욕에 따라 달라지므로 정확한 목표치로 삼기보다는 참고 자료로 이해하는 것이 좋습니다.

평균적으로 이보다 적게 먹는 아이라도 적절하게 성장하고 있다면 그것이 아이의 양입니다. 적게 먹으면서 체중이 잘 늘지 않거나 너무 많이 늘고 있다면 더 먹이려 애쓰기보다는 필요 이상의 군것질이 없는지 살펴보는 것이 우선되어야 합니다. 이보다 많이 먹는 아이라면 채소와 잡곡의 비중을 더 늘리고 스스로의 선택으로 먹을 수 있게 해주면 좋겠습니다.

USDA의 식단 지침은 2026년 마이플레이트에서 역피라미드(realfood.gov)[143]로 교체되었습니다. 2세 미만 영아에 대해서는 첨가당 완전 배제, 모유 수유 우선, 6개월 이유기 보충식 시작 등 기존 원칙이 유지되었으나, 전지 유제품·적색육 강조 등 일부 내용은 심혈관 전문가들의 반발 등 논란이 있어 향후 지속적인 검토가 필요한 것으로 보입니다.

마이플레이트는 미국의 식문화를 기반으로 개발된 모델입니다. 유제품 비중이 상대적으로 높고, 두부·해조류·발효식품 등 한국 식재료의 특성이 반영되어 있지 않습니다. 따라서 마이플레이트를 '정답'이 아닌 균형 식단의 시각적 참고 도구로 활용하고, 구체적인 식재료 선택은 우리 식문화에 맞게 조정하는 것이 현실적입니다. 예를 들어 단백질 구역에는 소고기·닭고기 대신 두부·콩·생선을, 유제품 구역에는 칼슘 강화 두유나 요거트를 대입할 수 있습니다.

이 균형은 매 끼니 완벽해야 하는 것이 아닙니다. 오늘 점심에 단백질이 부족했다면 저녁에 콩이나 고기를 더 챙겨주고, 오늘 채소를 적게 먹었다면 내일은 채소를 듬뿍 넣은 볶음밥을 주는 식으로, 하루 혹은 일주일 단위로 균형을 맞춘다고 생각하면 차리는 사람의 부담도 훨씬 줄 것입니다.

간식에 대한 올바른 접근

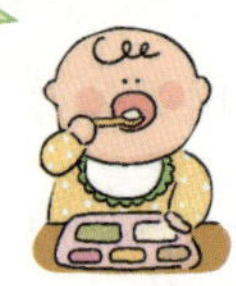

아이 입에 무언가 들어가는 모습만 봐도 행복한 것이 부모 마음입니다. 그래서인지 이유기 보충식을 시작하자마자 간식을 주는 게 당연하다고 여기며 서두르고, 아이가 찾기 전에 부모가 먼저 달고 짠 음식을 "이제는 줘봐도 될까요?"라고 묻는 일도 많습니다. 하지만 간식은 영양 공급이 아니라 끼니와 끼니 사이의 허기를 부드럽게 메워주는 보조 수단임을 기억해야 합니다. 잘못된 접근은 힘들게 잡은 정규 식사 리듬을 망가뜨릴 수 있습니다.

규칙적인 끼니가 먼저, 간식은 나중에

간식은 규칙적인 세 끼 식사가 자리 잡은 후에 시작하세요. 아이가 배고픔과 배부름 신호를 익히기도 전에 수시로 간식을 주면, 아이는 진짜 배고픔을 느끼지 못해 식사 시간에 집중하기 어려워집니다. 많은 전문가가 영유아에게 '반응형 식사'를 권장합니다[144][145]. 아이의 배고픔 신호에 맞춰 먹이다 보면 자연스럽게 식사 리듬이 생깁니다. 간식이 이 리듬을 방해해선 안 됩니다.

　간식을 시작하는 시기는 아이마다 다를 수 있습니다. 보통 하루 세 번의 이유기 보충식을 안정적으로 먹으면서, 그사이에 배고픔을 표현할 때가 적당합니다. 아이의 발달에 따라 각자 달라질 수 있지요. 체중 증가가 빠른 아이는 이유기 보충식 3회와 간식 시작이 보통 아이보다 빠를 수 있습니다. 반면 체중 증가가 더딘 아이는 무른 밥 이유기 보충식도 하루에 1~2회만 먹이라고 권하고, 정규 식사 리듬이 잡히지 않았다면 간식 시간을 따로 만들기보다는 이유기 보충식을 먹을 때 과일 같은 것을 곁들이라고 합니다.

보상이 아닌 보충

"이거 다 먹으면 과자 줄게." 아이에게 밥을 다 먹이려고 흔히 하는 말이지만, 이 말은 음식을 보상으로 인식하게 만들 수 있습니다. 과장하면 아이는 간식을 '상', 밥을 '참고 견뎌야 하는 일이나 벌'로 여겨, 식사에 대한 흥미를 잃습니다. 음식을 보상으로 배운 아이는 커서도 스트레스를 받을 때 음식부터 찾는 습관이 생길 수 있습니다[146]. 아이를 위한 음식은 사랑으로 만들지만, 그렇다고 음식이 곧 사랑은 아닙니다. 누구나 위로가 되는 음식이 한두 개쯤 있을 수 있지만, 일부러 달콤한 음식 없이는 위로받지 못하는 아이로 만들 필요는 없지 않을까요?

　간식을 보상으로 제공하는 일을 반복하면 배고픔을 채우기 위해 먹어야 하는 일 대신 보상을 위해 억지로 먹는 습관이 생길 수 있습니다. 배고픈 상태에서 음식을 먹었을 때의 만족감과 쾌감을 느끼는 경험이 우선되어야 합니다. 맛있는 음식을 먹고 즐기는 일도 우리 삶에 당연히 필요하겠지만, 생존을 위한 먹기보다 앞서서는 곤란합니다.

진료실에서 정규 식사를 거부하거나 설사가 오래되어 간식을 제한하도록 권했을 때 곤란한 정도가 아니라 속상해하는 부모를 드물지 않게 만납니다. 다시 한번 기억해 주세요. 맛있는 음식이 곧 사랑은 아닙니다.

적당한 시간, 양, 종류

간식은 다음 끼니에 영향을 주지 않는 정도로 아이의 반응에 맞춰 조정해 가는 것이 적절합니다. 절대적인 규칙은 없지만, 예를 들어 보통 어른들의 식사 간격(약 5시간)에 맞춘다면 아침 식사 후 2시간 정도 지나서 간식을 주고, 그로부터 2~3시간 뒤에 어른들과 함께 점심을 먹고, 또 2시간 정도 지나서 오후 간식을 먹을 수 있습니다. 점심과 저녁 식사의 간격이 더 길다면 오후 간식을 조금 더 늦게 줄 수 있습니다.

끼니를 잘 먹는 편이지만 체중이 잘 늘지 않는 아이라면, 식사 후 2시간보다 조금 더 일찍 간식을 주어 다음 끼니까지의 공복 시간을 확보해 식사에 영향을 덜 주도록 합니다. 반대로 체중이 너무 빨리 늘고 끼니때마다 허겁지겁 먹는 아이라면 다음 식사 1시간 전쯤 간식을 주어 허기를 진정시키면, 식사 시간에 급하게 과식하는 것을 막을 수 있습니다. 항상 간식을 먹고 나서 그다음 끼니에 아이가 얼마나 잘 먹는지를 보고 그다음 간식을 조정해 주세요. 같은 아이라도 매번, 매일 다른 모습을 보일 수 있습니다. 그게 정상입니다.

간식의 시작 시기와 양과 형태는 아이마다 다르지만 기준을 정해보겠습니다. 먼저 생후 6개월 이전에는 간식이 필요 없습니다. 6개월 이후 이유기 보충식을 시작한 후에 왕성한 식욕을 보이고 이유기 보충식을 거부감 없이 잘 먹는 아이라면 과일퓌레와 같이 소량의 간식을 시작해 볼 수 있지만, 그 식욕을 차라리 이유기 보충식의 양을 더 늘리고 알갱이 진행을 빨리하는 데 쓰는 게 낫습니다.

이유기 보충식을 무른 밥 정도로 서너 번 먹을 수 있다면 간식을 시작할 때입니다. 어떤 아이는 7개월일 수도 있고 어떤 아이는 10개월을 넘겼을 수도 있습니다. 한 번 주는 간식의 양은 익힌 채소 스틱 1~2개, 작게 자른 과일 1/4컵, 식빵 1/2장, 통밀 크래커 2개, 첨가당 없는 플레인 요구르트는 반 컵(100g), 치즈 1/2장 정도로 시작합니다. 이후의 식사가 원활하다면 간식의 양을 더 늘릴 수 있고, 다음 끼니를 잘 먹지 않는다면 더 줄일 수 있습니다[147].

고형식이 주식인 돌을 넘긴 아이라면 우유나 칼슘 강화 두유 반 컵(100~120mL), 고형 간식으로 얇게 썬 사과·배·복숭아·바나나, 씨를 빼고 으깬 포도니 블루베리, 작게 자른 귤·오렌지·자몽, 딸기 같은 신선한 제철 과일, 찐 콜리플라워나 브로콜리, 깍둑썰어 익힌 당근이나 고구마, 으깬 완두콩, 잼이나 퓌레로 만든 시금치나 잎채소, 통밀·통곡물로 만든 작게 자른 베이글, 토스트한 식빵 조각, 통곡물 크래커나 시리얼, 땅콩버터나 견과류 버터를 토스트 한 빵이나 얇게 펴바른 크래커, 두부, 삶은 달걀 등을 줄 수 있습니다. 양은 앞서 언급한 내용과 같게 시작해 봅니다.

간식의 구성은 마이플레이트의 다섯 가지 식품군(곡류, 단백질, 채소, 과일, 유제품) 중 서로 다른 두 가지를 조합하는 것을 추천합니다. 사과(과일)와 우유(유제품) 또는 통밀 크래커(곡류)와 삶은 달걀(단백질)을 예로 들 수 있습니다.

주의해야 할 음식

설탕이나 소금이 많이 들어간 과자, 과일이나 채소 주스, 사탕, 초콜릿 등은 피해야 합니다. 미국 소아과학회는 만 1세 미만에게 과일 주스를 주지 말 것을 강하게 권고합니다[148]. 계속 반복하지만 주스는 식이섬유 없이 과도한 당분만 섭취하게 만들어 비만과 충치를 만듭니다. 아이의 소화기관은 미성숙해서 과당을 한 번에 흡수하기 어려워 복통이나 설사를 일으키기도 합니다. 주스로 목마름을 해결하거나 배를 채우면 물을 안 마시려 하거나 정규식사를 거부하는 악순환에 빠지기 쉽습니다. 돌 이후에도 주스보다는 생과일을 주세요.

기도를 막을 수 있는 음식의 형태는 각별히 주의해야 합니다. 당근, 사과, 셀러리, 방울토마토 같은 딱딱한 과일과 채소는 익히거나 작게 잘라 줍니다. 땅콩, 아몬드, 병아리콩 같은 견과류와 콩류는 통째로 주지 말고 갈거나 으깨어 줍니다. 떡이나 젤리처럼 끈적하거나 팝콘, 어묵, 소시지처럼 목에 걸리기 쉽거나 부드러운 식빵을 통째로 줄 경우 뭉쳐서 기도를 막을 수 있으므로 토스트하거나 작게 잘라 줍니다[149].

돌 전 아이에게는 꿀이나 꿀이 들어간 음식을 주지 않습니다. 꿀에 포함될 수 있는 보툴리누스균 포자가 장내에 번식해 신경독소를 내뿜으면, 전신 근육 마비나 호흡 곤란을 일으킬 수 있어 매우 위험합니다[150]. 주의하세요.

간식 후 반응 살피기

간식을 준 다음 가장 중요한 것은 '그다음 끼니를 제대로 먹는지' 살피는 일입니다. 간식 후에도 다음 끼니를 즐겁게 먹는다면 간식의 양과 질은 적당한 것입니다. 반대로 다음 수유나 이유기 보충식을 거부하면 간식 양을 줄이거나 중단해야 합니다. 혹시 간식을 먹고도 다음 식사 시간까지 배고파 힘들어한다면 간식량을 조금 늘려줄 수 있습니다. 적절한 양은 아이의 컨디션에 따라 매일 다를 수 있습니다.

진료실에서 "간식은 잘 먹는데 이유식은 안 먹어요" 또는 "이유식도 젖도 잘 먹지 않고 간식만 먹어요"라고 하소연하는 부모를 자주 만납니다. 아이에게는 간식과 정규 식사의 개념이 따로 없습니다. 그저 입에 들어와 배가 부르면 식욕이 사라질 뿐입니다. 주식이든 간식이든 상관없이 기왕에 한 끼를 먹는다면 담백한 끼니보다 달콤한 과일이나 과자가 더 맛있는 것도 당연한 이치입니다. 식사 리듬이 잡히기 전에 간식을 주면, 아이는 당연히 더 맛있는 간식으로만 배를 채우려 들 것을 쉽게 예상할 수 있습니다.

9장

알레르기, 변비, 진짜 섭식 문제

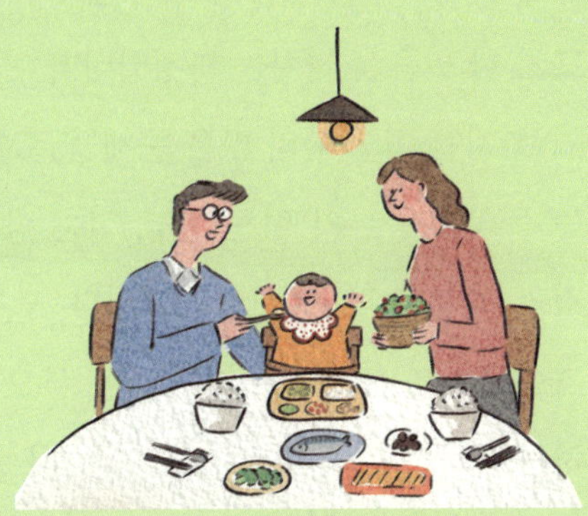

이유기 보충식과 간식을 진행하며 부모가 자주 마주하는 알레르기, 변비 그리고 섭식 문제를 하나씩 짚어보며, 어디까지 기다려도 되는 변화이고 어디서부터는 개입이 필요한 신호인지를 정리해 보겠습니다. 필요 이상의 걱정과 과도한 대응으로, 아이의 먹는 일을 더 어렵게 만들지 않기 위한 기준을 세우는 것이 이 장의 목적입니다.

먹거리 변화와 대응

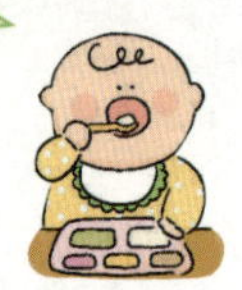

아이의 먹는 일이 조금만 예상과 달라도 부모의 마음은 빠르게 불안해집니다. 잘 먹던 아이가 어느 날부터 특정 음식을 거부하거나, 이유 없이 설사를 하거나, 며칠째 변을 보지 못하면 걱정이 줄줄이 따라옵니다. 음식 알레르기는 아닌지, 어제 새로 먹인 음식의 문제는 아닌지, 그동안 잘 먹던 음식이 뒤늦게 문제를 일으킨 것은 아닌지, 아이의 장이 유난히 약한 것은 아닌지까지 생각이 이어집니다. 이 불안은 자연스럽고, 대부분의 부모가 한 번쯤은 거치는 과정입니다.

하지만 이 시기의 많은 문제들은 아이에게 탈이 생겨서라기보다는 먹는 음식의 종류와 먹는 환경, 먹는 방식이 바뀌면서 나타나는 적응과 조정의 과정인 경우가 더 많습니다. 모유나 분유 위주의 식사에서 다양한 고형식으로 옮겨가는 시기이고, 부모가 먹여주던 단계에서 아이가 선택하기 시작하는 시기이기 때문입니다.

아토피 피부염 같은 알레르기 질환에 대한 정보가 널리 알려지면서 음식 알레르기에 대한 걱정도 함께 커졌습니다. 하지만 의학적으로 진단되는 음식 알레르기는 부모가 체감하는 빈도만큼 흔하지는 않습니다. 부모가 보고하는 음식 알레르기 의심빈도는 약 12~13%에 이르지만, 실제

검사로 확인된 유병률은 3~4%로 훨씬 낮습니다[151]. 아토피 피부염에서도 음식 알레르기가 명확한 악화 요인으로 확인된 경우가 아니라면, 광범위한 음식 제한은 권장되지 않습니다[152]. 피부를 깨끗하게 만들기 위해 성장과 발달에 필요한 재료를 지나치게 제한할 수는 없기 때문입니다. 이 장에서는 식품 알레르기에 대한 예방과 소개 원칙을 차분히 정리해 보겠습니다.

변비 역시 마찬가지입니다. 아이의 소화기관이 모유나 분유에서 벗어나 다양한 음식 재료를 받아들이는 과정에서 흔히 나타나는 변화입니다. 특히 쌀이 주식인 문화권, 이유기 보충식 재료에 정제 탄수화물 비중이 높은 사회에서는 더 자주 경험하게 되는 것 같습니다. 이 장에서는 변비를 무조건 피해야 할 문제로 보기보다는 이유기 보충식과 식사 구성이 어떻게 영향을 미치는지를 살펴보고, 집에서 시도해 볼 수 있는 대책과 예방법 그리고 병원 진료가 필요한 경우를 구분해 보겠습니다.

돌이 지나면서는 아이의 자기주장과 고집이 눈에 띄게 늘어납니다. 이 시기에 정규 끼니를 거부하거나 특정 음식만 고집하는 모습이 나타나기도 하는데, 여기에는 아이의 자연스러운 발달 과정과 부모의 과도한 대응이 뒤엉켜 있는 경우가 많습니다[153]. 실제로 전문가의 개입이 필요한 '진짜 섭식 문제'도 존재하지만, 실제로 전문가의 개입이 필요한 임상적 섭식 문제는 일부에 해당합니다. 적극적인 치료가 필요한 경우를 구분하고 부모로서 적절한 대응책을 살펴보겠습니다.

알레르기 식품

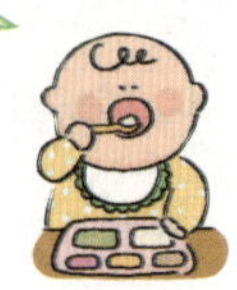

영유아 시기의 식품 알레르기는 한국 영유아의 5~7%에서 나타나는 것으로 알려져 있습니다[154]. 미국 식품의약국(FDA)에서는 우유, 달걀, 생선, 조개류, 견과류, 땅콩, 밀, 콩, 깨(2023년 추가)를 9대 알레르기 빈발 식품으로 지정하고 있습니다[155].

과거에는 알레르기 예방을 위해 이유기 보충식을 진행할 때 3~5일 간격으로 새로운 재료를 추가하도록 권장했고, 더 이전에는 우유는 1세, 달걀은 2세, 땅콩 같은 견과류는 3세 이후 등으로 늦춰서 시작하도록 권장했습니다[156]. 하지만 2010년대에 들어서면서 이 지침이 백팔십도로 바뀌었습니다[157]. 늦게 먹이는 것이 예방에 도움이 되지 않을 뿐 아니라, 오히려 알레르기 발생 위험을 높일 수 있다는 사실이 밝혀졌기 때문입니다. 이는 지난 10년간 영유아 영양 지침에서 가장 주목할 만한 변화 중 하나입니다.

현재 최신 권장 사항은 잠재적 알레르기 유발 식품을 '적절한 시기에 빨리 도입하고 이후에도 꾸준히 섭취하게 한다'입니다[158 159 160]. 이는 영유아의 면역 체계가 특정 시기에 알레르기 유발 물질에 노출되면 '면역관용(immune tolerance)'이 생긴다는 과학적 근거에 바탕을 두고 있습니다.

290

알레르기에 대한 오해

진료실에서는 "알레르기인가요? 두드러기인가요?", "면역이 떨어져서 비염이 생기는 거 아닌가요", "면역이 약해서 두드러기가 올라오나요?"라는 질문을 자주 받습니다. 이는 알레르기의 본질을 오해해서 생기는 질문입니다. 알레르기는 면역이 저하된 상태보다는 과잉인 상태로 보아야 합니다.

우리 몸의 면역 체계는 세균이나 바이러스 같은 외부의 침입자로부터 몸을 보호하는 방어 시스템입니다. 해로운 것과 무시해도 되는 것을 구분해야 하는데, 면역 체계가 우유나 달걀처럼 해롭지 않은 물질을 침입자로 오해하고 과민하게 면역 반응을 보이는 것이 바로 알레르기입니다. 따라서 알레르기 예방에 필요한 것은 면역 '강화'가 아니라, 해롭지 않은 물질에 문을 열어주는 면역 '관용'입니다.

면역관용의 탄생

아이들은 태어나서 처음 겪는 모든 것에 대해 배우고 적응하는 시기를 거칩니다. 면역 체계도 마찬가지입니다. 생후 3~6개월 무렵 엄마에게 받은 면역 물질(면역글로불린 G)이 바닥을 드러내고, 이후부터는 아이 자신의 면역 체계를 세워가게 됩니다. 이 시기를 '면역관용의 창'이 열린 시기라고도 합니다[161]. 이때 알레르기 유발 가능성이 있는 음식을 소량씩 반복해서 노출하면, 아이의 면역 체계는 그 음식을 적으로 공격하는 대신 '안전하다'라고 학습합니다.

재미있는 점은 우리 몸의 면역 세포들이 위치에 따라 다르게 반응한다는 것입니다. 피부나 호흡기의 면역 세포는 외부 물질을 적으로 인식하기 쉽지만, 장의 면역 세포들은 음식을 '영양'으로 인식하고 면역반응을 억제(관용)하는 쪽으로 작용하려는 경향이 있습니다[162]. 즉, 입을 통해 장으로 들어온 음식에 대해서는 '공격하지 않는 법'을 배우는 셈입니다.

이 결정적인 시기를 놓치면 '면역관용의 창'이 닫힐 수 있다고 설명하기도 합니다. 연구마다 차이는 있지만, 대개 4개월 이후부터 늦어도 12개월 이전에 최대한 다양한 음식을 경험하게 하는 것이 중요합니다[160]. 이것이 이유기 보충식의 시기가 아이의 평생 건강에 중요한 또 하나의 이유입니다.

수용성 민감기와 면역관용

면역관용을 229쪽에서 살펴본 수용성 민감기와 헷갈리는 분이 많습니다. 수용성 민감기와 면역관용은 작동 원리는 다르지만 실천 방법은 같습니다. 두 가지 모두 생후 4~6개월 무렵인 이유기 보충식부터 다양한 음식을 빨리, 그리고 자주 접하게 해야 한다는 점입니다. 이 시기를 놓치고 늦게 먹이면 오히려 편식이 심해지거나[163] 알레르기가 발생할 확률이 높아집니다[160]. 과거에는 혹시 모를 위험 때문에 특정 음식 섭취를 미루기도 했지만, 미국 소아과학회, 유럽 소아소화기영양학회 등 주요 학회와 기관들은 미각과 면역계가 열려 있는 이 시기에 적극적으로 음식을 경험하는 것이 아이의 평생 건강에 훨씬 유리하다고 강조합니다.

두 개념의 가장 큰 차이는 반응하는 곳과 목적입니다. 수용성 민감기는 '뇌와 혀'가 맛과 질감을 익혀서 음식을 좋아하게 만드는 것이 목표이고[164], 면역관용은 '장과 면역계'가 음식 성분을 공격하지 않고 안전하게 받아들이도록 훈련하는 것이 목표입니다. 따라서 부모는 아이가 음식을 거부할 때 이유를 잘 살펴야 합니다. 만약 알레르기 반응(두드러기 등)이 아니라 단순히 맛이 낯설어서 뱉어내는 것이라면 섭취를 중단해서는 안 됩니다. 뇌가 맛에 익숙해지고 몸이 성분에 적응할 수 있도록 꾸준히 먹여야 하기 때문입니다[165].

새로운 음식의 소개 방법

과거에는 음식 알레르기를 예방하기 위해 3~5일, 길게는 1주일씩 간격을 두고 새로운 식재료를 한 종류씩 추가하도록 했습니다. 하지만 이제는 알레르기 유발 식품을 피하는 것이 아니라, 일찍부터 친구로 만들어 '면역 관용'을 유도하는 것이 알레르기 예방의 주 전략이 되었습니다.

물론 새로운 음식을 먹인 후 즉각적인 반응(두드러기, 구토 등)을 살피기 위한 1~3일간의 짧은 관찰은 여전히 유효합니다. 하지만 모든 새로운 음식에 대해 엄격하게 며칠씩 간격을 두거나, 겁이 난다고 해서 흔한 알레르기 식품의 도입 자체를 늦추는 것은 더 이상 권장하지 않습니다.

이전 방식과 정반대의 권장 사항이라 부모들은 혼란스러울 수 있습니다. 실제로 국가나 기관마다 지침이 조금씩 다르기도 합니다. 한국의 영유아 검진이나 유럽에서는 여전히 3~7일, 미국의 일부 교육자료에서는 3~5일 간격으로 새로운 음식을 시도하라고 권장(미국 소아과학회의 이전 권고사항)하는 반면, 미국 소아과학회(AAP)에서는 엄격한 간격을 두는 것이 알레르기 예방 효과가 없고 오히려 다양한 음식을 맛보는 기회를 뺏는다며 최대한 여러 종류의 음식을 제공하도록 권장합니다. 한국의 소아청소년과 의사들 사이에서도 견해 차이가 있습니다. 이전의 방침을 느슨하게 권하는 경우부터 새로운 지침을 적극적으로 제시하는 경우까지 다양한 의견이 혼재합니다. 그럼에도 공통된 부분은 분명히 있습니다.

알레르기를 잘 일으키는 음식이라도 피하지 말고 조기에 도입해야 하고, 심한 아토피 피부염 병력이나 알레르기 질환의 가족력이 없는 아이에게까지 엄격하고 일률적인 관찰 기간을 고집할 필요는 없다는 것이지요. 또한 달걀, 땅콩, 메밀, 밀 등 알레르기 유발 위험이 큰 음식은 '한 번에 하나씩' 안전하게 시도하고 육류, 채소 등 위험이 낮은 음식은 '자유롭고 다양하게' 섞어줘도 됩니다. 우리는 아이가 돌이 되기 전에 최대한 다양한 음식을 경험하게 하는 것을 최우선 순위에 두어야 합니다.

단, 아이가 이유기 보충식을 시작하기 전부터 심각한 아토피 피부염이 있었거나, 일반 분유 수유 후 즉각적인 알레르기 반응을 보인 적이 있다면 주의가 필요합니다. 의사와 상담하여 알레르기 검사가 필요한지, 이상 반응을 보일 때 어떻게 대처해야 하는지, 알레르기 유발 식품은 어떻게 진행해야 하는지 등을 아이의 상태에 맞춰 개별적으로 수립하는 것이 안전합니다. 고위험군이라고 해서 해당 음식을 무조건 늦춰야 하는 것은 아닙니다. '피하는 것'이 아니라 '의학적으로 준비된 상태에서 시작하는 것'이 목표입니다.

알레르기 유발 식품을 소개하는 방법

알레르기 유발 식품의 대표 격인 땅콩, 달걀, 밀가루를 어떻게 소개할지 구체적으로 살펴보겠습니다.

공통 사항

감기 증상이나 피부 문제가 없는, 아이의 전신 소견이 좋을 때 시도합니다. 처음에는 티스푼에 묻히는 정도나 1/4 티스푼 정도의 소량으로 시작합니다. 필수사항은 아니지만, 문제가 생겼을 때 비교적 진료받기 쉬운 평일 오전에 시도하는 게 안전합니다.

즉각적인 알레르기 반응은 음식을 먹고 2시간 이내 발생하는 일이 많습니다. 처음 먹은 뒤 30분에서 2시간 정도는 피부발진, 구토, 쉰 목소리 등이 나타나지 않는지 살펴봅니다. 섭취한 뒤 4시간 후에 반응을 보이는 경우가 있지만 흔한 일은 아닙니다. 땅콩이나 달걀 같은 알레르기 빈발 식품을 처음 시도하는 경우에만 조금 더 긴 시간 아이를 살핍니다. 특별한 이상 반응이 없다면 이후에도 꾸준히 주 2~3회 다양한 형태로 조리해서 먹이기를 권합니다. 한 번 먹이고 괜찮았다고 해서 중단하면, 면역관용이 유지되지 않을 수 있기 때문입니다.

땅콩

심한 아토피 피부염으로 진단되었거나 이미 다른 식품(우유, 달걀 등) 알레르기로 진단받은 고위험군 아이는 4~6개월경에 의사와 상담한 후 진행하는 것이 안전합니다[166]. 상의하여 알레르기 검사를 먼저 하거나 소아 알레르기 전문의에게 진료받을 수도 있습니다. 적절한 유지 치료로 증상이 잘 조절되고 있는 아토피 피부염을 진단받은 아이도 6개월 무렵에는 땅콩을 먹여볼 수 있습니다. 아토피 피부염이나 다른 식품 알레르기가 없는 아이라면 가정에서 자유롭게 땅콩을 먹여볼 수 있습니다.

무첨가 땅콩버터 또는 땅콩가루를 미음이나 퓌레에 섞어 줄 수도 있습니다. 무첨가 땅콩버터 기준으로 2티스푼 정도를 이미 익숙한 이유기 보충식에 섞어서 먹입니다. 생땅콩이나 알갱이가 있는 크런치 땅콩버터를 주면 안 됩니다. 한 번 먹여서 3~5일간 이상 반응이 없다면 이후로도 일주일에 6g 정도의 땅콩 단백을 맛보도록 땅콩이 섞인 음식을 꾸준히 먹입니다[158]. 아토피 피부염이나 다른 알레르기가 없는 아이라면 하루이틀만 관찰하고 바로 다른 새로운 음식을 시도할 수 있습니다. 우리의 첫 번째 목표는 최대한 다양한 음식을 먹이는 거니까요.

달걀

반숙이나 날달걀은 살모넬라균 감염의 위험이 크므로 잘 익혀서 먹입니다. 과거에는 노른자 먼저 먹이고 충분한 간격을 두고 흰자를 나중에 먹이라고 권했지만, 지금은 함께 먹이기를 권합니다. 흰자와 노른자를 완벽하게 분리하기도 어렵고, 나눠서 소개하는 것이 알레르기 예방에 그다지 효과가 없어서입니다. 스크램블 형태로 만들거나 완전히 익힌 삶은 달걀을 으깨거나 평소 먹었던 음식에 섞어서 줍니다.

밀가루

박력분, 중력분, 강력분 어떤 것을 이용해도 문제없습니다. 쌀미음을 만들 때 1/4티스푼 정도를 넣고 끓여주세요. 다른 음식과 마찬가지로 매주 두 번 이상은 맛보도록 하고 국수나 밀가루를 주성분으로 하는 과자, 다른 첨가물이 적은 빵을 잘게 찢어서 모유나 분유에 충분히 적셔서 먹여볼 수도 있습니다.

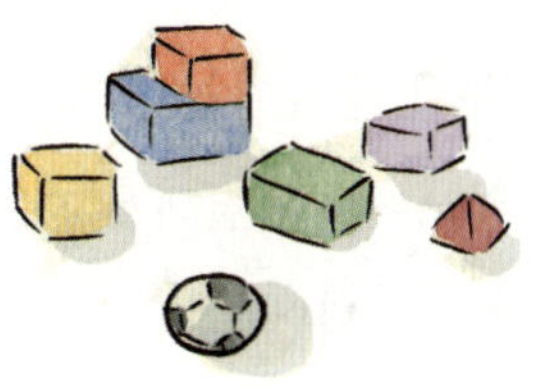

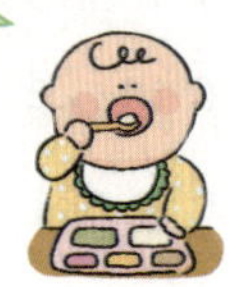

수유 시기의 변비와 배변곤란증

모유 수유아는 출생 직후 처음 사흘 정도는 배내똥을 봅니다. 검은색 또는 짙은 녹색의 끈적끈적한 변인데 소화시킨 음식이 아니라 엄마 배 속에 있을 때 먹은 양수, 세포, 분비물들로 이루어져 있어 일반적인 변 냄새는 나지 않는 게 보통입니다[169]. 이후로는 이행 변이라 하여 짙은 녹색에서 갈색으로 다시 황록색으로 점점 노란색에 가깝게 바뀌며 묽기도 묽어집니다. 이후 첫 6주간은 이른바 '모유 변'을 보는데 '성숙 변'이라고도 합니다. 노란색, 겨자색, 황금색이 일반적이지만 '푸른똥'을 본다고 해서 문제가 있다고 보지는 않습니다. 이따금 몽글몽글한 알갱이가 섞인 것을 볼 수 있는데 소화되고 남은 유지방 성분이 뭉쳐서 나온 것으로 이 역시 정상입니다[170].

분유 수유아는 모유 수유아와 조금 다릅니다. 모유 수유아의 대변보다 갈색이나 녹갈색을 띠는 경우가 많고 묽기가 더 되직합니다. 분유는 모유보다 소화에 걸리는 시간이 길고 찌꺼기가 많이 생기기 때문입니다. 모유 수유아의 대변은 힘을 주지 않아도 나올 정도로 묽지만, 분유 수유아의 대변은 아이가 어느 정도 힘을 주어야 나오는 경우가 많습니다.

모유 수유아는 며칠씩 대변을 보지 않는 일이 흔합니다. 특히 생후 6주경을 지나면서 소화 능력이 성숙해지고 모유의 영양분을 거의 완벽하게 흡수하기 때문에 3~4일은 흔하고 일주일씩 대변을 보지 않는 일도 드물지 않습니다[171]. 낮과 밤 없이 심하게 보채거나 배가 빵빵하게 부풀어 오르거나 아파 보이고 체중이 잘 늘지 않는 경우가 아니라면 대부분은 문제로 여기지 않습니다.

분유 수유아도 아무 증상 없이 배변만 하지 않는 예도 있지만, 모유 수유아에 비해 배변할 때마다 보채는 일을 더 자주 볼 수 있습니다. 배변할 때마다 심하게 보채거나 배변할 때 피가 묻어나오거나, 배가 부풀어 있거나 아파 보이거나 체중이 잘 늘지 않는다면 병원 진료가 필요합니다. 그렇게 힘들게 본 대변이 토끼 똥처럼 동글동글하고 작거나 물기 없이 단단하게 뭉쳐 있다면 대부분 배변할 때 통증을 유발합니다. 이런 경우는 진료를 통해 조언을 얻거나 적극 치료를 받아야 합니다.

아이가 힘들게 변을 보는 것 같지만 대변은 딱딱하지 않고 부드러운 변을 보는 예도 있습니다. 이런 경우는 '배변곤란증'이라고 다르게 부릅니다[172]. 배변곤란증은 질병이라기보다는, 배변에 필요한 신체 조절을 배우는 발달 과정으로 이해하는 것이 적절합니다. 특히 3개월령 이전의 아이에게서 더 흔하게 보이는데 힘을 주지 않고 배변하는 게 당연한 시기에 어떻게 힘을 줘야 할지 모르기 때문에 벌어지는 일로 설명합니다. 시간이 지나면서 대부분 좋아지지만 아이가 아주 힘들어 보일 때는 의사와 상담해 보세요. 건강에 큰 문제가 없는지 확인하는 절차이고 대개 다른 처방 없이 추적 관찰하는 경우가 많으므로 너무 걱정할 일은 아닙니다.

이유기 보충식 시기의 변비

모유를 먹다가 분유로 바꾸기만 해도 대변의 양상이 눈에 띄게 바뀌는데, 이유기 보충식을 시작하면 이전과는 완전히 다른 모습으로 바뀝니다. 이유기 보충식을 진행하는 과정에서 변비는 비교적 자주 나타나는 문제 상황입니다. 딱히 불편함이 없어 변비라고 이름을 붙일 정도는 아닐지라도 모유나 분유를 먹었을 때 봤던 진흙 같은 대변이 고형식을 먹기 시작하면서 물기가 줄어든 덩어리지고 된 변으로 바뀌는 경우가 많습니다.

아이들의 변비 여부를 판단하기는 간단하지 않습니다. 2~3일에 한 번 배변하지만, 대변이 부드럽고 배변시 통증이 없는 경우도 있습니다. 반대로 매일 배변하지만, 바둑알이나 자갈돌 같은 변을 조금씩 힘들게 보고 있다면 변비 상황일 수 있습니다. 큰 아이들의 경우에는 배변할 때마다 아파하거나 배변을 참으려 들면 (아프니까) 변비로 간주할 수 있는데 6개월 안팎 아이에게서는 판단하기 쉬운 일이 아닙니다.

이유기 보충식을 시작하면서 변비가 생기는 이유는 다양합니다. 고형식 양이 늘면서 수유량이 줄어드는 만큼 수분 섭취가 줄어듭니다. 그래서 이유기 보충식을 시작하는 초반보다는 죽이나 무른 밥 이유기 보충식을 먹으면서 배변 문제가 더 잘 일어납니다. 그렇다고 물을 따로 많이 늘릴 필요는 없습니다. 이 시기 소량의 물(하루 120~240mL)은 컵 마시기 연습과 구강 위생에 도움이 되지만, 그 이상은 권장하지 않습니다. 과도한 수분 섭취는 드물지만 전해질 불균형을 일으킬 수 있고, 무엇보다 수분 섭취 부족이 이 시기 변비의 주된 원인인 경우는 생각보다 많지 않기 때문입니다[173].

이유기 보충식을 시작할 때 전통적으로 쌀, 그중에서도 정제된 백미를 주재료로 하는 일이 많습니다. 정제된 백미는 식이섬유 함량이 낮아 장운동을 촉진하는 효과가 적어 이 시기 변비의 위험 요인 중 하나로 꼽힙니다. 또, 아이는 아직 장내 미생물 구성이 다양하지 않고 소화효소 작용도 미숙하므로 수유할 때보다 소화 시간이 길어지고 장운동이 느려져 수분 재흡수가 늘어나 대변의 물기가 줄어듭니다. 이는 아이가 자라면서 대부분 좋아집니다.

많은 소아청소년과 의사가 이유기 보충식에서 육류 섭취를 강조하다 보니 상대적으로 채소의 양과 역할이 작아지는 결과도 이유 중 하나입니다. 최대한 다양한 채소를 경험하게 하면서 양도 충분히 늘려주세요.

아이의 기질도 한몫합니다. 딱딱한 변 때문에 배변할 때 통증이 있어도 다음에 아무 일 없는 듯 잘 배변하는 아이가 있지만 이후로는 마려움만 느껴도 울고 보채거나 참으려 드는 아이도 있습니다. 배변할 때마다 울고 보챈다면 음식 조절만으로는 호전되기 어려우니 의사의 진료를 통해 적극적인 대처를 상의해 보세요.

이미 변비가 생긴 것 같다면 이유기 보충식에 잡곡 양을 더 늘려주세요. 미음 이유기 보충식부터 통곡물이나 잡곡을 절반 이상 섞어 주도록 권장합니다. 귀리(오트밀), 보리, 퀴노아 등은 미음 이유기 보충식부터 섞어 주기 좋습니다. 렌틸콩, 검은콩, 병아리콩 등도 단백질과 식이섬유가 많아 좋습니다. 콩류는 으깨어서 주는 게 안전합니다. 서양자두(프룬), 자두, 복숭아, 배와 같은 과일은 식이섬유를 많이 함유하고 있어 변비의 예방과 치료에 좋습니다. 퓌레 형태로 단독으로 먹이거나 이유기 보충식으로 섞어서 줄 수도 있습니다.

이유기 보충식을 시작한 후 1주 이상 배변이 없거나, 배변할 때마다 피가 묻어나오거나 보채는 경우, 구토나 복부 팽만이 보이는 경우, 변비와

첫돌이 지난 아이의 변비

아이에게 변비가 있어 보이면 많은 부모가 흔히 알려진 대로 물을 많이 마시게 하고 채소를 많이 먹이려 합니다. 충분히 해볼 만한 일이고 변비의 치료와 예방에 중요한 방법의 하나지만 '치료가 필요한 변비'라면 그것만으로 해결하기 어렵습니다.

치료가 필요한 변비는 변 보는 횟수로만 진단하지 않습니다. 배변할 때 통증 때문에 대변을 참으려는 모습을 보이는지 살펴보는 일이 가장 중요합니다. 배변하는 장소나 시간 등을 가리는 아이들도 변비가 잘 생깁니다. 결국, 어떤 이유가 되었든 배변을 참으려는 모습을 보이면 치료가 필요한 변비에 이를 수 있습니다. 이럴 때는 꼭 진료를 통해 적절한 처방을 받아야 합니다. 적절한 변비약을 처방받아 대변을 무르게 만들어주고 일정한 기간 이 상태를 유지하는 게 빠른 호전을 기대하고 재발을 예방하는 방법입니다.

다음 중 하나라도 해당하면 우선 병원 진료가 필요합니다.

- 피가 묻어나오는 변
- 반복적으로 배변을 참는 모습
- 구토나 복부 팽만
- 체중 증가 부진
- 배변할 때마다 항문의 통증 호소

변비는 기질과 생활 습관의 영향을 많이 받기 때문에 재발이 흔합니다. 치료받아 좋아진 줄 알았던 변비가 재발하는 가장 흔한 이유는 변비약을 충분한 기간 사용하지 않고 중단하는 것입니다. 변비약은 대부분 장기 투약을 전제로 만들어졌으므로 증상이 호전되었다고 임의로 복용을 중단하지 말고 처방한 의사의 지시에 따라 유지합니다. 소아에게 사용하는 변비약은 장을 '자극'하는 약이 아니라, 대변의 수분을 유지해 배변을 부드럽게 하는 삼투성 완하제입니다.

음식만으로 변비를 호전시키기는 어렵지만, 음식 조절도 중요합니다. 특히 치료를 통해 호전된 아이에게 다시 변비가 재발하는 일을 막기 위해서는 더욱 그렇습니다. 가장 중요한 것은 정상적인 끼니를 골고루 다양하게, 규칙적인 시간에 먹는 일입니다. 불규칙한 식사는 아이의 식욕을 떨어뜨리고 간식 섭취를 늘립니다. 정상적인 끼니를 먹지 않는 아이에게 '변비에 과일이 좋다'며 과일만 많이 먹이거나 혹은 '뭐라도 좀 먹여야지' 하는 마음으로 우유만 챙겨주면 오히려 식욕을 더 떨어뜨려 '밀어내기'가 가능할 양의 끼니를 먹기 더 힘들게 만듭니다.

변비를 예방하려면 변비에 좋은 음식을 찾아다닐 것이 아니라 변비를 악화시키는 음식을 피하는 게 중요합니다. 특히 우유와 유제품은 과다 섭취 시 변비를 악화시킬 수 있다는 근거가 있습니다[174]. 덜 익은 바나나, 감 등 수렴성 과일도 변을 굳게 만드는 경향이 있으므로 변비가 있는 아이에게는 주의가 필요합니다.

물을 많이 마시는 것만으로 변비를 해결하기는 어렵지만, 물을 충분히 마시는 것은 중요합니다. 특히 변비약을 처방받고 물을 잘 마시지 않으면 배의 불편감이 더 악화될 수 있습니다. 주스나 다른 음료보다 그냥 물을 주는 것이 물을 더 많이 마실 수 있는 선택입니다.

아이를 어른 변기에 앉힐 때는 발 받침도 꼭 해줘야 합니다. 무릎이 골반보다 높은 위치에 있도록 해야 배변에 필요한 힘을 줄 수 있기 때문이지요[175]. 또 집 밖에서 배변을 꺼리는 아이들은 아침에 대변을 보도록 습관을 들이는 게 좋습니다. 아침에 일어나면 시원한 물을 한 잔 마시게 하고 아침 식사 직후에는 변기에 10~15분 정도 앉도록 가르쳐보세요. 이렇게 하려면 아침에 일찍 일어나서 활동하는 시간이 필요하겠지요? 늦게 일어났다면 변기에 앉기는 고사하고 아침밥도 먹기 어려울 테니 말입니다.

변비에 대해서는, 대변 볼 때 아파하면 음식 조절이 아니라 약물 치료가 꼭 필요하다는 것과 재발을 막으려면 적절한 양을 규칙적으로 먹는 식습관이 꼭 필요하다는 것을 기억해 주세요.

안 먹는 아이: 기다려도 될 때와 도움이 필요할 때

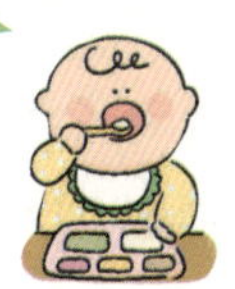

아이를 키우면서 부모의 마음을 가장 힘들게 하는 것 중 하나가 먹는 문제입니다. 너무 안 먹는 것 같아서, 먹는 음식의 종류가 너무 적어서, 또는 먹는 것 자체를 두려워하는 것 같아서 진료실을 찾는 보호자를 매일 만납니다. 부모의 50% 이상이 '우리 아이가 밥을 잘 안 먹는다'고 느끼며, 실제로 문제가 있다고 볼 수 있는 아이는 전체의 20~30% 수준으로 추정됩니다.

다만 이 중 의학적 수준의 섭식 장애에 해당하는 경우는 1~5%에 불과합니다. 나머지 대부분은 교육과 환경 조정만으로 충분히 개선될 수 있습니다. 문제는 경미한 어려움을 가진 아이에게도 부모의 불안이 더해지면 부적절한 식사 방식이 자리 잡고, 이것이 진짜 섭식 문제를 만들어낸다는 점입니다.

대한소아청소년과학회에서 펴낸 '소아청소년과 의사를 위한 영양상담'의 양혜란 교수(서울대학교병원 소아청소년과) 자료와 영유아 섭식 장애의 분류체계를 확립한 차투어[176]와 커즈너[177] 그리고 선별 진단 기준을 제시한 레빈[178]의 저서와 논문을 근거로 최대한 쉽게 정리하고자 시도했습니다.

먹이는 방식이 문제를 만들 때: 병적 섭식 행동

과일과 바꿔치기, 놀이처럼 먹이기, 돌아다니는 아이를 쫓아다니며 먹이기 등 잘 먹지 않는 아이 앞에서 부모가 취하는 행동 중 일부는 단기적으로는 조금 더 먹이는 데 성공하는 것처럼 보이지만, 결과적으로는 아이의 몸 안에서 보내는 배고픔과 배부름 신호를 무시하고 자율적인 조절 시스템을 망가뜨리는 꼴입니다. 어떻게 보면 부모들 사이에 공유하는 '잘 안 먹는 아이 많이 먹이는 방법'이지만, 이런 목적의 먹이기는 대부분 **병적 섭식 행동(pathological feeding behavior)**'으로 볼 수 있습니다.

　아래 다섯 가지 유형은 진료실에서 가장 흔히 확인되는 병적 섭식 행동입니다. 특히 '강압적 먹이기'는 외상 후 섭식 불안으로 이어질 수 있는 가장 위험한 형태임을 기억해야 합니다.

유형	영문명	정의
잠결에 먹이기	nocturnal feeding	깨어 있을 때는 거부하므로 졸린 상태를 이용해서 먹이는 것
괴롭히는 먹이기	persecutory feeding	아이가 거부하는데도 계속 음식을 권하거나 거부 직후 곧바로 다시 시도하는 것
강압적 먹이기	forced feeding	아이의 입을 억지로 벌리거나 뱉으려는 음식을 다시 밀어 넣는 것
기계적 먹이기	mechanistic feeding	배고픔·포만감 신호와 무관하게 정해진 시간에 정해진 양을 의무적으로 먹이는 것
눈요깃거리 먹이기	distraction feeding	TV·동영상·장난감 등으로 주의를 분산시킨 틈에 먹이는 것

여기에 더해서, 아이의 입에 음식이 닿기도 전에 음식을 보거나 식사 자세를 취하는 것만으로도 구역질을 보이는 것을 **'예기 구역질(anticipatory gagging)'**이라고 합니다. 병적 섭식 행동이 반복된 결과로 전문 평가가 필요합니다.

병적 섭식 행동들의 공통점은 '아이의 배고픔 신호'보다 '부모의 불안'을 먼저 해결하려 한다는 점입니다. 이 패턴을 인식하고 멈추는 것이 섭식 문제 해결의 첫 번째 단계입니다.

잘 안 먹는 아이 구분하기

잘 안 먹는 아이를 처음 접할 때 가장 먼저 해야 할 일은, 신체 질병을 동반한 섭식 문제인지, 신체 질병 없는 행동적 섭식 장애인지를 구별하는 것입니다. 두 경우 모두 '밥을 안 먹는다', '성장이 부진하다', '구토를 자주 한다'는 호소로 나타날 수 있어 감별이 쉽지 않습니다.

1단계: 진료가 먼저 필요한 경우 — 적신호 확인

섭식 문제에 접근할 때는 반드시 신체 질병이 원인인 경우를 먼저 배제해야 합니다. 감기·장염 이후의 일시적 식욕 저하는 섭식 장애가 아니라 회복 과정의 일부입니다. 감기나 세균성 감염(폐렴, 부비동염 등), 독감(인플루엔자), 코로나19 감염에서도 회복 후 보통 1~2주 정도 지나면 식욕이 돌아옵니다. 이 기간이 지나도 식욕이 회복되지 않거나, 아래 적신호가 하나라도 있다면 섭식 행동 교정보다 소아청소년과 의사의 진료가 먼저 필요합니다. 신체 질병을 동반한 원인(위·식도 역류, 음식 알레르기, 만성 호흡기 질환, 발달 지연, 자폐 스펙트럼 장애 등)이 확인되면 기저 질환 치료가 우선입니다.

몸에 문제가 있을 때	행동에 문제가 있을 때
의사가 언급한 성장 부진(failure to thrive)*	
삼킴 장애 또는 잦은 사레 걸림	특정 사건 후 갑작스러운 음식 거부
수유·식사 중 명백한 통증 호소 모습	예기 구역질*
반복적 구토 또는 설사	극단적 음식 고착 또는 제한
발달 지연	강압적·괴롭히는 먹이기 행동 확인됨
만성 심폐 증상 (만성 기침, 잦은 폐렴, 청색증 등)	

* 의사가 성장 부진을 언급했더라도 기질적 문제인지 행동적 문제인지는 구분하기 어려우므로 '의사가 언급한 성장 부진'은 양쪽에 모두 포함합니다.

2단계: 행동 문제에 해당하는 게 맞는지 확인하기

신체 질병 없는 행동적 섭식 장애를 진단하기 위해, 소아청소년과 진료에서는 울프슨(Wolfson) 기준을 주로 사용하며, 내용은 다음과 같습니다. 네 가지 항목 모두에 해당할 경우 진단할 수 있습니다.

	항목	내용
1	지속 기간	1개월 이상 지속되는 음식 거부 또는 불충분한 섭취
2	신체 질병을 동반한 원인 부재	음식 거부를 설명할 신체 질병이 없거나, 기저 질환을 치료해도 섭식이 호전되지 않음
3	연령 기준	발병 연령 2세 미만 또는 내원 시 연령 6세 미만
4	핵심 지표	병적 섭식 행동 또는 예기 구역질 중 하나 이상이 존재함

예기 구역질은 행동적 섭식 장애와 신체 질병에 의한 섭식 문제를 구별하는 가장 강력한 지표입니다.

3단계: 섭식 문제의 범주와 유형 파악하기

신체 질병을 동반한 원인이 없는데도 꾸준히 잘 먹지 않는 아이라고 확인한 후에는, 부모가 실제로 걱정하는 모습을 기준으로 세 가지 범주로 나눌 수 있습니다[177]. 유형에 따라 대처 방법에 차이가 있으며, 어떤 아이에게는 효과적인 대처가 어떤 유형의 아이에게는 전혀 효과가 없을 수도 있습니다.

① 먹는 양이 적다
② 먹는 종류가 적다
③ 먹는 것을 무서워한다

각 범주 안에는 '부모의 오인'에서 비롯된 경미한 경우부터 전문 치료가 필요한 심각한 경우까지 세부 유형을 나눠볼 수 있습니다[176].

부모 호소에 따른 범주	세부 유형	일차 대응
① 먹는 양이 적다	부모 오인형	교육·안심
	영아 거식증(주의산만형)	전문 상담* 권장
	상호작용 부족형	전문 치료* 필요
② 먹는 종류가 적다	감각성 음식 회피형	전문 상담 권장
③ 먹는 것을 무서워한다	외상 후 섭식 불안형	전문 치료 필요

*전문 상담: 소아청소년과 의사 또는 소아청소년 정신건강의학과 의사와의 상담
*전문 치료: 상급병원에서 소아소화기영양과, 소아청소년 정신건강의학과, 소아재활의학과의 협진

① 먹는 양이 적다_식욕 부진형 대처법

이 범주 안에는 사실 매우 다른 세 가지 모습이 있습니다. 공통된 호소('적게 먹는다')에도 불구하고 원인과 대처가 완전히 다르므로, 어떤 모습인지를 먼저 구별해야 합니다.

부모 오인형 — 아이는 괜찮다

아이는 자신의 성장 곡선에 맞게 잘 크고 있습니다. 문제는 부모의 기대치가 아이의 실제 식욕을 앞서고 있다는 점입니다. 유전적으로 체구가 작은 아이는 그에 맞게 적게 먹는 것이 정상이지만, 부모는 이를 '밥을 안 먹는 것'으로 해석합니다.

한 연구에서는 400명 이상의 아이 중 30%가 부모로부터 '잘 안 먹는다'는 평가를 받았지만, 이 아이들의 체중에 대한 에너지 섭취량은 같은 성장곡선의 다른 아이들과 차이가 없었습니다. 단지 유전적으로 작은 체구에 맞게 먹고 있었을 뿐입니다.

출생 시와 비교해 성장 백분위수가 크게 차이 나지 않고, 부모의 어린 시절 체격이 평균보다 작았고, 좋아하는 음식은 평소보다 더 많이 먹고, 놀 때 활기찬 모습이라면 이 유형에 해당할 가능성이 높습니다. 아이의 성장이 정상임을 확인시켜 주고, 억지로 먹인다고 더 잘 자라지 않는다는 점을 교육하는 것이 진료의 요점입니다. 경험상 '월령별 수유량'이나 '식사량'에 집착하고, '잘 먹이면 잘 크고, 못 먹이면 못 크는 것'이라는 뿌리 깊은 확신을 가진 보호자가 많은 것 같습니다.

영아 거식증(주의산만형) — 배고픔을 잘 모르는 아이

활동적이고 호기심이 강해서 식사 시간에도 가만히 앉아 있지 않습니다. 먹는 것보다 탐색하고 노는 게 훨씬 재미있어서 충분한 양을 섭취하지 않습니다. 내적 배고픔 신호를 또래보다 잘 인식하지 못하는 것이 특징이며, 이는 부모 탓이 아닙니다.

이 유형은 차투어가 기술한 **영아 거식증**(infantile anorexia)에 해당합니다. 자율 식사로 전환되는 시기(생후 6개월~3세)에 주로 나타나며, 먹이려 하면 자리를 피하거나 딴짓하고, 좋아하는 음식조차 몇 입 먹고 관심이 끊깁니다.

이 유형의 아이들은 배고픔 신호가 짧고 약해서 보호자가 알아차리기 어렵습니다. 배가 고파도 음식보다 놀이를 선택하며, 식사 중에도 자리를 벗어나려 하고 끊임없이 움직입니다. 좋아하는 음식도 몇 입 먹고 금세 관심을 딴 곳으로 돌립니다.

쫓아다니며 먹이거나 장난감을 쥐여주거나 동영상을 보여주는 등 눈요깃거리 먹이기를 시도하면 일시적으로 먹이는 데 성공할 수 있지만 대부분은 갈수록 더 먹이기 어려워지게 됩니다. 구조화된 식사 환경(정해진 자리, 정해진 시간, 눈요깃거리 자극 제거)과 일관된 식사 규칙을 통해 아이 스스로 배고픔을 느끼는 경험을 쌓는 것이 근본 해결책입니다. 개선이 없으면 전문 상담을 권합니다.

상호작용 부족형 — 전문 진료가 필요한 경우

식사 시간에 보호자와 아이 사이에 상호작용이 거의 없는 경우입니다. 보호자가 아이의 배고픔 신호를 알아채지 못하거나, 아이가 보호자의 먹이기 신호에 반응하지 않는 상황이 지속됩니다. 아이가 먹는 것 자체에 무관심하거나 무기력해 보일 수 있으며, 성장 부진이 더 두드러지게 나타나는 경향이 있습니다. 부모-아이 관계 전반에 대한 전문 평가와 개입이 필요합니다.

감각성 음식 회피형 — 심한 편식

선호하는 음식을 먹을 때는 전혀 어려움이 없지만, 새로운 음식을 주면 맛·질감·냄새·색·온도 등의 감각적 특성에 강하게 반응하여 거부합니다. 음식 이외에도 특정 소음, 밝은 빛, 특정 옷감 등 다른 감각 자극에도 민감하게 반응하는 경우가 있습니다.

낯선 것을 피하려는 성향은 생후 18개월~5세 사이에 가장 두드러지며 발달 과정에서 자연스럽게 나타날 수 있습니다. 그러나 허용 음식의 종류가 지나치게 제한되어 영양 결핍(철분, 아연 등)이나 사회적 참여(학교 급식, 외식)에 어려움이 생기면 전문 상담이 필요합니다.

이 유형의 아이들은 새로운 음식 앞에서 눈에 띄게 불안해하거나 강한 거부 의사를 보입니다. 좋아하는 음식을 주면 잘 먹지만 곧 질리고 좋아하는 음식의 종류가 점점 줄어드는 경향을 띱니다. 음식 외에 특정한 소음이나 빛, 촉감에도 민감하게 반응하는 일이 많습니다.

새로운 음식은 강요하지 않고 천천히 반복 노출하는 것이 기본입니다. 한 가지 음식에 익숙해지는 데 최소 10~15번의 반복 노출이 필요하며, 강요나 보상 조건부 제공('이거 먹으면 과자 줄게')은 오히려 장기적인 상황을 악화시킵니다. 아이의 선택을 존중하되, 모든 끼니에 좋아하는 음식만 제공해서는 곤란합니다.

반복 노출의 전제는, 먹기를 목표로 삼지 않는 것입니다. 식탁 위에 계속 두어서 보기에 익숙하게 만드는 것이 첫걸음입니다. 그다음 손으로 만져보고 냄새 맡도록 유도하고, 입술이나 혀에 댈 수 있다면 이미 성공적입니다. 새로운 음식을 새롭지 않게 만드는 과정이 필요합니다.

그다음 써볼 방법은, 아이가 좋아하는 음식을 이용하는 것입니다. 이미 좋아하는 음식에 아주 소량의 새로운 재료를 감추는 것으로 시작해 점차 양을 늘리고 나중에는 눈으로 확인하고 향을 느낄 정도로 노출해갑니다.

③ 먹는 것을 무서워한다_섭식 공포형 대처법

외상 후 섭식 불안형 — 먹는 것이 무서운 아이

음식을 먹다가 심한 구토나 질식 사고가 있었던 경우, 비위관으로 장기간 영양 공급을 받았던 경우, 학대에 가까운 수준의 강압적 먹이기가 반복된 경우처럼 식사와 관련하여 두렵고 혐오스러운 경험을 겪은 뒤 나타납니다. 특정 음식이나 식기, 심한 경우 식사 상황 자체가 불안을 유발하는 단서가 됩니다.

울프슨 기준에서 '특정 사건 이후 갑작스러운 음식 거부'와 '예기 구역질'이 모두 포함되는 유형이며, 소아청소년과와 소아청소년 정신건강의학과, 소아재활의학과 의사의 협진과 전문적인 영양상담이 필요한 심각한 상황으로 봐야 합니다.

이 유형의 아이들은 음식을 아이에게 가까이 가져가거나 식사 자세를 취하는 것만으로도 울거나 심하게 저항하는 모습을 보입니다. 대개 강압적 식사 중 사레 걸림, 구토 등 특정 사건 이후 증상을 보이는 경우가 많습니다. 음식이 입에 닿기도 전에 구역질을 하는 **'예기 구역질'**이 보이면 강력히 의심할 수 있습니다. 잠결에는 거부 없이 먹기도 하지만, 이 방법에만 의존해서는 곤란합니다. 잠결에 먹이는 것은 앞서 설명한 병적 섭식에 해당합니다. 장기적으로 더 악화될 수 있기 때문에 전문가의 계획과 지시

없이는 권하지 않습니다.

이 유형의 아이들은 반드시 전문적인 도움과 치료가 필요합니다. 가까운 소아청소년과에서 기본 진료를 거쳐 여러 전문과 의사의 협진이 가능한 상급 병원으로 의뢰하게 됩니다.

핵심 원칙: 먹이는 일에서 책임 나누기

대다수의 섭식 문제(부모 생각에)를 해결하는 가장 근본적인 접근은 이 책에서 반복해서 소개하고 있는, '섭식 책임의 분리'입니다. 하지만 앞에서 언급한 유형 중에 예외가 되는 상황이 있습니다. 외상 후 섭식 불안형 아이는 이 원칙을 적용하기 전에 불안에 대한 치료가 먼저입니다. 감각성 회피형 아이들도 이 원칙을 적용하기 어렵습니다. 내 아이가 이 유형일지도 모른다고 걱정할 수 있습니다. 감각성 회피형 아이들은 좋아하는 음식은 (양은 많지 않아도) 잘 먹지만, 배가 고파도 낯선 음식 앞에서는 불안 반응을 먼저 보입니다. 평소 모습으로 보아, 배고플 때 더 잘 먹는다면 섭식 책임의 분리 원칙을 일관되게 적용해 볼 수 있습니다. 배가 고파도 먹던 음식 외에는 전혀 먹지 않는다면, 감각성 회피형일 가능성이 높으므로 전문 상담을 먼저 구하는 것이 좋습니다.

부모의 책임 — 통제 영역 —	아이의 책임 — 자율 영역 —
무엇을 먹을지 결정 언제 먹을지 결정 어디서 먹을지 결정	먹을지 말지 결정 얼마나 먹을지 결정

잘 안 먹는다고 모두 성장 부진에 이르지는 않습니다. 그리고 결국 성장 부진이더라도 이것이 부모가 아이를 잘못 키웠다는 성적표는 아닙니다. 물자와 영양이 넉넉한 현대 사회에서, 아이가 타고난 것 이상으로 성장하도록 부모가 해줄 수 있는 일은 그리 많지 않고 효과도 미미합니다.

이 장 전체가 복잡한 이야기로 느낄 수 있지만, 전달하고자 하는 메시지는 단순합니다. '부모 욕심에 억지로 먹이면 이런 위험이 있다'입니다. 따라서 부모는 억지로 먹이는 행위를 멈추고, 아이의 선택을 존중한 결과(안 먹으면 배고픔)를 아이가 스스로 경험하도록 도와야, 비로소 아이의 섭식 조절 시스템이 정상적으로 작동하게 된다는 사실을 기억하세요.

이를 위해 건강한 식습관을 만들어가는 구체적인 방법을 다음 장에서 자세히 정리하겠습니다.

10장

건강한 식습관 만들기

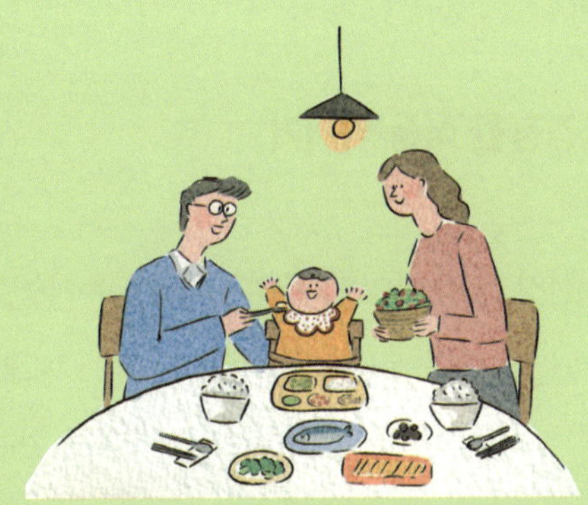

"유기농 이유식이 좋을까요?", "하루에 채소를 얼마나 먹여야 할까요?", "과자는 언제부터 먹여도 될까요?" 진료실에서 부모님들이 흔히 던지는 질문입니다. 이런 질문 뒤에는 공통된 불안이 숨어 있습니다. '내가 잘못 먹이면 아이가 건강하게 자라지 못할 것 같다'는 두려움입니다. 그 두려움이 저마다 다른 방식으로 표현될 뿐입니다. 어떤 분은 첨가물 없는 음식을, 어떤 분은 유기농 재료를, 어떤 분은 영양소 균형을, 또 어떤 분은 골고루 먹이는 것을 가장 중요하게 생각합니다.

건강한 식습관은 완벽한 식단표를 따르는 것이 아닙니다. '잘 먹는 아이'란 음식을 많이 먹는 아이가 아니라, 배고픔과 포만감이라는 몸의 신호를 스스로 느끼고 조절하며, 새로운 음식을 두려움 없이 경험하고, 식탁을 즐거운 곳으로 기억하는 아이입니다.

이 장에서는 그런 아이로 자라도록 돕는 방법을 세 가지로 나누어 살펴보겠습니다. 무엇을 먹일 것인가, 어떻게 다양한 음식에 익숙해지게 할 것인가, 그리고 식사 환경을 어떻게 만들 것인가입니다.

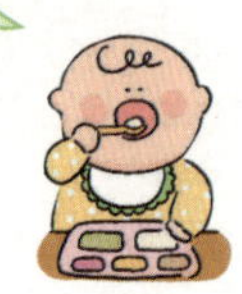

건강한 식품 먹이기

건강한 음식이란 무엇일까요? 유기농, 채식, 골고루 먹기, 단백질 강화 식단 등 경험에 따라 다양한 대답이 떠오를 수 있습니다.

음식의 원료가 '어디서, 어떻게 왔는지'를 기준으로 삼는 시각도 있습니다. 1990년대에 등장한 '푸드 마일리지' 개념에 따르면, 생산지에서 식탁까지 이동 거리가 길수록 환경 부담은 커지고, 보존과 유통을 위한 가공은 늘어나며, 신선도는 떨어질 수 있습니다. 제철에 거주지 인근에서 생산된 농축수산물을 먹는 것이 신선도나 첨가물 측면에서 유익하다는 주장은 분명 일리가 있습니다. 마트에서 값비싼 수입 과일보다는 인근 지역에서 수확한 제철 과일에 눈길을 줄 만한 이유입니다.

한편 '모두에게 무조건 좋은 음식'은 없으며 '개인 맞춤'이 중요하다고 보는 시각도 있습니다. 같은 음식이라도 알레르기, 혈당 반응, 장내 미생물 반응이 천차만별이기 때문입니다. 따라서 남들이 좋다는 특정 음식을 고집하기보다, 아이의 반응을 세심하게 살피며 다양한 채소와 통곡물을 소개해 장내 유익균의 먹이를 풍부하게 제공하는 것이 중요하다고 주장합니다. 이 시각 역시 배우고 실제로 적용할 부분이 있습니다.

무엇을 먹느냐보다 '어떻게' 먹는지가 더 중요하다는 의견도 있습니다. 좋은 재료라도 억지로 먹기보다 긍정적인 관계와 상호작용 속에서 먹어야 한다는 주장입니다. 아이가 음식을 만지고 냄새를 맡고 맛보고 다시 뱉고 살펴보는 탐색 과정은 정상적인 발달 과정입니다. 부모가 정한 양을 주입하기보다 아이가 보내는 배고픔과 배부름 신호를 존중하며 '음식을 통해 교감'을 하는 것이 요점입니다. 부모는 '무엇을 언제 어디서' 줄지 정하고, 아이는 '먹을지 말지, 얼마나 먹을지'를 정하는 섭식 책임의 분리도 강조하는 의견입니다. 이 책에서도 여러 차례 반복한 내용이기도 합니다.

이 모든 관점에서 배울 점이 있지만, 매일의 장바구니 앞에서 우리가 즉시 사용하기에는 막연한 기준일 수 있습니다. 여기서 NOVA 식품 분류법은 실용적인 대안이 될 수 있습니다.

NOVA 식품 분류법

이 모든 기준을 아우르면서도 가장 실용적이고 강력한 기준이 바로 식품의 '가공 정도'입니다. 이를 체계화한 것이 '**NOVA 식품 분류법**'인데[179], 비교적 현실적이고 쉽게 사용할 수 있어 세계보건기구나 유니세프 등 국제기구와 전문가들에게 지지받고 있습니다.

NOVA 식품 분류법은 2000년대 후반 브라질 상파울루 대학교의 카를로스 몬테이루 교수의 연구팀에 의해 개발되었습니다. 당시 브라질을 포함한 많은 국가에서 이상한 현상이 발생했습니다. 설탕, 지방, 나트륨 섭취량은 큰 변화가 없는데도 비만은 급증했습니다. 문제는 영양소가 아니라 식품의 형태가 바뀌었다는 데 있었습니다.

기존 영양학처럼 영양소만 분석해서는 이 현상을 설명할 수 없었습니다. 연구팀은 사람들이 영양소가 아닌 식품의 본질이 변했다는 점, 즉 전통적인 식사인 식재료를 사서 집에서 직접 요리하는 식사가 줄고, 공장제 가공식품 소비가 급증했다는 점에 주목했습니다. 건강을 해치는 주범이 특정 영양소가 아니라 식품에 가해지는 산업적인 가공 정도와 목적이라고 본 것이죠. 여기에서 '**초가공식품**'이라는 개념도 정립되었습니다.

NOVA 식품 분류법은 식품의 영양소를 따지기보다 가공 범위를 따져 분류합니다. '1군 식품을 기반으로 식사하고, 4군 식품을 최대한 피하라'는 권고는 실생활에서 실천하기 편리한 방법입니다. 여기서 말하는 1군부터 4군까지는 아래와 같습니다.

1군 (비가공·최소 가공식품)

채소, 과일, 생고기, 곡류 등 자연 그대로거나 세척, 냉동, 분쇄 등 영양 변화를 최소화한 가공만 거친 식품입니다. 아이 식단의 대부분을 이 식품들로 채우기를 권장합니다. 예컨대 통밀이나 현미는 정제 과정에서 사라지기 쉬운 비타민, 미네랄, 식이섬유를 간직하고 있습니다. 1군 식품을 정제하는 과정에서 비타민B군, 미네랄, 식이섬유 등이 소실됩니다. 이렇게 정제된 재료들이 산업적 공정을 거쳐 4군 식품의 원료가 됩니다. 특히 1군에는 식이섬유가 풍부한데, 식이섬유는 장내 유익균의 먹이가 되어 면역 형성을 돕고, 소화 흡수가 천천히 이루어져 건강한 포만감을 주는 것으로 알려져 있습니다. 이는 아이가 스스로 식사량을 조절하는 능력을 기르는 데 도움을 줍니다.

2군 (가공된 요리 재료)

요리하기 위해 1군 식품을 추출·정제한 올리브유, 버터, 소금, 설탕 등입니다. 언뜻 보면 자연식품처럼 보이지만 분명 가공한 결과물입니다. 1군 식품을 맛있게 조리하기 위해 소량만 사용해야 하며, 특히 소금과 설탕은 아이들에게 철저히 제한해야 합니다. 이 분류법을 적용할 때 중요한 예외 사항입니다.

3군 (가공식품)

1군에 2군을 더해 단순 가공한 빵, 플레인 요구르트, 치즈, 통조림 등입니다. 시간 절약을 위해 선택할 수 있으나, 라벨을 확인하여 신중하게 골라야 합니다.

4군 (초가공식품)

공장에서 여러 공정을 거쳐 원재료의 형태를 알 수 없게 만든 라면, 냉동 피자, 가공육, 과자, 탄산음료, 가당 시리얼, 맛이 첨가된 요구르트 등입니다. 4군은 가능한 식단에서 배제해야 합니다. 단순히 열량이 높고 영양가가 낮은 것을 넘어, 과식을 유발하고 체중 증가로 이어지며 다른 건강 문제의 원인이 될 수 있습니다. 강한 맛과 부드러운 식감, 빠른 흡수 특성 때문에 자연식보다 과식을 유도하기 쉽습니다. 실제로 성인 대상 연구에서도 초가공식품을 섭취하면 더 많은 열량을 섭취하고 체중이 증가한다는 결과가 있습니다[180].

가공은 무조건 나쁠까

NOVA 식품 분류법에 따라서 건강한 식품을 고르는 것은 복잡한 퍼즐이 아닙니다. 재료의 원형을 알아볼 수 없는 음식을 피하면 쉽습니다. 그런데 아이에게 주려고 쌀을 갈고, 채소를 찌고, 으깨고, 가는 요리도 나쁜 가공일까요? 그렇지 않습니다. 핵심은 가공의 '목적'입니다.

'가정에서의 요리'와 '공장에서의 제조'를 떠올리면 쉽습니다. 가정에서의 가공(요리)은 소화가 잘 되고 영양을 보존하며 먹기 편하게 만드는 것이 목적입니다. 반면 공장에서의 제조는 자극적인 맛으로 계속 먹게 만들고 유통기한을 늘리는 것이 목적입니다. 건강한 가공은 신선한 재료(1군)에 기름, 허브, 후추 등의 양념(2군)을 소량 더해 '영양도 풍부한데 맛있고 소화까지 잘 되게' 만들지만, 산업적 가공은 맛의 자극을 강화하고 저장성을 높이는 데 목적을 둡니다.

산업적 가공이 무조건 '악'은 아닙니다. 자연 상태의 식재료에 비해 저렴한 가격으로 즐길만한 맛을 내고 오랫동안 보관할 수 있는 것은 큰 장점입니다. 특히 장기간 여행이나 전쟁 등 특수한 상황에서의 보급이나 구호를 위한 식품으로써는 꼭 필요한 조건입니다. 아이들의 건강한 식습관을 키우는 목적에 맞지 않을 뿐입니다.

사실 현실에서는 바로 앞서 말한 내용처럼 건강한 식품과 해로운 식품이 명확히 나눠지지 않습니다. 집에서 만들어도 설탕을 듬뿍 넣을 수 있고, 공장 제품이라도 무가당 플레인 요구르트나 냉동 채소나 과일처럼 유익한 식품도 있으니까요. 또한 특수 의료용 식품처럼 공장에서 제조하지만 건강이 목적인 제품도 있고요. 따라서 우리는 '누구를 위한 가공(아이의 건강 vs. 판매자의 이익)'인지를 잘 살펴야 합니다.

식품 라벨 읽기

지금까지 우리는 최소 가공식품(1군) 위주로 식단을 짜고, 초가공식품(4군)은 피해야 한다고 배웠습니다. 하지만 막상 마트 진열대 앞에 가면 헷갈립니다. '아이용', '유기농', '영양간식', '식물성'과 같은 문구는 모두 건강해 보입니다. 이런 문구에 현혹되지 않으려면 식품 라벨을 읽어야 합니다.

원재료명 및 함량

목록이 짧고 아는 재료가 많을수록 좋습니다. 단, 원재료 목록이 길어도 1군 식품이 많다면 괜찮습니다. 시판 이유기 보충식은 무른 밥이나 된밥으로 갈수록 다양한 재료가 쓰이고 혼합 곡물을 사용하는 식품도 원재료명이 길게 적혀 있을 수 있습니다. 재료 함량은 높은 순서대로 표기되는데, 앞쪽 3~5개 안에 설탕, 액상과당, 정제 소금 등이 있다면 피하세요. 예를 들어 '블루베리 과자'인데 설탕이 맨 앞에 있다면 블루베리 맛이 나는 설탕 과자입니다.

나트륨과 당류

아이용 과자나 식품은 나트륨 함량이 0에 가까운 것을 고르세요. 조금이라도 들어 있다면 더 적게 든 다른 회사 제품으로 고르세요. 당류는 과일이나 우유에 있는 '자연당'과 인위적인 '첨가당'을 모두 포함합니다. 영양정보의 당류 함량을 본 뒤 원재료명을 확인하세요. 원재료명에 설탕, 액상과당, 시럽, 농축액 등이 있다면 첨가당이 든 것입니다. 만 2세 미만에게는 첨가당을 주지 말아야 합니다[181].

라벨을 읽는다는 것은 이미 가공식품을 고르고 있다는 뜻입니다. 신선한 채소와 고기에는 라벨이 아예 없으니까요. 첨가물은 무조건 독은 아니지만, 이런 음식이 아이의 주식이 되거나 어릴 때부터 습관이 되어서는 안 됩니다. 아이는 음식을 스스로 선택할 수 없는데 부모가 굳이, 아이에게 해로운 음식을 대신 선택해 줄 이유가 있을까요.

NOVA 분류의 한계와 활용

NOVA 분류법도 완벽하지는 않습니다. 가공 정도만 따지다 보니 영양소의 양을 반영하지 못하고, 철분 강화 이유기 보충식이나 특수 의료용 식품처럼 건강을 위해 가공된 식품을 구분하지 못하는 한계가 있습니다. 신선 식품 위주의 식단이 경제적으로 어려운 가정에게는 비현실적인 기준이 될 수도 있습니다. 따라서 NOVA 분류는 절대적 기준이 아니라 현대 식품 환경을 이해하는 나침반으로 활용하는 것이 바람직합니다.

4군 음식을 죄악시하여 강박을 갖기보다는 '이런 즐거움도 있지만 매일 먹을 수는 없다'는 것을 가르쳐주면 좋겠습니다. 가공식품 중에서도 라벨을 확인해 조금이라도 덜 해로운 것을 고르는 안목을 기르고, 아이가 스트레스 해소용으로 단것을 찾는 습관이 들지 않도록 '적당히' 먹는 태도를 길러주는 것도 중요합니다. 건강한 식습관은 완벽한 식단을 만드는 일이 아니라, 매일의 선택을 조금씩 더 좋은 방향으로 기울이는 과정입니다.

편식 없는 아이로 키우기

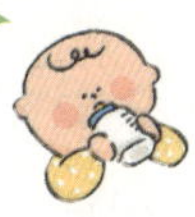

아이의 식습관과 취향은 자라면서 계속 변합니다. 하지만 가만히 둔다고 해서 항상 바람직한 방향으로 흐르지는 않습니다. 자라면서 중독성 강하고 자극적인 음식을 접할 기회가 점점 늘어나기 때문입니다. 따라서 어릴 때 조금이라도 건강한 음식에 대한 선호도를 높여주거나, 적어도 거부감 없이 자연스럽게 받아들이도록 이끌어주는 일은 아이의 건강을 위한 중요한 출발점이 될 것입니다.

사실, 아이들의 편식은 자연스러운 현상입니다. 입에 달고 짠 음식과 담백하고 심심한 채소가 함께 차려져 있다면, 본능적으로 자극적인 맛을 먼저 찾는 게 당연하기 때문입니다. 어른도 의식적으로 노력하지 않으면 건강식을 지속하기 어렵습니다. 아이는 더 그렇습니다. 그만큼 편식 예방에는 부모의 세심한 배려와 구조 설계가 필요합니다. 유혹이 많은 지금의 세상에서 평생 건강을 위한 입맛의 기반은 저절로 만들어지지 않습니다. 우리의 의도와 노력이 필요합니다.

편식을 예방하는 구체적 방법

과거에는 밥만 잘 먹으면 된다는 인식이 강했지만, 최근 연구에 따르면 장기간 특정 식품군에 편중된 식사는 영양 불균형과 대사 건강 문제로 이어질 수 있습니다. 새로운 음식을 거부하는 것은 자연스러운 발달 과정이지만, 이를 방치하기보다는 이유기 보충식 시기부터 다양한 음식을 반복해서 노출하고, 긍정적인 분위기에서 제공해야 합니다. 구체적인 방법을 하나씩 살펴보겠습니다.

첫째, 다양한 음식 경험을 제공해 주세요. 이유기 보충식 시기에 다양한 음식 재료를 경험하게 하는 것은 특히 중요합니다. 12개월 이전에 먹어본 음식과 그렇지 않은 음식에 대한 선호도는 나중에 크게 차이를 보이기 때문입니다. 문화권마다 마늘, 고수, 깻잎에 대한 호불호가 갈리는 것도 결국 어릴 때부터 익숙하게 먹었느냐의 차이입니다.

같은 재료라도 조리법을 달리해보는 것도 좋습니다. 으깨고, 다지고, 굽고, 데치는 등 조리법에 따라 맛과 식감이 달라지기 때문입니다. 또한 매끼 식탁 위에 초록색, 주황색, 흰색이나 갈색 등 다양한 색의 채소를 올려주세요. 색상별로 더 많이 든 영양소가 다르기 때문입니다. 미국 소아과학회의 부모 교육 웹페이지에서는 색이 다양한 채소를 식탁에 올려 무지개처럼 보이게 하라고 권합니다[182]. 시각적 즐거움은 아이의 흥미를 유발하고 영양 균형도 잡아줄 수 있습니다.

둘째, 포기하지 않고 반복해서 노출해 주세요. 아이가 새로운 음식을 거부하는 것은 흔합니다. 나이를 먹을수록 더 완강하게, 익숙한 음식이나 선호하는 음식만 먹으려 드는 아이가 많아집니다. 그러니 어릴 때 반복해서 노출하고, 한두 번 뱉어냈다고 해도 포기하지 마세요. 새로운 맛에 익숙해지기까지는 평균 10~15번의 노출이 필요하다는 연구가 있습니다[183]. 때로는 연달아, 때로는 며칠 간격을 두고 조리법을 바꿔가며 꾸준히 권해보세요. 저항이 심하다면 다음에서 다루는 익숙하고 선호하는 음식과 '짝지어 주기'를 활용해 보세요.

셋째, 선호하는 익숙한 음식과 짝지어 주세요. 아이들이 낯선 음식을 거부하는 가장 큰 이유는 '새롭기' 때문입니다. 아이의 기질에 좌우되는 면이 큽니다. 일단 뭐든 입에 넣고 맛보는 아이, 조금 먹어보고 기억하고 더 좋아하거나 싫어하게 되는 아이, 새로운 색과 모양의 음식은 아예 손도 대지 않는 아이까지 다양합니다. 예방하려면 낯선 느낌이 들지 않도록 이유기 보충식 시기에 다양한 음식을 먹여보라고 권하지만, 이미 낯선 음식을 완강히 거부하는 아이라면 '다양하게 경험시키라'는 조언만으로는 막막합니다. 이럴 때는 이미 좋아하는 음식과 짝지어 주기 전략이 유효합니다.

어른에서, 회를 처음 먹는 사람이 초고추장 맛으로 먹다가 시간이 지나서 간장이나 고추냉이랑 먹게 되는 예와 커피를 처음 마실 때 에스프레소가 아닌 달콤한 믹스커피로 시작하게 되는 것을 떠올리면 쉽게 이해될 것 같습니다. 아이가 좋아하는 음식에 새로운 음식을 소량 섞어주는 것으로 시작하여 점차 양을 늘려보세요.

새로운 음식을 새로운 형태로 제공하여 아이의 도전을 기대해 보는 일도 한 번씩 필요합니다. 하지만 싫어할 것이 뻔한 음식이라면 처음에는 좋아하는 음식에 아주 조금만 섞어주세요. 달걀찜이나 요거트에 당근이나 브로콜리를 잘게 썰어 넣는 식입니다. 큰 아이라면 김밥이나 볶음밥, 햄버거나 만두 속에 넣어주는 식입니다. 만 2세 이후라면, 평소 제한하는 첨가당을 굳이 써도 되는 순간이 있다면 바로 새로운 음식을 처음 소개할 때입니다. 거부감을 크게 보이지 않으면 점차 당을 줄이고 원재료의 맛과 형태를 드러내는 방향으로 시도합니다.

넷째, 가족이 함께 건강에 좋은 식단 공유해 보세요. 무엇을 먹느냐만큼 어떤 환경에서 먹느냐도 중요합니다. 아이는 부모와 형제가 먹는 모습을 관찰하고 모방합니다. 부모가 먼저 채소를 맛있게 먹고 즐기는 모습을 보여주세요. 반대로 부모가 특정 음식을 싫어하는 내색을 비추면 아이에게도 거부감이 전염됩니다.

식탁은 전쟁터가 아니라 즐겁고 따뜻한 곳이어야 합니다. "한 입만 더 먹어!"라고 강요하거나 화를 내기보다는, 온 가족이 일정한 시간에 모여 대화를 나누고 웃으며 식사하는 긍정적인 경험을 심어주세요. 섭식 문제에서 공부한 것처럼, 억지로 먹이는 것은 단기적으로는 효과가 있을지 몰라도, 장기적으로는 음식에 대한 나쁜 기억만 남겨 편식을 심화시킬 수 있습니다.

다섯째, 아이에게 자율성을 주세요. 음식에 대한 작은 선택권과 참여 기회를 주는 것도 도움이 됩니다. 그렇다고 음식 선택을 무제한으로 두라는 말은 아닙니다. 두세 가지 옵션 중에서 아이가 고르게 하면 효과적입니다. "당근이랑 브로콜리 중에 오늘은 뭘 먹어볼까?"나 "밥부터 먹을래, 반찬부터 맛볼래?" 같이 제안해 주세요. 아이가 스스로 선택했다고 느끼는 것이 핵심입니다. 반대로 "물과 과일 주스 중에 무엇을 마실래?"처럼 아이가 당연히 주스를 선택할 것이 뻔한 제안, 또는 "오이 먹을래, 말래?"처럼 거부가 예상되는 양자택일은 피하는 것이 좋습니다.

장보기에 참여시키는 것도 훌륭한 방법입니다. 장을 볼 때 일정한 범위 안에서 마음에 드는 채소를 골라 오게 할 수 있습니다. 아이가 직접 고른 채소를 씻게 하거나 조리하는 과정에 참여시키거나 가까이서 지켜보게 해도 좋습니다. 토마토나 오이를 직접 씻게 해주세요. 상을 차릴 때도 아이가 돕게 해주세요. 수저를 올리고 깨지지 않는 그릇을 옮기게 하면 좋습니다. 자신이 관여한 음식은 '먹어야 하는 것'이 아니라 '내가 만든 결과물'이 되어 애정을 갖고 잘 먹는 경우가 많습니다. 아이가 스스로 선택하고 참여한 음식을 한 입이라도 먹으면 "네가 골라준 당근을 같이 먹으니까 더 맛있네"라고 충분히 칭찬해 성취감을 느끼게 해주세요.

자극적인 맛이 손쉽게 제공되는 환경에서 아이가 스스로 건강과 맛의 균형을 찾기는 어렵습니다. 어른들에게도 힘든 일이니까요. 조금이라도 어릴 때 건강한 음식을 맛보고, 익숙해지고, 가족과 함께 즐겁게 먹는 경험을 쌓아주세요. 아이의 입맛은 타고나기보다는 반복된 경험으로 형성되는 것이 크기 때문입니다.

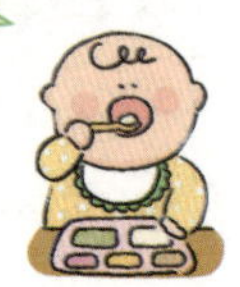

"우리 아이는 밥 먹을 때 영상을 보여줘야만 얌전히 먹을 수 있어요." 진료실에서 꽤 자주 듣는 이야기입니다. 세계보건기구는 2세 미만의 영상 노출을 권장하지 않으며[184], 미국 소아과학회 역시 18개월 미만은 영상통화를 제외한 영상 노출을 피하고, 18~24개월 유아도 잘 만들어진 교육적 목적의 프로그램을 부모와 함께 시청하는 것 외에는 엄격히 제한할 것을 권합니다[68]. 특히 '식사 시간'은 수면 전 침실과 더불어 미디어를 완전히 배제해야 하는 시간으로 단단히 당부합니다.

많은 부모가 아이의 투정을 멈추게 하고 식사를 수월하게 하려고 스마트폰이나 태블릿PC를 사용합니다. 하지만 최신 연구와 전문가들은 두 돌 이전 아이의 식사 중 미디어 시청이 아이의 발달과 장기적인 섭식 조절 능력 형성에 부정적 영향을 줄 수 있다고 경고합니다. 식사 시간은 아이의 뇌가 배고픔과 배부름을 배우는 수업 시간이기도 한데, 미디어 시청은 이 수업을 방해하기 때문입니다.

아이는 음식을 탐색하고 맛을 확인하며 자신의 배고픔과 포만감을 배워야 합니다. 하지만 영상에 몰두한 아이는 주의가 분산된 상태에서 음식을 삼키기 때문에 자신이 무엇을 얼마나 먹는지 알 수 없습니다. 이는 편식과 소식, 심하면 먹는 행위 자체를 거부하게 될 수도 있고 정반대로 과식의 원인이 되기도 합니다. 어떻게 이런 상반된 결과를 모두 만들 수 있을까요? 아이의 기질에 따라 각자 취약한 방향으로 왜곡되기 쉽기 때문입니다.

식욕이 적은 아이는 충분히 배고프지 않은 상태에서 끼니를 대하는 빈도가 높습니다. 이럴 때는 억지로 먹이기보다 다음 끼니에라도 배고프게 해서 먹게 하는 편이 나은데, 아이는 영상을 보면서 먹다 보니 식사 후에 배부름이 왜 생기는지 알지 못합니다. 배고픈 상태에서 먹으면 포만감을 느끼고 다음에도 배고픔을 느꼈을 때 음식을 먹어야 한다는 것을 배웁니다. 하지만 영상을 보며 먹은 아이는 배고픔이 느껴지면 그저 짜증이 날 뿐 음식을 먹어야 한다는 것을 알지 못하니 당장 입에 맛있는 음식만 찾게 됩니다. 정성을 다해 편식을 가르치는 격입니다. 상대적으로 담백한 음식에 대한 흥미를 잃게 되며 새로운 음식을 거부하는 일이 늘어납니다.

식사량이 많은 아이에게 영상을 보여주며 식사를 하게 하면 자신의 양보다 더 먹게 되는 일이 많아집니다. 식사량은 많지만 스스로는 먹지 않고 입에 떠먹여 줘야만 하는 아이라면 영상이나 장난감 등으로 주의를 끌어놓고 식사하는 것은 아닌지 살펴보세요. 아이가 몸 안의 배고픔과 배부름 신호가 아닌 외부 자극에 의존하여 먹고 있는 상황일 수 있습니다.

국내 연구에 따르면, 식사 중 미디어에 노출된 아이들은 그렇지 않은 아이들보다 채소 섭취는 적고 과자나 가당 음료 섭취는 더 잦았습니다[185]. 미디어 시청시간이 길거나 식사 중에 시청하는 아이들은 편식, 식사 거부, 스스로 먹지 않는 빈도가 더 높았고 소수지만 삼킴 곤란을 보이는 아이들도 있었습니다. 이는 단순한 습관 문제가 아니라 식사 환경 자체가 식품 선택과 섭식 행동에 영향을 준다는 점을 보여줍니다.

식사는 단순히 영양만을 섭취하는 시간이 아닙니다. 부모와 눈을 맞추고, 표정을 읽고, 대화를 나누며 사회적 상호작용을 배우는 시간입니다. 미디어는 이 소중한 기회를 빼앗아갑니다. 연구에 따르면 만 2세 이전에 미디어에 노출된 비율이 사회성 발달 지연군에서 정상 발달군보다 현저히 높게 나타났습니다. 특히, 부모 없이 혼자 2시간 이상 미디어를 시청하는 것은 사회성 발달의 주요 위험 요인으로 언급하였습니다[186]. 뇌 발달이 폭발적으로 이뤄지는 시기에 사람과의 상호작용이 아닌 일방적인 시각 자극에만 노출되는 것은 아이 두뇌의 균형 잡힌 발달에 매우 불리한 환경이 될 수 있습니다.

식사 때마다 미디어를 보여주는 습관은 '영상'과 '식사' 사이에 강력한 연관을 만듭니다. 아이는 영상 없이는 밥을 먹지 않으려 할 텐데, 이를 괜찮다고 생각하는 부모는 많지 않을 것입니다. 밥도 안 먹고 영상 시청 시간은 길어져 걱정이 겹겹이 쌓입니다. 떼를 쓸 때마다 영상으로 보상하는 방식은 아이가 자신의 감정과 욕구를 스스로 조절하는 법을 익히기 어렵게 합니다. 떼를 쓸 때마다 음식과 영상으로 달래는 일이 반복된다면, 아이는 떼를 써서 욕구를 해결하는 것 외에 다른 표현과 소통 방식을 배우기 힘들어집니다.

미디어 없이 평화롭고 즐거운 식사 시간을 만드는 것은 불가능하지 않습니다. 아이의 저항이 있겠지만 부모가 일관성을 보여준다면 변화를 끌어낼 수 있습니다.

"식사 시간의 규칙을 정하고 부모가 모범을 보이세요"

식사 공간에서는 모든 가족이 스마트폰과 TV를 끄도록 합니다. 부모가 먼저 식사에 집중하며 대화하는 모습을 보여주는 것이 가장 효과적입니다.

"아이가 자기 식사의 주인공이 되게 하세요"

아이가 음식의 색깔, 모양, 냄새, 질감을 스스로 탐색할 수 있도록 격려해주세요. "당근은 주황색이네", "브로콜리는 작은 열매가 잔뜩 달린 나무 같아"처럼 음식에 관한 이야기를 같이 나누며 긍정적인 경험을 쌓게 해주세요.

"정해진 시간과 장소에서 규칙적으로 식사하세요"

일정한 시간에 식사하면 아이는 자연스럽게 배고픔을 느끼고 식사에 더 집중할 수 있습니다. 돌아다니면서 먹는 것을 허용하지 않고 정해진 식탁 의자에 앉아 식사하도록 알려주세요.

"미디어를 대체할 즐거움을 찾아주세요"

식당 같은 공공장소에서 아이를 조용히 시켜야 할 때, 스마트폰 대신 아이가 좋아하는 그림책, 스티커 북, 작은 장난감을 활용하는 것이 좋습니다. 간단한 손놀이, 게임, 종이접기도 시도할 수 있습니다. 아이가 조금 더

자라면 끝말잇기나 스무고개처럼 구성원 모두가 참여할 수 있는 게임을
해볼 수도 있습니다.

처음에는 아이의 강력한 저항에 부딪힐 것입니다. 몇 끼니 정도 아예
안 먹을 수도 있습니다. 하지만 아이의 평생 건강을 위해서 '치료'한다는
생각으로 단호하고 일관되게 진행할 가치가 있는 일입니다. 아이가 음식
자체를 즐기고 배고픔과 배부름을 스스로 조절할 수 있도록 도와주어야
합니다.

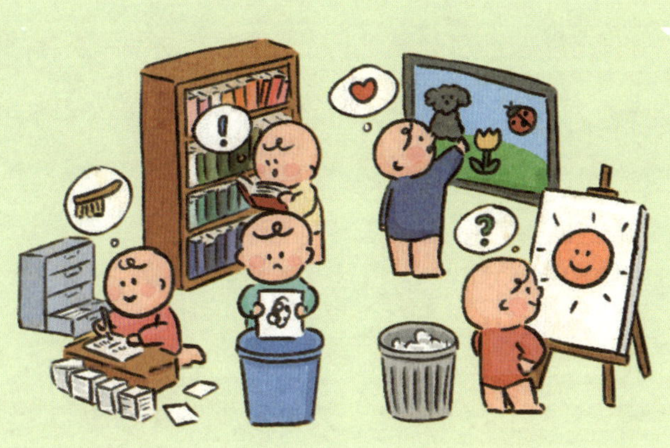

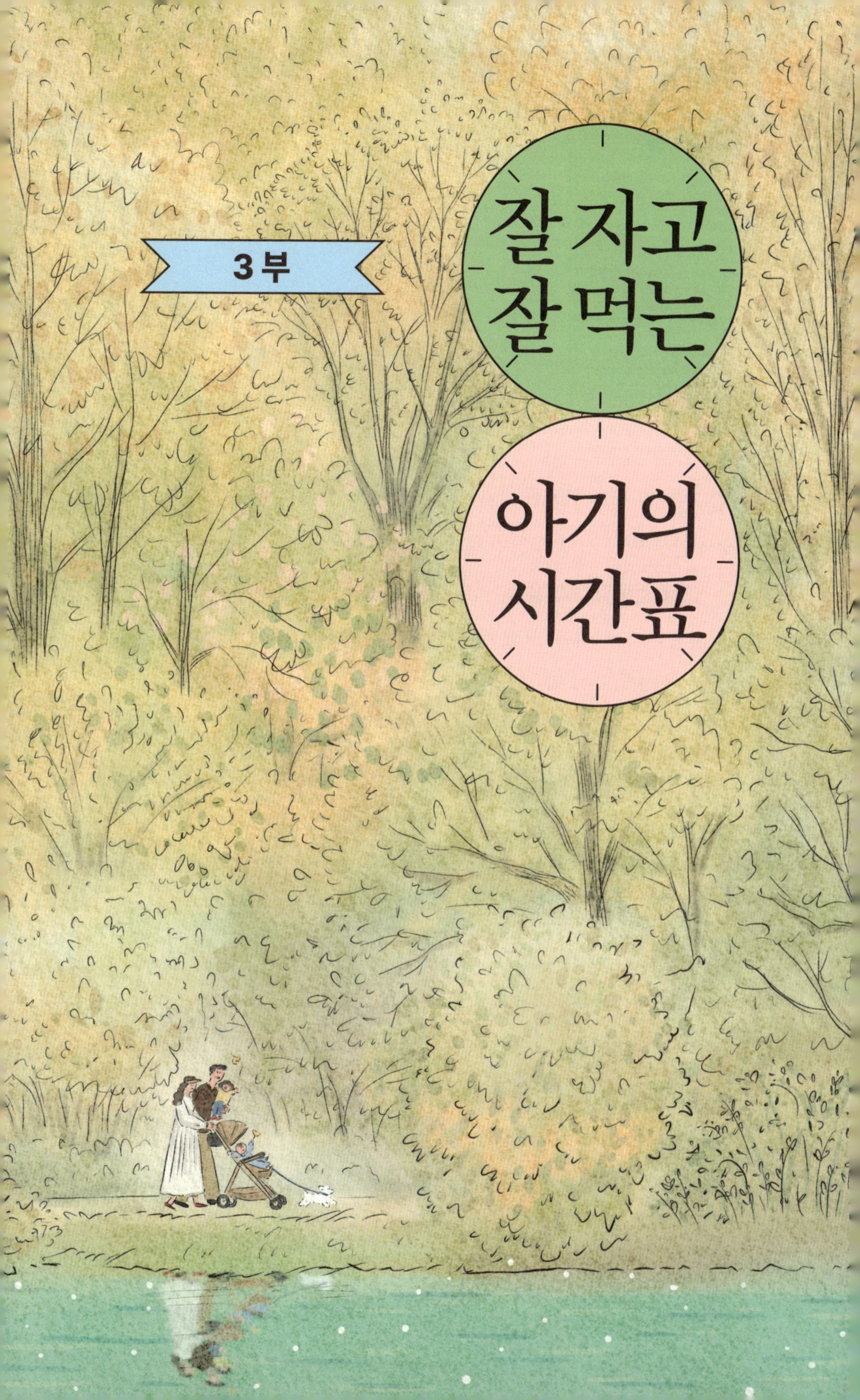

3부
잘 자고
잘 먹는
아기의
시간표

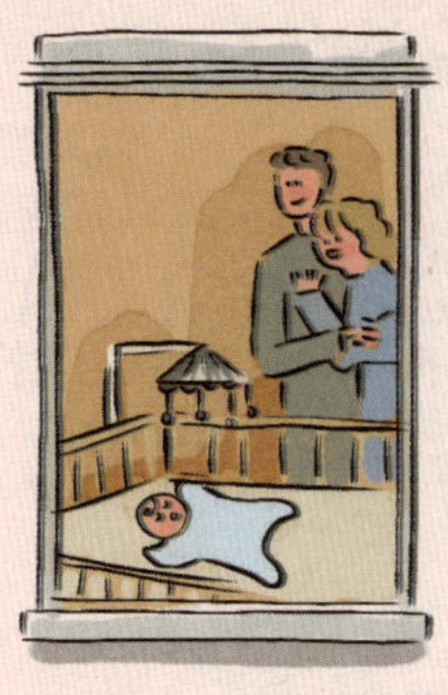

『잘 자고 잘 먹는 아기의 시간표』를 읽었다며, 오래 연락이 끊겼던 친구에게서 안부 인사 겸 독후감인 문자 메시지가 왔습니다.

"그냥 냅두라는 말을 뭐 이렇게 길게 했어?"

맞습니다. 핵심은 '그냥 두는 것'입니다. 다만, 그 '그냥'이 무엇인지 설명하는데 300쪽이 필요했을 뿐입니다. 저는 그동안 스승들께 배운 대로, 교과서에 쓰여 있는 대로 그저 아이가 배고플 때를 기다리고, 배고프지 않은 아이에게 억지로 먹이지 말라며 "아이에게 맡기고 그냥 두세요"라고 이야기해 왔습니다. 하지만 그게 부모에게는 세상에서 가장 어려운 일로 보입니다. 금방이라도 울음이 터질 것 같은 얼굴로 '무엇을 그냥 두어야 하고, 얼마나 오래 그냥 두고 봐야 하는지 구체적으로 알려주기'를 바랍니다.

소아청소년과 의사 중에서는 시간을 정하고 먹이는 일에 동의하지 않는 분들이 있습니다. 저도 그렇게 배우고 공부했습니다. 아이에게 '정해진 시간에 정확한 양을 먹이는 방식'은 병적인 섭식 행동의 대표적인 모습이기 때문입니다.

하지만, 섭식 문제를 해결하기 위한 행동 지침은 또 이렇습니다.

338

- 식욕을 최대화하기 위해 3~4시간 간격으로 음식을 제공하고
- 식사 사이에 물 이외의 간식이나 음료를 주지 않으며
- 식사 시간은 20~30분 이내로 제한하도록 권고합니다.

모순처럼 보이지만, 차이는 '양'에 있습니다. 시간을 정하되 먹는 양은 아이에게 맡기는 것, 그것이 기계적 먹이기와 구별되는 지점입니다. 이에 따르면, 돌 이전 아이가 아침 6~7시경 일어났을 때 4시간 간격으로 음식을 제공하고 식간에 음료나 군것질거리를 주지 않으며 일찍 재우는 것을 조건으로 한다면, 식사 시간은 아래 두 가지 일정 외에는 잡을 수 없습니다.

- 오전 6시 - 오전 10시 - 오후 2시 - 오후 6시
- 오전 7시 - 오전 11시 - 오후 3시 - 오후 7시

일어나자마자 입맛이 없을 테니 정신이 들기를 기다려서 음식을 먹게 하려면 두 번째 일과(7-11-3-7)를 택할 수밖에 없습니다. 돌 이후 아이의 간식을 제한해도 4·5시간 공복을 유지하는 경우는 드물지 않습니다. 한 끼 거르는 정도로도 다음 끼니에 분명 배고프리라고 장담하기 어려운데, 간식까지 준다면 다음 끼니에서도 달라질 것은 없습니다. 흔히 보는 모습입니다.

보통 어른들의 식사 간격은 5시간에서 6시간 간격입니다. 식구들과 함께 식사하면서 끼니와 끼니 사이에 물 이외의 음료와 간식을 제한하고, 그러면서 6~7시 사이에는 일어나야 하고 8시 무렵에는 잠들어야 한다면, 돌 이후 아이의 일과는 뻔히 정해질 수밖에 없습니다.

다만, 먹이는 양은 아이에게 맡기고 흐트러진 일과에서 되돌리는 3~4일간은 정확한 시간에 먹이기보다는 아이의 신호에 반응해서 다시 음식

을 제공하도록 하는 방식의 수정이 필요하다고 생각했습니다. 그래서 만든 게 '아기의 시간표'입니다.

'아기의 시간표'는 '이 월령의 아이는 이렇게 지내야 한다'는 의미가 아닙니다. '이 월령의 아이는 이렇게 지내는 것으로 일과를 조정해 보자'는 제안입니다.

사격에서의 '영점조준'을 예로 들겠습니다. 어떤 총의 조준점이 잘 맞춰져 있는지는 총을 쏴봐야 알 수 있습니다. 아주 정밀하게 제작된 총이라도, 조준점이 정확한지는 실제로 쏴봐야 알 수 있습니다. 쏴보고 조정하고 다시 쏴보고 조정하는 과정을 거쳐야 비로소 내 의도에 맞게 조정되는 총을 갖게 됩니다. '아기의 시간표'에 따라 아이의 일과를 맞춰보는 것은 사격에서의 '영점조정'과 같은 작업입니다.

옷을 구매하는 과정으로도 비유해 볼게요. 내가 55치수의 옷을 입지만 가게마다 브랜드마다 핏은 다릅니다. 그래서 일단 입어보고, 맞지 않으면 한 치수 바꾸거나 수선합니다. '아기의 시간표'는 그런 겁니다. 우선 기준 치수를 입어보고 치수를 바꿀지 수선을 맡길지 정하는 과정에서 일단 '입어보는 일'과 같습니다.

『잘 자고 잘 먹는 아기의 시간표』의 시간표를 그대로 따라하지 못하는 것을 죄를 고해하듯 말씀하시는 분들을 만날 때가 있습니다. 그럴 때면 "감사합니다. 시간이 없다면 '나가는 글'만 읽으셔도 됩니다"라고 꼭 말씀드립니다. 앞서 이야기한 이유와 같이, 중요한 것은 아이의 월령에 맞게 시간표를 지키는 것이 아니라 일단 예시를 따라해 본 뒤 아이에게 맞게 부모가 조정하는 과정이기 때문입니다.

그래서 '나가는 글'에는 이렇게 적었습니다.

"그래요. 이 책을 읽고 적용해서 아이가 바뀐 모습을 경험하게 된다면 그때부
터는 사정에 맞게 응용해 보세요. 기본으로 되돌리는 방법을 알았으니 엄마
아빠와 내 아이를 위한 육아 방침을 세우면 됩니다. 다만 새로운 방침에 걱정
되거나 불안한 마음이 들 때는 '이게 아이에게 일상이어도 좋을까?'라는 질문
을 던져보세요. 분명 답이 나올 겁니다."

지금도 같은 생각입니다. 지금 아이를 돌보면서 어려움이 없고, 이미
아이가 잘 자고 잘 먹으며 잘 자라고 있다면, 이 시간표는 참고일 뿐 반드
시 따를 필요는 없습니다.

월령별 '아기의 시간표'는 기본적으로 이렇게 사용합니다.

1. 아이의 월령에 해당하는 '시간표'를 확인합니다.
2. '시간표'에 맞춰서 깨우고, 음식을 제공하고, 치우고, 잠자리를 준비합니다.
3. 먹이는 '양'은 전적으로 아이에게 맡깁니다.
4. 최소한 4일간, 가능하다면 2주 정도는 '시간표'대로 일과를 진행합니다.
5. 이후에 아이의 반응을 평가합니다.
   a. 다음 끼니까지 기다리는 것이 힘들어 보이면 30분 단위로 간격을 좁힙니
      다.
   b. 다음 끼니가 되어도 식욕이 충분히 오르지 않는다면 30분 단위로 간격을
      넓힙니다.

'아기의 시간표'는 아이를 통제하는 도구가 아니라, 아이를 관찰하고
조정하기 위한 기준선입니다.

태어나서 6주까지

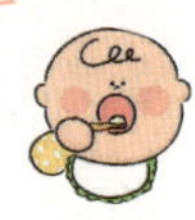

태어나서 6주 무렵까지는 '시간표'를 만들지 않습니다. 지구 반대편에서 한국에 찾아온 친구를 생각해 보세요. 시차에 적응하는 시간이 필요합니다. 갓난아이는 그보다 먼 곳에서 온 친구와 같습니다. 24시간이라는 하루의 주기도 익숙하지 않고 낮과 밤의 구분도 아직 낯섭니다. 지금은 적응의 시간입니다.

이 시기에는 **아침에 해 뜨는 시간이 되면 커튼을 열거나 아이를 환한 곳으로 데리고 나옵니다.** 억지로 흔들거나 큰 소리로 깨울 필요는 없습니다. 다만 '이 시간이 하루의 시작'이라는 신호를 주는 것입니다. 핵심은 '신호'입니다.

수유 시간을 정하지 않습니다. 자다 눈을 뜨면 배고픈 것으로 판단합니다. 그러니 이 시기 아이를 돌보기에는 언제든지 즉시 먹일 수 있는 모유수유가 매우 유리합니다. 어떤 때는 30분 만에 자다 깰 수도 있고 어떤 경우에는 3시간 만에 일어나기도 합니다. 괜찮습니다. 30분 전에 많이 먹었어도 또다시 많이 먹을 수 있고 3시간 만에 수유하면서도 잘 먹지 않을 수 있습니다. 아이에게 맡기세요. 물론 30분 만에 수유하면 잘 안 먹는 게 당연하고 3시간 만에 수유하면 허겁지겁 먹는 게 더 흔하고 당연한 상황입니다. 이 역시 괜찮습니다. 아이는 매일 적응하는 중입니다.

생후 첫 수주 동안은 수유 없이 4시간 이상 지내지 않도록 합니다[187]. 대개 첫 6주 또는 출생 후 감소한 체중*이 다시 출생체중만큼 회복할 때까지는 깨워서 먹이거나 잠결에라도 수유하는 게 안전합니다. 출생체중을 회복한 후부터는 4시간이라는 숫자보다는 조금 더 융통성 있게 지켜볼 수 있습니다. 미리 걱정할 필요는 없습니다. 모유 수유아들은 이 시기에, 수유 시작부터 다음 수유 시작까지 2시간을 넘기는 일이 많지 않습니다[188]. 그리고 모유를 먹든 분유를 먹든 이즈음에 4시간 이상 깨지 않고 자는 아이를 만나는 일은 흔한 일이 아닙니다.

---

* 갓 태어난 아기는 생후 며칠 동안 체중이 오히려 줄어듭니다. 아기가 세상에 적응하는 자연스러운 과정입니다. 아기는 엄마 배 속에 있을 때 수분을 충분히 머금고 태어나는데, 출생 후 호흡과 땀, 태변과 소변 배출을 통해 수분이 빠져나가는 반면 섭취하는 모유나 분유의 양은 아직 적기 때문에 일시적으로 체중이 줄어드는 것입니다. 보통 생후 3~4일경에 감량 폭이 가장 크며, 출생체중의 5~7% 정도(최대 10% 이내)가 빠지는 것은 정상입니다[189]. 이후 아기가 잘 먹기 시작하면 생후 7~10일 무렵부터 다시 몸무게가 늘어 생후 2주경에는 태어날 때의 체중을 회복합니다. 다만 체중이 10% 이상 과도하게 줄거나 생후 2주가 지나도 출생체중을 회복하지 못한다면 수유량 부족이나 탈수를 의심해야 합니다. 이 경우에는 의사의 진료가 필요합니다.

생후 4~6주경에 다음과 같은 모습이라면, 아이가 세상에 잘 적응하고 있다고 봐도 좋습니다.

- 밤에는 낮보다 더 오래 깨지 않고 잠을 유지한다.
- 낮에는 깨어 있는 시간이 길어지고 있다.
- 수유 횟수가 전에 비해 줄어들고 있다.

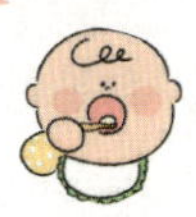

6주 무렵이 지나는데도 수유 간격이 늘지 않고, 밤잠이 낮보다 길어지지 않는다면 이제는 시간을 정해놓고 일과를 만들어줄 시기입니다. 반대로 수유 간격이 늘어나고 거의 매번 수유마다 잘 먹고, 체중도 적절하게 잘 늘고 있다면 오른쪽 일정표(기본시간표)와 똑같이 지내려 하지 않아도 좋습니다. 아이는 이미 아이의 리듬으로 지내고 있습니다.

이 시기의 아이가 잘 먹지 않는다면 가장 흔한 이유는 기질이고 그다음으로 고려할 것은 배고프지 않은데 먹이는 일이 반복된 것입니다. 대부분은 이 두 가지가 섞여 있습니다. 대개 3개월 이전까지는 반사적으로 빠는 반응이 강하게 남아 있습니다. 아이의 배고픔 신호를 다소 오해해서 젖을 물리더라도 어느 정도는 아이가 먹을 수 있습니다. 그런데 빠르면 생후 6~8주 무렵부터 빨기 반사가 약해지는 아이들이 있습니다. 이제는 반사가 아니라 '배고픔'이

오전	6시	기상+수유
	7시	
	8시	
	9시	수유
	10시	
	11시	
오후	12시	수유
	1시	
	2시	
	3시	수유
	4시	
	5시	
	6시	수유
	7시	잠자리 들기
	8시	
	9시	
	10시	꿈나라 수유
	11시	
오전	12시	
	1시	
	2시	꿈나라 수유

기본 시간표

수유를 이끕니다. 충분히 배고프지 않으면 잘 빨지 않는 것이 정상입니다. 이것은 엄마에 대한 '거부'가 아닙니다. 자기 몸의 신호에 맞춰 스스로 조절하는 능력이 발달하는 과정입니다.

이럴 때, '아직 배고프지 않구나' 하고 넘기는 것이 상식적인 반응 같지만, 엄마로서는 혼란스럽고 불안합니다. '아이는 자랐는데 왜 작을 때보다 더 많이 먹지 않지?'라는 생각에 어떻게든 더 먹이려 조금 쉬었다 다시 먹이거나 더 자주 먹이려고 시도합니다. 몇 번의 수유는 성공할 수 있지만 이후 다시 먹지 않으려 들면 결국엔 잠결에 먹이려고 시도합니다. 이 역시 어느 정도 효과를 보는 듯하다가 깨어 있는 동안에는 더 먹지 않는 지경에 이르기도 합니다. 이런 상황으로 진행하는 조짐이 보이거나 이미 벌어진 일이라면 앞의 일과에 따라 지내봅니다.

깨우는 시간과 잠들러 가는 시간을 고정합니다. 깨어나고 잠드는 것은 아이에게 달려 있습니다. 부모는 환경과 실행 시간을 정합니다. 수유 시간을 정하되 먹는 양은 전적으로 아이에게 맡깁니다. 아이가 잘 먹지 않으려 하면 바로 수유를 중단합니다. 수유하면서 잠든다면 한 번 정도 깨워볼 수 있지만 더 많이 시도하지 마세요.

보통 수유하는 데 15~20분 정도인데 30~40분이 넘어간다면 먹다 잠들고 다시 먹는 일을 반복하고 있지 않은지 살펴보세요. 잠결에 먹는 상황일 수 있습니다. 거의 안 먹은 아이가 시간이 지나 배고픔 신호를 보인다면 다음 수유 시간은 연연하지 말고 수유를 시도합니다. 하지만 여전히 잘 안 먹는다면 바로 수유를 중단합니다. 그리고 혹시 울고 칭얼거리는 것을 모두 배고픔의 신호로 여기는 것은 아닌지 살펴봅니다.

꿈나라 수유(이후 꿈수)[190]는 세부 사항에서 몇 가지 다른 의견이 있지만, '자는 아이를 완전히 깨우지 않고 잠결에 먹이는 것'이 요점입니다. 모

든 아이에게 항상 필수적인 방법은 아니지만 일과를 만들어가는 초기에
는, 특히 잠결에 먹어버릇한 아이는 일과 조정 중 낮 동안 수유를 거의 안
하는 일이 흔하므로 조정기에는 꿈수를 시도합니다.

꿈수는 이 조정기에 최소한의 안전망이 되어줄 수 있습니다. 오후 10
시와 오전 2시라고 해두었지만, 마지막 수유에서 3시간 이상 지나서 부모
가 잠들기 전이라면 다른 시간을 택해도 괜찮습니다. 두 번째 꿈수는 좀
고된 일이 될 수 있습니다. 젖병 수유아라면 두 번째 꿈수는 아빠나 다른
가족이 맡아주면 좋겠습니다. 자는 아이를 깨우지 않고, 가능하면 안아
올리지도 말고 누운 상태에서 역류 방지 쿠션 등을 이용해 상체를 비스듬
히 세운 자세로 10분 정도 수유합니다. 아이가 먹지 않으려 하면 역시 억
지로 먹이지 않습니다. 꿈수 후 트림할 때 아이가 자꾸 깬다면 누운 채로
다리를 구부려 아이의 무릎이 배에 닿는 모습을 반복하는 방식으로도
시도할 수 있습니다.

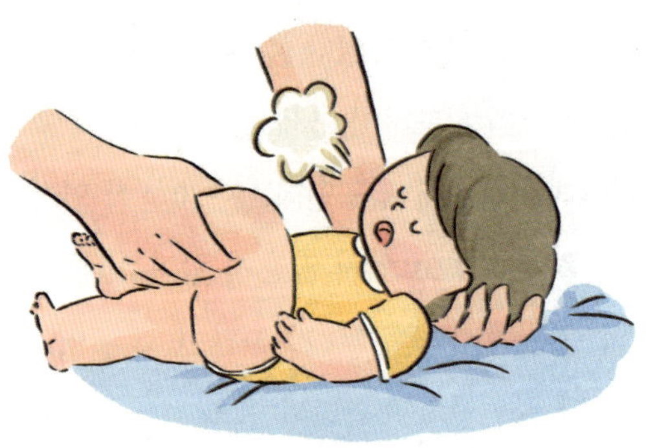

꿈수를 하면 아이가 밤에 깨는 이유를 구분하는 데 도움이 될 수 있습니
다. 정말 배고파서 깨는 아이라면 꿈수 후 한두 시간 이내로 깨지는 않을
겁니다. 만약 꿈수 후 한두 시간 이내로 깼다면 배고파서 깬 게 아닐 테니

앞서 수면을 주제로 공부한 대로 '이건 아이가 깨어난 게 아니라 꿈꾸는 중이다'라고 여기는 게 합리적입니다.

3~4일 정도 지나도 여전히 배고픔 신호를 모르고 수유 시도 때마다 허탕이고 거의 꿈수만으로 지내는 상황이라면 아예 정해진 시간에만 수유를 시도해 봅니다. 이때도 양은 정하지 않습니다. 첫 수유를 잘 먹지 않고 1시간 뒤에 칭얼거릴 수 있습니다. 그때 바로 수유하기보다, 잠시 달래 보며 다음 시간까지 버틸 수 있는지 살펴봅니다. 두 번째 수유를 많이 먹지 않더라도 욕심부리지 말고, 잘 먹지 않는다면 중단하고 다음 수유 시간으로 넘깁니다. 한 번 많이 잘 먹으면 그다음 수유는 잘 먹지 않는 게 정상적인 모습입니다. 우리가 기대하는 것은 '매번 많이 먹는 아이'가 아니라 '충분히 배고픈 상태에서 먹는 경험을 쌓아가는 아이'입니다.

조정이 필요한 경우: 잘 먹지 않으면서 체중이 기대보다 많이 나가는 아이

2개월이 지나는데 잘 먹지 않으면서 체중은 오히려 기대보다 많이 나가는 아이라면 너무 자주 먹이는 것일 수 있으므로 오른쪽 일정표와 같이 조정합니다.

4시간마다 수유를 시도합니다. 4시간 간격이어도 잘 먹지 않을 수 있습니다. 마찬가지입니다. 잘 먹지 않으려 하면 바로 수유를 중단하고, 다음 배고픔 신호 때 다시 수유를 시도합니다. 3~4일 시도해도 잘 먹지 않는다면, 정해진 시간에만 수유를 시도해 봅니다. 언제

오전	6시	기상 + 수유
	7시	
	8시	
	9시	
	10시	수유
	11시	
오후	12시	
	1시	
	2시	수유
	3시	
	4시	
	5시	
	6시	수유
	7시	잠자리 들기
	8시	
	9시	
	10시	꿈나라 수유
	11시	
오전	12시	
	1시	
	2시	꿈나라 수유

잘 먹지 않는데 체중이 많이 나가는 아이의 조정 시간표

나 양은 아이가 정하도록 합니다. 꿈수 역시 시도할 뿐 아이가 거부하면 억지로 먹이지 않습니다.

낮 동안의 수유가 어느 정도 자리 잡았다 싶으면 이제 꿈수를 줄일 준비가 필요합니다. 우리의 목표는 밤 수유를 끊는 게 아닙니다. 낮에 더 많이 먹고 밤에는 더 많이 자게 하는 것입니다. 그러니 부모 입장에서, 밤에 아이가 배가 고파서 깨는 게 아니라고 믿을만한 근거가 필요합니다. 미국 소아과학회에 따르면 생후 2~4개월 또는 체중 5.4kg를 넘은 분유 수유아의 대부분은 밤 수유 없이 잘 수 있습니다[187]. 또 다른 연구에서는 모유나 분유 수유와 관계없이 6개월이 되면 건강한 아이 90% 이상에서 6~8시간 동안 수면을 유지할 수 있다고 보고하였습니다[191]. 다만 이것이 해당 기준을 넘으면 반드시 밤 수유를 끊어야 한다는 뜻은 아닙니다. 대신, 이 기준을 지난 아이라면 통계상 밤 수유가 필요하지 않을 가능성이 높다는 뜻이므로, 비슷한 체중이나 월령이 되었다면 꿈수 중단을 시도해볼 기준으로 삼으면 충분합니다. 체중 증가에 문제가 없다면, 분유 수유아는 체중 5.4kg 이상, 모유 수유아는 4~6개월령부터는 꿈수를 반드시 할 필요는 없습니다. 이 기준에 따라, 오전 2시 꿈수는 하지 않고 그냥 지나쳐 봅니다. 수면 양상에 큰 변화가 없다면 오후 10시 꿈수도 중단을 시도해 볼 수 있습니다.

2주 정도 시도한 후에 아이의 반응을 보고 일과를 조정합니다. 월령별 수유 횟수나 수유량 숫자에 매달리기보다, 시간이 지날수록 아이가 한 번에 많이 먹고, 밤보다 낮에 잘 먹고, 체중이 적절히 늘고 있다면 그것으로 충분합니다. 시간표는 아이에게 적당한 일과를 탐색하는 목적으로 이용할 뿐입니다.

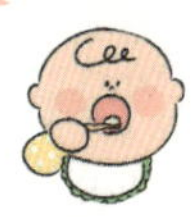

태어나 4개월령을 지나고 있습니다. 어떤 아이들은 이미 밤에 수유 없이도 잘 수 있습니다. 하지만 대다수의 아이는 아직도 밤 수유가 필요합니다. 그리고 잘 깨지 않고 자던 아이들도 이즈음에는 오히려 1시간마다 잠에서 깨거나 칭얼거리는 모습을 보이기도 합니다. 앞서 살펴본 바와 같이, 이 시기의 잦은 각성은 배고픔 때문이라기보다는 수면 주기가 성숙해지는 과정에서 나타나는 자연스러운 현상입니다. 여기에 뒤집기 같은 대근육 발달이 겹치면 밤중 각성은 더 잦아질 수 있습니다. 모두 정상 범위 안의 발달입니다.

이 시기의 일과 문제는 아직 수유 횟수가 줄어들지 않는 경우와 밤에 깨는 빈도가 늘면서 안 하던 밤중 수유를 시작하거나 횟수가 늘고 오히려 낮에는 잘 먹지 않는 경우로 나누어 생각할 수 있습니다. 두 경우 모두 '울음'을 '배고픔'으로 과잉 해석하는 게 사태의 시작입니다.

수유 횟수가 줄어들지 않는 경우

이 경우는 여전히 '울면 배고프다'라고 여기는 게 가장 흔한 원인으로 보입니다. 또, 잘 먹지 않는다고 생각하고 어떻게든 먹이려고 애쓰는 상황도 수유 횟수가 줄어들지 않는 이유 중의 하나입니다.

아이를 돌보면서 '문제가 생겼다'라고 느껴질 때는 체중이 잘 늘고 있는지 먼저 확인합니다. 4~6개월령에는 이전보다 체중 증가 속도가 더뎌집니다. 월마다 적게는 약 350g에서 많게는 600g 정도 증가하는데 4~5개월 사이보다 5~6개월 사이에 체중이 더 적게 늘어납니다. 체중이 잘 늘지 않는다면, 아기 때부터 계속 보던 의사의 점검이 필요합니다. 체중 증가가 양호하다면 다음의 내용을 살펴봅니다.

우선 **수유 횟수가 많고 수유량도 많은 아이들**이 있습니다. 모유 수유 중이라면 수유량을 알 수 없지만 체중이 아주 많이 나갈 것입니다. 아직도 한 달에 500~600g 이상씩 늘고 있다면 이런 경우는 아닌지 의심해 보아야 합니다(181쪽 세계보건기구 체중 증가표 참고). 총수유량을 먹는 횟수로 나누어보면 한 번 수유량은 얼마 되지 않습니다. 즉, 이 아이들은 잘 먹는다기보다는 모든 불편함을 먹는 것으로 해결하고 있을 가능성이 높습니다. 이런 아이들은 대개 울음이 크고 잦은 편입니다. 돌보는 사람이 '울면 배고프다'고 해석하는 패턴이 굳어졌을 가능성도 있습니다. 꼭 그렇게 생각한 것은 아니어도 젖을 물리면 일단 울음을 멈추는 것에 익숙해진 탓일 수도 있습니다. 이제 시간을 정해서, 정말 배가 고플 때 먹는 경험을 쌓아줘야 할 때가 되었습니다.

수유 횟수가 많고 수유량은 적은 아이들도 있습니다. 가장 많이 보는 사례는, 2개월 전까지는 '남들이 말하는' 또는 '인터넷에서 확인한' 월령별 수유량만큼 잘 먹던 아이였는데 2개월이 되어가는 어느 시점부터 잘 먹지 않아서 이런저런 방법으로 어떻게든 열심히 먹여보려고 노력하고 있는 상황입니다. 이런 아이들은 체중도 잘 늘지 않았을 가능성이 높습니다. 이때는 진료가 우선입니다. 체중이 적절하다면 이제는 시간을 정해서 배고픈 후에 먹을 수 있도록 구조를 만들어줄 시기가 되었습니다. 기본 구조는 이전과 같습니다. 다만 이제는 꿈수는 2주 정도만 시도하고 중단할 준비를 합니다. 오른쪽 일정으로 시작해 봅니다.

오전	6시	기상 + 수유
	7시	
	8시	
	9시	
	10시	수유
	11시	
오후	12시	
	1시	
	2시	수유
	3시	
	4시	
	5시	
	6시	수유
	7시	잠자리 들기
	8시	
	9시	
	10시	꿈나라 수유

먹는 양이 적은데 횟수가 많은 아이의 조정 시간표

원칙은 같습니다. 시간은 부모가 정하고, 양은 아이가 정합니다. 4시간마다 수유를 시도합니다. 4시간 간격이어도 잘 먹지 않을 수 있습니다. 잘 먹지 않으려 하면 바로 수유를 중단하고, 다음 배고픔 신호 때 다시 수유를 시도합니다. 3~4일 정도 시도하여도 잘 먹지 않는다면, 정해진 시간에만 수유를 시도해 봅니다. 언제나 양은 아이가 정하도록 합니다. 꿈수 역시 시도할 뿐 아이가 거부하면 억지로 먹이지 않습니다.

2주 정도 시도하면서 아이가 잘 먹는 시간으로 조정하고 꿈수는 중단하거나 줄여봅니다. 첫 수유를 잘 먹지 않는다면 정신을 좀 차리고 먹을 수 있게 일어나서 30분 정도 지난 뒤 수유를 시도합니다. 두 번째 수유부터는 지난 2주간의 반응을 근거로 조정해 봅니다. 수유 시간을 기다리지 못하고 매번 보채었다면 이번에는 수유 시간을 15~30분 단위로 조금씩 앞당겨서 시도해 봅니다. 반대로 수유를 잘 하지 않는 일이 많았던 수유 시간은 15~30분 단위로 조금씩 미루어서 시도해 봅니다. 꿈수는 단번에 중단해도 괜찮지만, 천천히 줄여가 볼 수도 있습니다. 어느 날 밤, 아이가 잠깐 울었지만 부모가 깨지 못하고 그대로 아침이 되는 일이 생길 수 있습니다. 그날 아이가 잘 지냈다면, 이미 밤중 수유 없이도 지낼 수 있다는 뜻입니다. 이미 그럴 수 있다는 게 증명되었으니까요. 이런 상황이 두렵다면 3~4일 간격으로 줄여가도 좋습니다. 분유 먹는 아이라면 한 스푼씩 분량을 줄여가 보고 모유 수유아라면 2~3분 정도씩 수유 시간으로 줄여보세요.

밤에 더 자주 깨고, 밤중 수유가 늘어나는 경우

4개월 무렵부터 밤에 깨는 빈도가 늘면서, 그동안 하지 않던 밤중 수유를 다시 시작하거나 오히려 횟수가 늘어나는 경우가 있습니다. 문제는 이렇게 밤 수유가 늘어나면서 낮 수유량이 눈에 띄게 줄어드는 현상이 함께 나타난다는 점입니다.

이 시기의 잦은 각성은 대부분 배고픔이 아니라, 수면 주기가 성숙해지는 과정에서 생기는 '부분 각성'입니다. 아이는 깊은 잠과 얕은 잠을 오가며 잠깐씩 깨어나는 과정을 겪고 있습니다. 그런데 이때마다 수유로 다시 재우는 일이 반복되면, 아이는 '깼을 때 다시 잠드는 방법'을 익히는 대신 '먹어야 잠든다'는 강력한 수면 연관을 형성하게 됩니다. 처음에는 한두 번이던 밤 수유가 5~6개월을 지나 일정한 수면 주기가 자리 잡으면서는 말로만 듣던 '1시간마다 깨어 젖을 찾는(?)' 아이가 내 아이가 될 수 있습니다. 정확히 말하자면 그런 아이가 따로 있는 게 아니라 어떤 아이든 그렇게 훈련될 수 있습니다.

밤에 먹은 만큼 낮에 덜 먹는 아이들이 있습니다. 낮 동안 충분히 배고픈 상태로 수유를 경험하지 못하면, 낮 수유는 점점 산만해지고 짧아질 수 있습니다. 잘 먹지 않는 낮 수유를 보며 부모는 다시 불안해지고, 밤에라도 먹여야 한다는 마음으로 수유를 반복합니다. 앞서 살펴본 낮에만 수유 횟수가 줄어들지 않는 경우와 하루의 일과는 동일하지만 수면 연관을 끊는 노력이 추가로 필요합니다.

모든 각성을 배고픔으로 해석하지 말고, 일정 시간 지켜보는 연습이 필요합니다. 잠깐의 칭얼거림은 개입하지 않고 두었다가 스스로 잠드는지 관찰합니다. 특히 매일 비슷한 시간에 깨는 아이라면 꿈수가 도움이 될 수 있습니다. 아이가 깨어났을 때 수유하기보다는 마지막 수유에서 3~4시간 지난 시점에, 아이의 각성과 관계없이 수유를 시도합니다. 꿈수 후 1~2시간 안에 다시 깨어난다면 적어도 배가 고파 깬 것은 아니라고 볼 수 있습니다. 그렇다면 그 울음은 배고픔이 원인이 아닐 가능성이 높습니다. 이때는 잠시 기다리거나 다른 방식으로 달래보되, 수유로 해결하지 않아도 됩니다. 이렇듯 꿈수는 밤 수유량을 늘리기 위한 방법이 아니라, 밤중 각성의 원인을 구분하기 위한 임시 도구로 시도해 볼 수 있습니다. 앞서 수면에 대해 충분히 이해하였다면 자다 깨어 울더라도 20~30분 정도 반응하지 않는 것이 가장 효과적이라는 것을 알 것입니다.

이미 밤 수유가 많이 늘어난 상태라면, 한 번에 모두 끊기보다는 가장 불필요해 보이는 한 번부터 줄여보거나 두 번에 한 번은 주지 않는 점진적 접근을 선호하는 의사나 부모도 있습니다. 하지만, 한 번에 밤 수유를 모두 중단하는 방식이나 하룻밤에 한두 번 수유를 줄이는 방식이나 며칠 밤 동안 아이의 울음을 견뎌야 하는 점에서 부모가 체감하는 어려움은 큰 차이가 없어 보입니다.

4~6개월은 아이도 부모도, 울음과 배고픔을 구분하는 법을 함께 익혀가는 시기입니다. 숫자보다 방향이 중요합니다. 낮에 더 잘 먹고, 밤에 더 오래 자고, 체중이 적절히 늘고 있다면 그것으로 충분합니다. 잊지 마세요. 시간표는 아이에게 적당한 일과를 탐색하는 목적으로 이용할 뿐입니다.

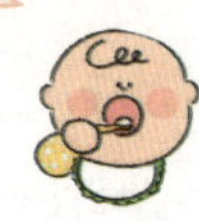

이제 이유기 보충식을 시작했습니다. 아이의 식욕이나 잠투정 유무 등 타고난 기질도 어느 정도 파악했을 시기입니다. 그럼에도 어떻게 대처해야 할지는 이전보다 더 어렵게 느껴질 것입니다. 이유기 보충식의 양, 횟수, 알갱이의 크기, 수유 횟수와 양 등 부모가 선택해야 할 변수가 다양해지기 때문이지요.

그래서 이 시기에는 '세부 방법'보다 먼저, 큰 원칙과 진행 방향을 확인해야 부모의 혼란을 줄일 수 있습니다. 우리가 갈 길의 시작점은 지금의 상황입니다. 도착점은 다음과 같습니다. 돌이 되었을 때 대체로 다음과 같은 상태에 가까워져야 합니다.

- 같이 사는 어른들과 하루 세 끼 식사 시간을 같이합니다.
- 하루에 필요한 에너지원 대부분을 고형식에서 얻습니다.
- 이제 잠들기 직전에는 수유하지 않습니다.
- 가능하다면, 첫 끼도 수유가 아닌 고형식으로 시작합니다.
- 저녁 끼니 후에도 모유나 분유(우유)를 먹이되, 먹으면서 잠들게 하지 않습니다.
- 간식은 하루 두 번, 아침과 점심 사이와 점심과 저녁 사이에 제공합니다.

- 한 끼 정도 덜 먹었다고 곧바로 간식을 끊을 필요는 없습니다. 하지만 3~4일 이상 식사에 집중하지 못한다면 끼니와 끼니 사이에 물 이외의 다른 음식을 주지 않습니다.

- 아이는 컵 사용이 어렵지 않습니다. 목마름은 물로 해결하도록 하고 주스나 단맛이 나는 음료를 물 대신 주지 않습니다. 우유도 젖병이 아니라 기울여서 마시는 컵으로 제공합니다.

도착점에 이르기까지의 과정에서 고려할 부분은 이렇습니다.

- 이유기 보충식은 먹는 데 20분을 넘기지 않도록 합니다. 무른 밥 정도의 알갱이가 되어야 모유/분유와 이유기 보충식의 열량 밀도가 비슷해집니다. 즉, 미음이나 죽 이유기 보충식은 분유보다 열량 밀도가 낮습니다.

- 입자감 경험이 지나치게 늦어지면 덩어리 음식에 대한 거부감이 커지거나 구역 반사가 더 예민해지는 아이들이 있습니다. 이를 예방하기 위해 7개월령 이전부터 분쇄하지 않은 이유기 보충식을 경험하도록 권장합니다.

- 이유기 보충식의 양은 점진적으로 늘려갈 수 있지만, 아이가 잘 먹는다면 양과 알갱이 모두 다음 단계로 빠르게 진행해도 괜찮습니다.

- 이유기 보충식을 먹으면 수유량이 자연히 줄이드는데, 수유량이 줄지 않고 있다면 이유기 보충식을 잘 먹지 않고 있을 가능성이 높습니다.

- 이유기 보충식으로 무른 밥을 먹고 직후에 수유량이 눈에 띄게 줄기 시작하면 보충 수유가 필요하지 않은 때가 되었습니다. 분유 수유아의 경우, 보충 수유를 100mL 이하로 먹기 시작하면 따로 시간을 두고 주도록 권유합니다. 이때부터는 이유기 보충식을 주요 끼니로 보고 수유는 '끼니를 보완하는 역할'로 바뀝니다.

언제나 기억해야 할 원칙은 이렇습니다.

- 무엇을, 언제, 어디서 먹을지는 부모가 결정할 수 있습니다.
- 그것을 먹을지 말지, 얼마나 먹을지는 아이가 정합니다.
- 특히, 고형식이든 모유나 분유든 먹으면서 잠드는 일은 없어야 합니다.

이를 바탕으로 상황마다 살펴보겠습니다.

식욕이 양호하고 체중 증가도 양호한 아이

가장 바람직한 상황입니다. 이런 경우는 책을 보고 일과를 맞추기보다는
지내던 대로 지내는 것이 제일 좋습니다.

오전	6시	기상
	7시	수유
	8시	
	9시	
	10시	
	11시	이유기 보충식 + 직후 수유
오후	12시	
	1시	
	2시	
	3시	수유
	4시	
	5시	
	6시	
	7시	수유 + 잠자리 들기

기본 시간표

2~4주 정도 지나면 오후 3시나, 오후 7시 수유 시간 중에 한 번 더 이유기
보충식을 주고 직후에 바로 수유를 시도합니다. 저는 보통 오후 3시에 두
번째 이유기 보충식을 주는 것을 권합니다. 저녁 시간에 고형식을 먹고 토
하거나 알레르기 반응 등이 있어 진료가 필요할 때 곤란할 수 있기 때문
입니다. 이유기 보충식을 한 번만 하는 동안 알레르기도 없고 잘 토하지
도 않는 것을 확인했다면 어느 시간을 선택하더라도 무방합니다.

오전	6시	기상
	7시	수유
	8시	
	9시	
	10시	
	11시	이유기 보충식 + 직후 수유
오후	12시	
	1시	
	2시	
	3시	이유기 보충식 + 직후 수유
	4시	
	5시	
	6시	
	7시	수유 + 잠자리 들기

2~4주 후 시간표

이유기 보충식을 넙죽넙죽 잘 먹는다면 7개월 전에도 세 번의 이유기 보충식을 시도할 수 있습니다. 특히 한 번에 180~200g의 양도 잘 먹는 아이들이 가끔 있는데, 이럴 때는 무한정 양을 늘리기보다는 알갱이를 빨리 진행하도록 권합니다. 미음이나 죽 이유기 보충식은 단위 양당 영양이 모유나 분유에 비해 적은 상태입니다. 이렇게 영양 밀도가 낮은 음식으로 배를 채우기보다는 그 식욕을 이용해서 빨리 입자감 있는 고형식에 도전하는 게 낫습니다. 아이가 치아도 없고 씹시 않는데 알갱이 크기를 늘려가도 되는지 걱정하는 분이 많습니다. 음식을 씹어서 먹으려면 어금니가 나야 합니다. 어금니는 13~19개월경에 올라옵니다. 씹을 수 있을 때 덩어리진 음식을 먹을 수 있게 하면 너무 늦습니다.

아주 잘 먹는 편까지는 아니라면, 저는 무른 밥을 한 번에 120~150g 이상 먹는 것을 우선 이룬 다음에 세 번의 이유기 보충식을 제공하자고 권장합니다. 그리고 무른 밥 정도의 밀도로 120~150g 이상 먹는다면 직후에 먹는 수유량이 눈에 띄게 줄어들어 하루 총수유량이 매우 부족할 수 있습니다. 하루이틀 정도라면 몰라도, 분유 기준 하루 500mL 정도도 안 되는 수유량이 지속된다면 이유기 보충식 직후에 수유하기보다는 다음과 같이 1~2시간 뒤에 수유하는 것을 권합니다. 모유 수유아도 무른 밥 수준의 이유기 보충식을 두 번 다 120~150g 정도 먹는다면 바로 일정을 다음과 같이 바꾸는 것을 권합니다.

오전	6시	기상
	7시	이유기 보충식
	8시	
	9시	수유(10~15분)
	10시	
	11시	
오후	12시	이유기 보충식
	1시	
	2시	수유
	3시	
	4시	
	5시	이유기 보충식
	6시	
	7시	수유 후 잠자리 들기

무른 밥 수준의 이유기 보충식을 120~
150g씩 먹는 아이의 시간표

아무리 늦어도 10개월 이전에는 이와 비슷한 일과를 지내고 있기를 바랍니다. 이후로는 이유기 보충식 시간을 같이 사는 어른들의 식사 시간으로 점진적으로 맞춰갑니다. 이유기 보충식 후 따로 수유하는 시간이 결국은 간식 시간이기도 합니다. 수유와 간식 다음의 이유기 보충식을 잘 먹지 않는다면 충분히 배고플 수 있도록 간식의 양을 줄이거나 더 시간을 두고 다음 끼니를 주도록 합니다.

식욕은 양호하지만, 체중 증가가 더딘 아이

잘 먹는 편이지만 체중이 잘 늘지 않는 아이들이 있습니다. 부모로서는 아쉬운 면이 있겠지만 정상입니다. 성인의 범주에서는 오히려 이상적이기도 합니다. 일과에서는 '식욕이 양호하고 체중 증가도 양호한 아이'의 경우와 같습니다.

오전	6시	기상
	7시	수유
	8시	
	9시	
	10시	
	11시	이유기 보충식+직후 수유
오후	12시	
	1시	
	2시	
	3시	수유
	4시	
	5시	
	6시	
	7시	수유+잠자리 들기

기본 시간표

2~4주 후에는 이유기 보충식을 두 번 제공합니다.

오전	6시	기상
	7시	수유
	8시	
	9시	
	10시	
	11시	이유기 보충식+직후 수유
오후	12시	
	1시	
	2시	
	3시	이유기 보충식+직후 수유
	4시	
	5시	
	6시	
	7시	수유+잠자리 들기

2~4주 후 시간표

무른 밥 수준의 이유기 보충식을 두 번 다 120~150g 정도씩 먹을 수 있게 되었다면 이유기 보충식을 세 번 먹는 방향으로 바꾸길 권합니다. 여러 사정이 있어 늦어지더라도 10개월 전에는 이유기 보충식을 세 번 줍니다.

오전	6시	기상
	7시	이유기 보충식
	8시	
	9시	수유(10~15분)
	10시	
	11시	
오후	12시	이유기 보충식
	1시	
	2시	수유
	3시	
	4시	
	5시	이유기 보충식
	6시	
	7시	수유 + 잠자리 들기

무른 밥 수준의 이유기 보충식을 120~150g씩 먹는 아이의 시간표

체중이 잘 늘지 않는 아이라면 조금 더 신경 쓸 부분이 있습니다. 같은 양의 음식에 더 많은 영양이 담기도록 하는 과정, 즉 이유기 보충식의 알갱이 크기를 빨리 늘려가도록 권합니다. 잘 먹고 잘 크는 아이라면 이유기 보충식의 빈도나 알갱이 진행 중 어떤 것을 먼저 해도 큰 문제가 없지만, 몸무게가 더디게 는다면 횟수보다는 입자감을 키우는 것이 우선되어야 합니다. 넣는 재료에 따라 달라질 수 있지만 주재료인 쌀을 기준으로 보면 무른 밥 정도의 굳기가 되어야 단위 양당 열량이 모유나 분유와 비슷하거나 높아지는데 미음 수준으로 먹는 아이에서 고형식 횟수만 늘리면 아이에게 공급되는 하루 총열량은 더 낮아질 수 있기 때문입니다.

이유기 보충식에 지방 성분을 늘리는 방법도 대안이 될 수 있습니다. 조리할 때 올리브유나 들기름, 아보카도, 달걀노른자 등을 추가합니다. 심각할 정도로 체중 증가가 더딘 아이라면 MCT 오일을 추가하는 방법도 있는데 열량만 추가로 공급할 뿐 신경계 발달에 필요한 필수 지방산은 없으므로 이것만 주어서는 안 됩니다. 또, 설사나 복통 등 위장장애가 있을

수 있어 의사와 상담 후에 결정하는 게 안전합니다. 고칼로리 분유에서처럼 그저 살을 찌우려는 욕심으로 사용하지 말아야 합니다.

식욕이 없지만 체중 증가가 양호한 아이

정말 식욕이 없는 아이들도 있지만, 대개는 부모의 기대에 못 미칠 뿐 적절하게 먹고 있는 아이들입니다. 정말 이유기 보충식 양이 적다면 여전히 모유/분유 수유량과 횟수가 많은 것은 아닌지 확인해야 합니다. 간식을 일찍부터 주기 시작해서 이유기 보충식을 먹을 때는 잘 먹지 않아 식욕이 없어 보이는 아이일 수도 있습니다.

이 분류의 아이들은 이유기 보충식이 잘 진행되고 있는지, 특히 양도 중요하지만 알갱이 진행이 적절한지 살펴보아야 합니다. 이유기 보충식을 잘 먹지 않는다고 예전보다 오히려 수유를 더 늘리고 고형식을 먹으면 헛구역질을 한다면서 여전히 재료를 갈아서 주는 것은 아닌지 점검합니다. 일정은 앞의 두 경우와 크게 다르지 않지만, 처음부터 두 번의 이유기 보충식을 주고 수유량을 빨리 줄이는 방향으로 권장합니다.

오전	6시	기상
	7시	수유
	8시	
	9시	
	10시	
	11시	이유기 보충식 + 직후 수유
오후	12시	
	1시	
	2시	
	3시	이유기 보충식 + 직후 수유
	4시	
	5시	
	6시	
	7시	수유 + 잠자리 들기

처음부터 2~4주 시간표

그리고 시작하고 4주 이내로 무른 밥까지 빨리 입자감을 크게 하고 바로 세 번의 이유기 보충식을 줍니다. 다만 이유기 보충식과 수유 사이의 간격은 조금 짧게, 수유 후 다음 이유기 보충식의 간격은 조금 더 길게 만들어서 충분히 배고픈 상태에서 이유기 보충식을 먹을 수 있도록 상황을 만들어줍니다.

오전	6시	기상
	7시	이유기 보충식
	8시	수유(10~15분)
	9시	
	10시	
	11시	
오후	12시	이유기 보충식
	1시	수유
	2시	
	3시	
	4시	
	5시	이유기 보충식
	6시	
	7시	수유 + 잠자리 들기

4주 이내의 시간표

대부분 이 정도로 수유는 충분히 줄어들고 이유기 보충식 양이 늘어나기를 바라지만, 여전히 이유기 보충식을 잘 먹지 않는다면 세 번의 수유를 고형식 직후에 먹여볼 수도 있습니다. 배부를 때 수유하고, 배고플 때 이유기 보충식을 먹이려는 의도입니다.

식욕이 없고 체중 증가도 더딘 아이

이 분류에 해당하는 아이들은 우선 한 번쯤은 의사에게 진료를 받아보기를 권합니다. 출생 당시와 비교해서 백분위수는 낮더라도 꾸준히 자라고 있는지, 백분위수가 더 떨어지지는 않았는지, 다른 신체 진찰이나 발달상의 문제는 없는지 점검해 보아야 합니다. 이런 경우라도 모든 아이에게 혈액검사가 필요하지는 않습니다. 검사별로 적절한 시기가 있기 때문에 직접 진찰한 의사의 판단과 권유를 따르도록 합니다.

이 분류의 아이들이 오면 부모의 어린 시절 상황을 확인합니다. 둘 중 누군가는 어려서 심하게 안 먹고 왜소했을 가능성이 높습니다. 부모 모두 어려서부터 지금까지 식욕이 왕성하고 또래에서 작다는 이야기를 들은 적이 없다면 시기가 좀 이르더라도 혈액검사를 먼저 권하고 확인합니다.

흔히 알려진 대처는 조금씩 자주 먹이는 것인데 얼마나 자주 먹일 것인지는 딱 정해서 권하기 어렵습니다. 원칙대로 배고픔 신호를 보일 때 먹여야겠지만 하루 종일 배고픔 신호를 전혀 보이지 않는 일도 이런 아이들에게서는 드문 일이 아닙니다. 일단 다른 아이들과 같은 일과를 시도해 봅니다.

오전	6시	기상
	7시	수유
	8시	
	9시	
	10시	
	11시	이유기 보충식 + 직후 수유
오후	12시	
	1시	
	2시	
	3시	수유
	4시	
	5시	
	6시	
	7시	수유 + 잠자리 들기

기본 시간표

다른 아이들과 다른 부분은, 이유기 보충식의 횟수를 최대한 미뤘다가 늘리는 점입니다. 단위 양당 영양이 높은 고형식을 충분히 먹을 수 있기 전에 먹는 빈도를 먼저 늘리면 어떤 의미에서는 어른들의 체중감량 식단과 같은 상황이 될 수 있기 때문입니다. 저는 무른 밥 수준의 이유기 보충식을 먹을 수 있을 때까지는 한 번만 먹이도록 권하는 편입니다. 한 번 먹는 양도 너무 신경 쓰지 말고, 이유기 보충식은 영양 공급보다는 입자감 있는 음식을 먹는 연습으로 여기는 게 낫습니다.

무른 밥 정도를 먹을 수 있다면 2주 정도 이유기 보충식을 2회 시도합니다.

오전	6시	기상
	7시	수유
	8시	
	9시	
	10시	
	11시	이유기 보충식 + 직후 수유
오후	12시	
	1시	
	2시	
	3시	이유기 보충식 + 직후 수유
	4시	
	5시	
	6시	
	7시	수유 + 잠자리 들기

무른 밥을 먹을 수 있을 때의 시간표

처음에 묽은 반유동식은 같은 양의 모유나 분유보다 열량이 낮으므로 한 끼니로 적당한 영양을 공급하기 어렵습니다. 이러한 이유로 이유기 보충식의 초반에는 이유기 보충식과 수유를 붙여서 하지만, 이 아이들은 이 수유를 잘 하지 않는 경우도 많아서 30분에서 1시간 정도 간격을 두고 수유를 해야 할 수도 있습니다.

진밥 정도를 먹을 수 있거나 10개월령이 지나면 다른 아이들처럼 3번의 이유기 보충식 3회와 수유 3회를 시도해 봅니다. 고형식 후 수유는 조금 짧은 간격으로, 수유 후 다음 고형식은 조금 더 긴 간격으로 제공하여 배고플 시간을 주도록 합니다.

오전	6시	기상
	7시	이유기 보충식
	8시	수유(10~15분)
	9시	
	10시	
	11시	
오후	12시	이유기 보충식
	1시	수유
	2시	
	3시	
	4시	
	5시	이유기 보충식
	6시	
	7시	수유 + 잠자리 들기

진밥을 먹을 수 있거나 10개월령이 지
난 후 시간표

세심히 관찰하여도 배고픔 신호가 전혀 없는 아이라면 이유기 보충식을
3회(직후에 바로 수유) 주더라도 식사 시간은 4회(그중 한 번은 수유만)로
유지해 볼 수도 있습니다. 이 유형의 아이들은 공복을 길게 가져가도 식
욕이 크게 늘지 않는 경우가 많아, 무리한 공복 전략은 오히려 체중 증가
에 역효과가 날 수 있기 때문입니다.

오전	6시	기상
	7시	이유기 보충식 + 직후 수유
	8시	
	9시	
	10시	
	11시	이유기 보충식 + 직후 수유
오후	12시	
	1시	
	2시	
	3시	수유
	4시	
	5시	
	6시	
	7시	이유기 보충식 + 직후 수유 + 잠자리 들기

배고픔 신호가 전혀 없는 아이의 시간표

10개월이 지나는데도 정규 식사를 이렇게 자주 먹이면 보통의 아이들은 식욕이 없기 마련이지만 이 아이들은 끼니때마다 제 양을 먹지 않기 때문에 실제로는 이 중에 한 번이나 두 번 정도는 그나마 먹는 모습을 보입니다. 때가 아니어도 배고픔 신호를 보인다면 분유나 이유기 보충식 중에서 빨리 제공할 수 있는 것을 주도록 합니다. 이미 앞서서 배고픔을 경험한 다음에 먹이는 시도를 충분히 하였으므로, 이 아이들에게 드물게 찾아오는 배고픔 신호를 무시하면서까지 일정을 강요하는 것은 의미 없는 일이기 때문입니다.

돌 이후에도 다른 아이들처럼 고형식 3회와 간식 2회보다는, 4시간마다 고형식 3회와 간식 1회를 분배하는 것이 지나치게 자주 먹이거나 지나치게 굶게 만드는 상황을 예방할 수 있습니다.

체중 증가가 과도한 아이

작게 자라는 아이가 있듯이 크게 자라는 아이도 있습니다. 역시 부모 중 누군가의 어린 시절을 닮았을 테지요. 하지만, 이유기 보충식 진행이 잘 안되는데 체중만 많이 늘고 있다면 체중이 적게 나가는 아이들보다 오히려 철분 결핍 빈혈이 생길 가능성이 더 높아집니다. 수유도 한 번에 많이 하는 게 아니라 조금씩 조금씩 자주 하는 상황인데 출생 때 대비 체중이 과도하게 늘고 있다면 육아 전반에서 어려움을 겪지 않을까 걱정됩니다. 아이의 모든 불편함과 짜증을 먹을 것으로 해결하는 상황일 때 많이 보는 경우이기 때문입니다.

성장곡선 표를 보아서 신장 대비 체중이 95백분위수 이상이거나, 출생 때의 백분위수 위치보다 주요 기준선(5, 10, 25, 50, 75, 90, 95) 단위로 2칸 이상 상승하고 있다면 보통의 경우보다 많이 자라고 있는 상황입니다.

체중이 많이 늘어도 키가 같이 자라고 있으며, 이유기 보충식을 잘 먹고 수유도 잘하고 있으며, 예전보다 먹는 횟수는 줄고 하루 중 먹는 데 쓰는 시간도 줄어들고 있다면, 아이는 많이 먹고 많이 자라는 상황입니다. 하지만 신장과 체중이 같이 자라는 게 아니라 신장 대비 체중만 많이 늘고 있다면 비만의 위험이 있습니다.

체중이 많이 나간다고 해서 식사량을 줄이거나 체중 감량을 목표로 삼을 시기는 아닙니다. 오히려 이 체격에 합당하도록 이유기 보충식을 더 빨리 적극 시도해야 합니다. 배고픔을 참게 하면서 덜 먹이는 것도 적절한 대처는 아닙니다. 그리고 정말 그렇게 배가 고프다면 이 식욕을 밑거름 삼아 아이의 발달이 한 걸음 더 나아가도록 밀어줍시다. 그리고 빨기 욕구와 배고픔을 구분하기 위해 노력해야 합니다. 처음부터 이유기 보충식을 2회 시작하기를 권합니다.

오전	6시	기상
	7시	수유
	8시	
	9시	
	10시	
	11시	이유기 보충식 + 직후 수유
오후	12시	
	1시	
	2시	
	3시	이유기 보충식 + 직후 수유
	4시	
	5시	
	6시	
	7시	수유 + 잠자리 들기

조정 시간표

==전체적으로 이유기 보충식의 진행을 빠르게 합니다.== 한 달 정도 지난 7개월 무렵, 늦어도 8개월을 지나기 전에 3번의 이유기 보충식을 주도록 합니

다. 먹으면서 잠들지 않도록 하는 것도 중요합니다.

오전	6시	기상
	7시	이유기 보충식
	8시	
	9시	수유(10~15분)
	10시	
	11시	
오후	12시	이유기 보충식
	1시	
	2시	수유
	3시	
	4시	
	5시	이유기 보충식
	6시	
	7시	수유+잠자리 들기

7개월 무렵, 늦어도 8개월 후 시간표

쌀보다는 잡곡 위주로 주세요. 잡곡·콩·채소 비중을 올리면 천천히 소화되어 포만감이 오래가기 때문입니다. 이유기 보충식의 알갱이를 더 굵게, 묽기를 더 되게 만들어주세요. 먹기가 불편할 수 있지만 그만큼 천천히 먹게 만들고 더 적은 양에 배부를 수 있습니다. 입자감을 키우자고 하면 치아 개수를 걱정하는 분이 많습니다. 앞서 설명한 것처럼, 덩어리 음식을 어른처럼 먹으려면 어차피 앞니 몇 개로는 의미 없는 일입니다. 씹는 능력은 덩어리 음식을 먹으면서 키워집니다.

이유기 보충식에 들어가는 잎채소의 양을 늘려주세요. 청경채, 시금치, 양배추 등의 비중을 높여서 식이섬유를 풍부하게 공급하고 부피감을 늘려 배불리 먹으면서도 열량은 낮춰 과도한 체중 증가를 막을 수 있습니다.

잘 먹는 아이들은 일찍부터 이유기 보충식 180~200g 정도를 기준으로 이보다 많이 먹으려 든다면 양을 늘리기보다는 알갱이 크기를 키워주세요. 진밥 혹은 밥 수준이 되어 밥을 바둑알 크기로 뭉쳐줄 수 있다면 처음부터 끝까지 스스로 먹도록 유도해 주세요. 잘 먹는다면 메추리알만 한 크기의 뭉친 밥으로 줘도 괜찮습니다. 많이 먹는 아이들은 급하게 먹는 경우가 많아 부모가 먹여주면 자기 양보다 더 많이 먹기 쉽지만, 스스로 먹게 만들면 먹여줄 때보다 불편하므로 자연스럽게 천천히 먹게 됩니다. 그리고 배가 부른 느낌이 들면 그만 먹거나 더 천천히 먹기 때문에 스스로 양을 조절하는 능력을 키울 수 있도록 도와줍니다.

젖병으로 수유하는 아이들은 기울여서 마시는 컵 사용을 시도합니다. 젖병이나 빨대 컵은 먹기 편한 만큼, 배고픔과 배부름 신호와 관계없이 관성으로 먹을 수 있습니다. 기울여서 먹는 컵은 먹기 힘든 만큼 아이가 정말 먹고 싶은 양만 먹을 수 있도록 유도해 줍니다. 아이가 정말 간절하게 먹고 싶어 한다면 이를 이용해 소근육 발달에 써먹을 수 있고, 그렇게까지 먹고 싶은 게 아니라면 먹는 양을 줄여서 과도한 체중 증가를 예방할 수 있으니 어느 쪽이든 아이에게 이로운 일입니다.

먹는 속도를 늦추고, 스스로 양을 조절하는 경험을 쌓아주는 것이 이 시기 체중이 많이 나가는 아이에게 부모가 해줄 수 있는 일의 요점입니다. 수유 때와 마찬가지로, 이유기 보충식을 하는 시기에도 고형식의 양이나 칼로리 계산 등은 일단 생각하지 마세요. 적절한 양의 영양을 공급하는 것도 물론 중요하지만 이 시기에는 모유나 분유라는 최소한의 안전망을 두면서 덩어리진 음식을 즐길 수 있도록 유도하는 것이 우선입니다.

* * *

이유기 보충식 시기는 아이가 세상의 다양한 맛을 배우고 부모와 소통하며 식사하는 경험을 쌓아가는 때입니다. 걱정과 짜증보다는 즐거운 경험으로 채워지는 것이 마땅합니다. 이유기 보충식을 진행하면서 지금 어디에 어떤 상태로 있든, 결국 돌 무렵에는 앞서 이야기한 '도착점'에서 만나게 됩니다.

어떤 아이는 한두 달 늦어질 수 있고 어떤 아이는 일찍 도착할 수 있지만 아이의 인생 전반에서 큰 차이가 되지는 않을 겁니다. 결국 어디로 가게 될 것인지 잊지 않는다면, 조금 늦거나 부족해도 괜찮고 조금 과해도 괜찮습니다.

6개월부터 12개월까지 요약*

* 아래에서 '확인'은 먼저 확인해야 할 사항, '보충식'은 이유기 보충식, '시작'은 이유기 보충
식을 처음 시작할 때의 횟수, '진행'은 이유기 보충식을 진행할 때의 방향을 말합니다.

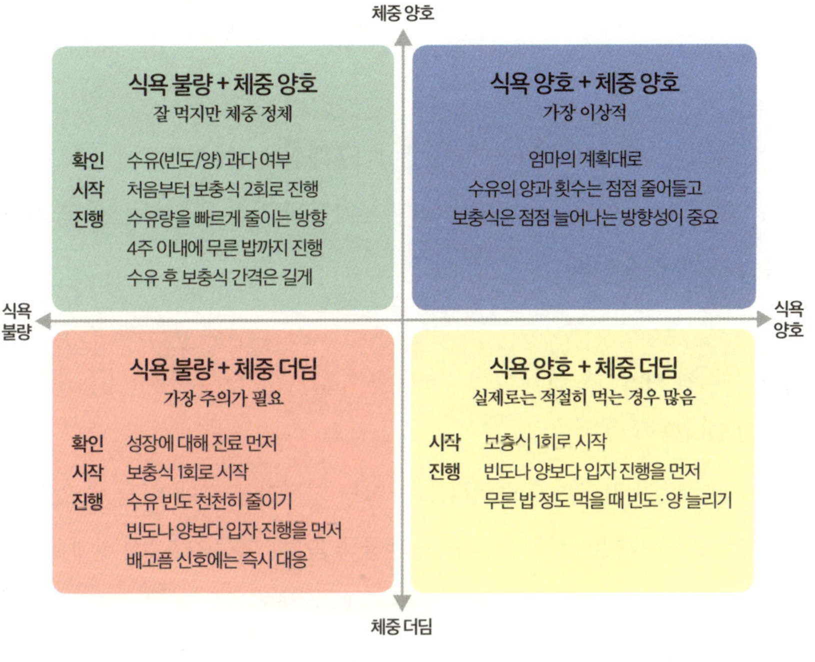

체중 증가가 과도한 아이

식욕과 무관하게 별도 관리 필요 | 체중 감량이 목표가 아니라 적극적인 고형식 진행이 핵심

시작 처음부터 보충식 2회로 진행
진행 입자, 빈도, 양을 빠르게 늘리기 | 7개월부터 보충식 3회로 진행
잡곡, 콩, 채소의 비중 높이기 | 진밥/밥 정도 먹으면 스스로 먹도록
수유 7개월 무렵부터 컵으로 수유 시도 | 먹으면서 잠들지 않도록 주의

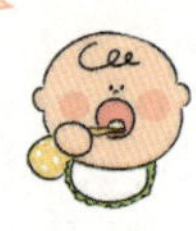

　　아이의 첫 생일이 지났습니다. 아이가 6개월에 들어섰을 때 우리는 돌 이후의 도착점을 정한 적이 있습니다. 도착점에 정말 들어섰는지 몇 가지 질문을 해보겠습니다.

? 우리가 지금 어디에 도착해 있는지 둘러봅시다. 가족들과 세 끼 식사를 같이하고 있나요?

　　매번 같이 먹기는 어렵더라도 아이는 일정한 시간에 먹을 수 있도록 일과를 정해주세요. 무엇을 먹이느냐만큼 '언제 먹는지'도 식욕에 큰 영향을 주기 때문입니다.

? 하루 필요한 영양분의 대부분을 고형식을 통해 섭취할 수 있나요?

　　한 끼 기준으로는 곡물+단백질+채소가 함께 올라오는지부터 확인하세요. 양은 아이마다 크게 다를 수 있고, 매 끼니마다 들쭉날쭉한 것이 자연스러운 모습입니다. 예를 들어, 밥 80~120g 정도의 곡물, 15~20g 정도의 달걀 또는 육류, 50~60g 정도의 채소가 한 끼의 장면으로 자주 등장한다면 대체로 괜찮습니다. (다음의 식사 구성 예시 참조)

식사 구성 예시

세계보건기구의 권고사항[192]과 미국농무부의 영양공급 가이드라인(DGA 2020~2025)[193]을 기준으로, 12개월 약 10kg 체중의 아이의 한 끼 식사량을 계산해 보겠습니다.

▶ Step 1. 하루 총 필요 열량

세계보건기구 기준 12~23개월 평균 에너지 필요량: 약 894kcal/일 (체중 10kg 기준 약 850~950kcal/일)

▶ Step 2. 미국농무부 가이드라인 **하루 900kcal 제공 식단

식품군	하루 권장량	실제 중량 환산
곡류	2½온스/일	밥(조리) 기준 약 300g/일
단백질 식품	2온스/일	고기·달걀 기준 약 56g/일
채소	1컵/일	약 240g/일
과일	¾컵/일	약 180g/일
유제품	2컵/일	우유 기준 약 400~500mL/일

▶ Step 3. 한 끼 분량으로 환산 **하루 3끼 + 간식 1~2회 구성일 때

식품군	하루 총량	한 끼(3끼 기준)	실감나는 기준(한 끼)
곡류(밥·죽)	~300g	약 100g	어른 공기밥의 약 1/2
육류·달걀	~56g	약 15~20g	다진 고기 약 1큰술
채소	~240g	약 80g	잘게 썬 채소 3~4큰술
과일	~180g	약 60g	바나나 ¼개, 작은 딸기 3~4개
유제품	~480mL	간식으로 분리	우유 ½~1컵(100~200mL) × 2회

이 정도 양을 먹는 일이 드물다면 억지로 먹이려는 시도보다는, 우유 같은 간식의 양과 횟수가 적절한지 확인과 조정이 필요합니다.

? 일어나자마자 우유부터 마시지 않아도 되고, 밤에도 우유를 마시면서 잠들지 않을 수 있나요?

아침 식사의 구성 중 하나로서 우유를 주는 것은 문제없지만, 기상 직후의 갈증을 우유로 해결하거나 비몽사몽인 상태에서 젖병으로 우유를 먹고 조금 더 자는 모습은 바람직하지 않습니다. 피할 수 없는 상황이 아니라면 목마름은 물로 해결하도록 습관을 들이는 게 좋습니다. 아직도 먹으면서 잠들어야 한다면 이전보다 더 밤에 자주 깨는 등 수면 문제를 겪고 있을 가능성이 높습니다. 저녁에 우유를 주더라도 정신이 말똥말똥한 상태에서 마시고 수면의식 등을 거친 후에 잠들 수 있도록 해주세요.

? 간식을 적절하게 조정할 수 있나요? 간식을 식사에 대한 보상으로 주고 있지는 않나요?

한두 번, 정규 식사를 충분히 그리고 열심히 먹지 않더라도 일단 간식은 그대로 줍니다. 밥을 대신할 만큼 더 주거나 더 맛있는 것을 주지 않을 뿐입니다. 하지만 3~4일 연속으로 계속 정규 식사를 잘 하지 않으려 한다면 간식의 양을 줄이거나 아예 주지 않고 수일간 끼니 사이에는 물만 제공할 수 있습니다. 밥을 잘 먹지 않는다고 간식으로 아이가 더 선호하는 음식을 준다면, 밥을 거부하면 더 맛있는 것이 나온다는 것을 아이가 학습하게 됩니다. 밥을 잘 먹었다고 칭찬하며 맛있는 간식을 주는 것도 좋지 않습니다. 먹는 일은 아이의 일입니다. 간식을 식사에 대한 보상으로 쓰면 아이는 밥 먹는 시간을 즐기는 게 아니라 견뎌내야 하는 것으로 받아들일 수 있습니다.

목마름은 물로 해결합니다. 갈증을 주스나 단맛 나는 음료로 해소한다면 비만과 충치의 위험도 커지고 식욕이 떨어져 정규 식사를 거부하기 쉽습니다. 체중이 잘 늘어나는 아이는 더 쉽게 늘고 식욕이 없는 아이는 식욕이 더 떨어지게 만듭니다. 같은 이유로 우유도 가능한 한 계획에 따라 정해진 장소에서 컵으로 주도록 합니다. 젖병은 '필요 이상으로 마시기'가 쉬워집니다. 같은 이유로 외출할 때가 아니라면 빨대 컵보다는 기울여서 먹는 컵으로 우유를 제공합니다. 식사를 잘하는 아이일지라도 우유는 하루 500mL를 넘지 않는 선에서 제한합니다.

돌 이후 시간표는 아이마다 큰 차이를 보이기 어렵습니다. 각 가정의 생활 패턴에 맞추어 돌아가기 마련이지만, 몇 가지 아이 생활의 큰 방향을 고려한다면 대동소이할 것입니다.

저녁 8시 무렵에 잠든 아이들은 다음 날 아침 6~7시 사이에는 일어납니다. 여름에는 조금 더 일찍, 겨울에는 조금 더 늦게 일어나는 경향이 있지만 대체로 큰 아이들보다는 일찍 일어납니다. 가족이 함께 아침 식사를 하는 가정이라면 부모의 출근을 위해 8시 전에 아침 식사가 이뤄져야 할 것입니다. 아침을 먹고 1시간 정도 놀다가 오전 낮잠을 한 시간 정도 자고 일어나 10~11시경에 우유와 간식을 먹고 또 놀아야지요. 오후 1~2시경에 점심을 먹고 조금 놀다가 또 오후 낮잠을 한 시간 정도 자고 일어나 3시 무렵에 오후 간식과 우유를 먹습니다. 그리고 또 놀다가 6~7시경 저녁을 먹고 수면 의식을 거쳐 다시 8시 무렵 잠자리에 들어 하루를 마칩니다. 아프거나 나들이로 일정에 변화가 있을 수 있지만 평소에는 이 일과에서 30분이나 1시간 정도의 차이는 있어도 크게 벗어나기는 어려울 것입니다.

대개 비슷할 것입니다. 식욕과 체중이 모두 양호한 아이라면 오른쪽 일과로 지내보면서 각 가정의 상황에 맞춰 조정해 봅니다. 하나 더 덧붙이자면, 이 시기의 문제는 대부분 일과보다는, 간식과 우유로 끼니를 대신하기 시작할 때 생긴다는 점을 기억해야 합니다. 우유는 100~120mL, 간식은 아이 주먹 하나 분량이면 적당합니다. 다만 다음 끼니때 아이의 식욕에 문제가 없어보인다면 간식 시간에 우유량을 더 늘려도 좋습니다.

오전	6시	기상
	7시	아침 식사
	8시	
	9시	낮잠
	10시	우유 + 간식
	11시	
오후	12시	
	1시	점심 식사
	2시	낮잠
	3시	우유 + 간식
	4시	
	5시	
	6시	저녁 식사
	7시	
	8시	잠자리 들기

돌 이후 기본 시간표

식욕은 괜찮지만 체중 증가가 더딘 아이

매 식사 후에 우유나 칼슘 강화 두유를 후식처럼 추가해 볼 수 있습니다. 간식보다는 후식으로 우유를 추가하면 끼니 사이 공복을 길게 유지할 수 있어 다음 식사 식욕에 영향을 덜 줍니다. 하지만 이렇게 해도 다음 끼니에 영향을 준다면 저녁 식사 후에만 후식을 주도록 합니다. 후식 우유 대신 칼슘 강화 두유를 줘도 좋습니다.

오전	6시	기상
	7시	아침 식사 + 후식 우유
	8시	
	9시	낮잠
	10시	우유 + 간식
	11시	
오후	12시	
	1시	점심 식사 + 후식 우유
	2시	낮잠
	3시	우유 + 간식
	4시	
	5시	
	6시	저녁 식사 + 후식 우유
	7시	
	8시	잠자리 들기

조정 시간표

체중 증가는 적당하지만 식욕이 적은 아이

처음부터 간식보다는 후식만 주거나 간식
시간을 조금 더 앞당겨서 식사와 간식 사
이는 짧게, 간식과 다음 식사 사이는 조금
더 길게 조정하여 식욕을 확보할 수 있도
록 합니다.

오전	6시	기상
	7시	아침 식사
	8시	
	9시 30분	우유 + 간식
	10시	낮잠
	11시	
오후	12시	
	1시	점심 식사
	2시 30분	우유 + 간식
	3시	낮잠
	4시	
	5시	
	6시	저녁 식사
	7시	
	8시	잠자리 들기

조정 시간표

식욕도 적고 체중도 적게 나가는 아이

간식 없이 후식만 주는 일정을 먼저 생각
해 봅니다. 아침 식사 때 함께 먹는 우유는
60mL가 적당합니다.

오전	6시	기상
	7시	아침 식사 + 후식 우유
	8시	
	9시	낮잠
	10시	
	11시	
오후	12시	
	1시	아침 식사 + 후식 우유
	2시	낮잠
	3시	우유 + 간식
	4시	
	5시	
	6시	저녁 식사 + 후식 우유
	7시	
	8시	잠자리 들기

조정 시간표

2주 정도 지내보아도 이전보다 식사량이 크게 늘지 않는다면 식사를 4회
고려할 수 있습니다. 공복을 길게 가져가도 식욕이 크게 늘지 않는 아이

들이므로, 무리하게 굶기는 것은 아이의 성장에 도움이 되지 않습니다. 4회를 모두 정규 식사 메뉴로 줄 수 있고 한 끼는 간식의 형태로 주어도 좋습니다. 오후 3시에는 우유와 간식을 중간 식사로 대체해도 괜찮습니다.

이렇게 또 2주 정도 지나도 식사량에 변화가 없다면 매 끼니 직후에 우유나 칼슘 강화 두유를 40~60mL 정도 줄 수 있습니다. 하지만 다음 끼니의 식욕에 영향을 주는 것은 곤란합니다. 우선순위는 고형식에 두도록 합니다. 그리고 매번 잘 먹지 않으리라는 것을 당연하게 받아들여야 합니다. 잘 먹지 않은 끼니와 그다음 끼니 사이에 명확한 배고픔 신호를 보낼 때는 식사를 차려주세요. 그리고 이런 모습이 반복된다면 이것에 맞추어 일정을 조정합니다.

오전	6시	기상
	7시	아침 식사
	8시	
	9시	낮잠
	10시	
	11시	점심 식사
오후	12시	
	1시	
	2시	낮잠
	3시	우유 + 간식
	4시	
	5시	
	6시	저녁 식사
	7시	
	8시	잠자리 들기

2주 후에도 식사량이 늘지 않는 아이의 시간표

체중이 과하게 늘어나는 아이

일반적인 일과에서 간식의 내용을 신경 써줘야 합니다. 떡, 빵, 과일보다는 오이나 당근, 브로콜리 등 삶은 채소를 주어서 씹는 즐거움을 주되 열량은 낮은 간식을 주도록 합니다. 보통 24개월 전에는 저지방 우유를 주지 않지만, 체중 증가가 과도하다면 이전이라도 저지방 우유를 고려할 수 있습니다. 진료나 검진할 때 의사와 상의해 보세요.

오전	6시	기상
	7시	아침 식사
	8시	
	9시	낮잠
	10시	우유 + 간식
	11시	
오후	12시	
	1시	점심 식사
	2시	낮잠
	3시	우유 + 간식
	4시	
	5시	
	6시	저녁 식사
	7시	
	8시	잠자리 들기

조정 시간표

12개월 이후 요약

체중 양호

식욕 불량 + 체중 양호
잘 먹지만 체중 정체

정상 성장이므로 적극적인 개입은 불필요
간식 시간만 조정
식사 후 간식은 짧은 간격으로
간식 후 식사는 긴 간격으로

식욕 양호 + 체중 양호
가장 이상적

어른과 함께 세 끼 식사 | 간식 2회
우유 100~120mL
아이 주먹 1개 분량의 덩어리 간식
식사할 때 식욕이 문제 없다면 우유 증량

간식이나 우유가 끼니를 대신하면 문제 시작

식욕 불량 — 식욕 양호

식욕 불량 + 체중 더딤
가장 주의가 필요

1단계 간식 없이 후식만
2단계 2주 후 하루 4회 식사
3단계 4회 식사 직후 우유/두유

배고픔 신호를 보이면 즉시 식사 제공

식욕 양호 + 체중 더딤
실제로는 적절히 먹는 경우 많음

간식보다는 후식으로
매 식사 직후 우유/칼슘 강화 두유
열량 밀도를 높이는 것을 목표로
다음 식사에 영향이 없다면 간식 추가

체중 더딤

체중 증가가 과도한 아이

식욕과 무관하게 별도 관리 필요 | 체중 감량이 목표가 아니라 적극적인 고형식 진행이 핵심

기본 일과는 그대로 식사에서는 잡곡과 채소 많이
간식 떡, 빵, 과일보다는 삶은 채소
24개월 이후는 저지방 우유 (24개월 전에도 고려 가능)

성장 부진과 비만

성장 부진은 단순한 저체중이나 저신장이 아닌, 아이에게 기대할 수 있는 성장 속도와 패턴을 따라가지 못하는 상태입니다. 성장 부진은 성장이 더딘 아이에 대한 묘사 또는 잠정적 진단일 뿐, 그 자체로 질병명은 아닙니다. '결과'를 표현하는 말이지, 원인에 대한 진단명이 아닙니다. 그리고 대부분의 성장 부진은 부모의 양육 방식과 무관하게 발생합니다. 성장 부진은 영양 공급과 섭취가 충분하더라도 일어날 수 있는 상황입니다.

▶ 성장 부진의 의학적 기준 및 진단

다음 중 한 가지 이상에 해당하면 성장 부진을 고려할 수 있습니다[194].

① **백분위수 기준**: 아이의 신장이 연령 및 성별 대비 3백분위수 미만, 체중이 5백분위수 미만인 경우

② **성장 속도 기준**: 이전에 안정적인 성장곡선을 따르던 아이가 갑자기 주요 백분위수 단위를 단기간(3~6개월 이내)에 2단위 이상 하향 이탈한 경우

5, 10, 25, 50, 75, 90, 95 백분위수가 주요 백분위수 구분 단위입니다. 꾸준히 5~10백분위수에 머물렀던 아이보다 90백분위수에 머물던 아이가 갑자기 50백분위수 아래로 떨어지는 일이 더 큰 문제일 수 있습니다.

▶ 성장 부진의 분류

성장 부진은 신체 질병을 동반한(기질적) 성장 부진과 환경적(또는 비기질적) 성장 부진으로 크게 구분합니다. 신체 질병을 동반한 성장 부진은 아이에게 질병이 있고 이에 따라 성장에 어려움이 있는 경우입니다. 환경적 성장 부진은 뚜렷한 질환 없이 성장이 잘 이루어지지 않는 경우인데, 심한 편식 같은 식습관 문제나 억지로 먹이기와 같이 보호자와의 상호작용 문제가 여기에 해당합니다. 연구에 따르면 신체 질병을 동반한 원인은 전체 성장 부진의 약

10~20% 내외로 보고되었으며[195], 환경적 원인의 경우가 더 많습니다.

성장 부진의 원인과 심각성을 파악하려면 키, 몸무게, 머리둘레 모두를 확인해야 합니다. 키와 머리둘레는 출생 시와 비교하여 적절한 성장곡선 위를 따라 자라고 있지만 몸무게만 잘 늘지 않는 경우는 최근 아팠거나 식습관에 문제가 있을 가능성이 높습니다. 키만 작은 아이는 영양 섭취 부족이 장기간에 걸쳐 지속되고 있거나 만성 질환을 앓고 있을 수 있습니다. 키, 몸무게, 머리둘레 모든 부분이 부진한 경우는 오랜 시간 동안 심각한 수준의 영양 결핍이 지속되고 있거나 신경 발달에 문제가 있을 가능성을 시사합니다. 이는 심각한 유형으로 빠른 진료가 필요합니다.

또래에 비해 작지만, 성장 부진처럼 건강이나 식습관의 문제가 아닌 경우도 있습니다. '**가족성 저신장**'으로 분류되는 아이들은 출생 시부터 성장곡선이 3~10백분위수 부근에서 꾸준히 유지됩니다. 진료실에 들어올 때 보면 부모 중 최소한 한 명 이상은 눈에 띄게 왜소한 체형을 보여줍니다. 영양 섭취나 식

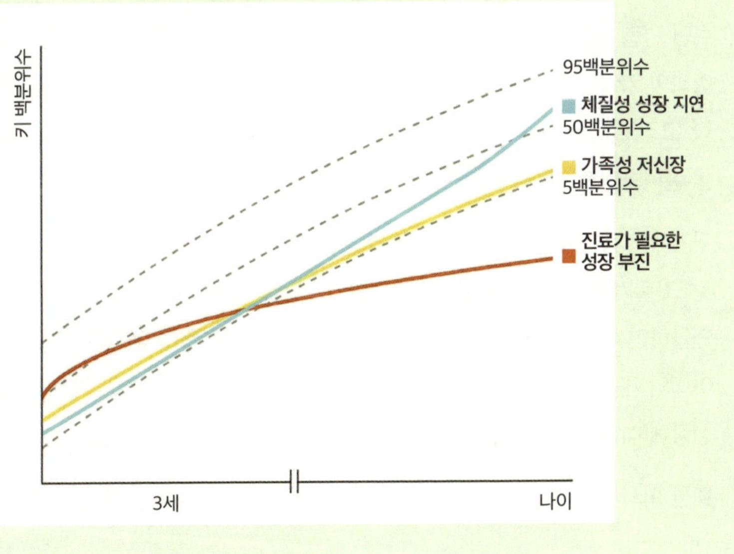

습관 면에서 큰 문제는 없습니다. 또, '**체질성 성장 지연**'으로 분류되는 아이들은 느림보 성장을 보이는 경우입니다. 돌 전후 무렵 성장곡선의 둔화가 잠시 나타나지만 이후 정상 범위에서 평행하게 자라다가 사춘기 무렵부터 급격히 자라면서 최종 체격은 보통의 범위에 도달하게 됩니다. 역시 부모 중 누군가는 어렸을 때 작았다가 중학교 무렵 급격하게 자라서 반에서 중간 정도가 되었다고 이야기할 때가 많습니다. 두 경우 모두 부모의 양육 태도나 영양에 대한 지식 등과 관계없이 일어날 수 있는 상황입니다.

아이가 잘 자라지 않을 때 이 중 어느 상황에 해당하는지는 한 번의 측정과 진료로 판단하기 어렵습니다. 최소한 3개월 이상의 간격을 두고 2~3회 이상 연속으로 측정한 신체 계측값이 필요하고, 부모의 어린 시절 체격에 대한 정보와 현재 체격에 대한 자료도 필요합니다.

▶ 성장 부진으로 병원을 방문하면 의사가 하는 일

의사가 첫 번째로 해야 할 일은 정말 '성장부진'인지 확인하는 것입니다. 잘 안 큰다며 병원을 찾은 아이들의 상당수는 출생체중과 최근의 성장 속도를 보면 연령 대비 50백분위수가 안 될 뿐 '성장부진'은 아닌 경우가 많습니다. 아이의 키와 체중은 정상 '범위' 안에서 자신의 곡선을 따라 자라면 충분합니다. 그리고 다른 아이가 아닌 아이의 지난 날과 비교해야 하고 앞으로의 추이를 살펴봐야 합니다.

과거에는 집안 어르신들은 물론, 소아청소년과 의사까지도 '부모가 잘 먹여야 잘 크는 거'라고 이야기하던 시절이 있었습니다. 그래서 아이의 성장에 대해 언급하면 부끄러워하거나 방어적인 태도를 보이는 분들이 여전히 많습니다. 아이의 체격은 물론, 식욕 역시 유전적 요인의 영향이 매우 크기 때문에 이런 성장에 대한 평가를 부모의 성적표로 여길 필요는 없습니다.

또한 의사는 아이의 상태가 의학적인 검사가 필요한 게 아닌, 가족성 저신장 또는 체질성 성장 지연으로 분류되는 아이인지도 고려합니다. 아이 부모님의 어렸을 때 체격과 급격히 성장한 시기, 그리고 현재의 체격 등을 바탕으로 짐작할 수 있습니다. 이런 과정은 첫 진료에서 바로 결론을 내릴 수도 있고, 수개월에 걸쳐 변화를 보아야 하는 수도 있습니다.

부모 중 누군가를 닮은 것도 아니고 정말 더디게 자라는 게 맞다면, 비로소 성장 부진으로 간주하고 신체 질병과 연관된 문제를 구분하기 위해 검사를 하게 됩니다. 적절한 검사는 아이의 나이와 상황에 따라 달라집니다. 본격적인 성장호르몬 결핍에 대한 검사는 대개 만 4세 이후에 하는데, 출생 시의 이벤트와 현재 체중에 따라 1~2년 정도 앞당기거나 미룰 수 있습니다.

검사 결과에서 특별한 이상 소견을 확인하는 경우는 많지 않습니다. 이상이 있다면 그에 따른 치료가 우선입니다. 검사에서 문제를 발견할 수 없었다면 영양사와의 상담을 처방하거나 의사가 직접 고칼로리 식단이나 보충제를 권유할 수 있습니다. 식욕증진제를 처방할 때도 있는데, 모두에게 효과를 보이는 것은 아니고 부작용에 관한 설명과 모니터링이 필요합니다.

하지만 이 모든 조치에 앞서 가장 중요한 것은 역시, 식사에서 부모와 아이의 역할을 분명히 하는 것입니다. 이 원칙 없이 고칼로리 음식을 준다면 포만감 때문에 전체 식사량이 줄어들 수 있고, 식욕증진제를 쓴다면 군것질 양만 더 늘어날 수 있기 때문입니다.

▶ 성장 부진에서 부모가 할 수 있는 일

검사 결과에서 이상 소견이 있었다면 의사의 지시와 치료에 따릅니다. 이상 소견이 없는 대다수의 상황에 해당한다면 식사의 원칙을 지키는 게 가장 중요합니다.

억지로 먹이지 않고 식사 중 부모와 아이의 역할을 명확히 분리합니다.

<u>식습관을 바꿔보는 초기에는, 식욕이 없어 보이면 바로 식사를 중단하고 다시 배고픔을 표현할 때 다시 식사를 제공해 볼 수 있습니다.</u> 이렇게 3~4일 정도 지나도 큰 변화가 없다면 이후부터는 식사와 간식은 가능한 한 규칙적으로 제공합니다. 어느 정도의 간격으로 먹일지 간식을 줄지 말지, 어떤 간식을 줄지는 부모가 임의로 정할 수 있고 의사의 조언이 필요할 수도 있습니다. 배고플까 봐 먹이는 게 아니라, 충분히 배고플 기회를 주는 방향으로 계획을 세웁니다. 탈수를 예방하기 위해 물은 충분히 제공합니다. 수분 공급을 우유나 주스로 대신하지 말아야 합니다.

<u>아이의 식사시간에 대한 기대치를 낮춥니다.</u> 어떻게든 잘 먹여보려고 이미 할 수 있는 일은 다 해본 상태일 겁니다. 충분히 배고프게 하는 일만 하지 않았습니다.

질병과 관계없는 성장부진 상황에서는 의사보다는 보호자의 역할이 훨씬 중요합니다. 그 임무는 열심히 먹이는 게 아니라 충분히 배고픈 상태에서 식사하는 경험을 쌓아주는 것입니다.

▶ 비만

만 2세 이상의 아동에서, 체질량지수(BMI, Body Mass Index)를 산출하여 85백분위수 이상 95백분위수 미만인 경우를 '**과체중**', 95백분위수 이상인 경우를 '**비만**'으로 진단합니다[196]. 이 책의 주요 대상인 두 돌 이전 아이에게는 체질량지수 대신 **체중 대비 신장의 백분위수(WFL, Weight-for-Length)**를 사용하여 95백분위수 이상일 경우 비만 위험군 또는 과체중으로 분류합니다.

성장 부진과 마찬가지로 비만은 유전과 환경의 복합적인 결과물입니다. 특히 2세 이전의 과체중 아이들은 이유기 보충식이나 정규 식사를 많이 먹어서 그런 경우보다 우유나 주스, 과일 및 첨가당 음식의 섭취가 지나치게 많을 때가 있어[197], 아이들의 비만을 '영양결핍'에 준해서 보아야 한다는 의견도 있습니다[198].

우유, 과일 주스, 가당 음료 등의 액체 칼로리는 포만감을 느끼기 어렵게 해 칼로리를 과도하게 섭취하게 만듭니다. '입이 심심할까 봐' 하루 종일 음식을 제공하는 환경도 비만을 유발하는 반면, 정규 식사는 잘 먹지 않는 역설적인 상황을 만들 수 있습니다. 이에 따라 열량은 충분하거나 과하지만 철분, 필수 지방산, 비타민 등 필수 영양소는 부족해지는 영양 밀도 저하가 발생할 수 있습니다.

비만을 예방하기 위해서는 다음을 지켜주세요.

첫째, 3끼 식사와 2번의 간식을 지켜주세요. 물 외에는 정해진 시간 외에 음식을 제공하지 않습니다.

둘째, 물 대신 우유, 음료, 과일로 수분을 보충하지 않습니다.

셋째, 아이가 배부르다는 신호를 보이면 즉시 식사를 끝냅니다. '끝까지 싹싹' 먹는 것을 강요하지 말아 주세요.

넷째, 미디어를 제한합니다. 두 돌 이전에는 항상 제한하고 이후에도 식사 시간에는 미디어를 보여주지 않습니다. 미디어 시청 시간이 길어질수록 비만의 발생 빈도가 높아집니다[199].

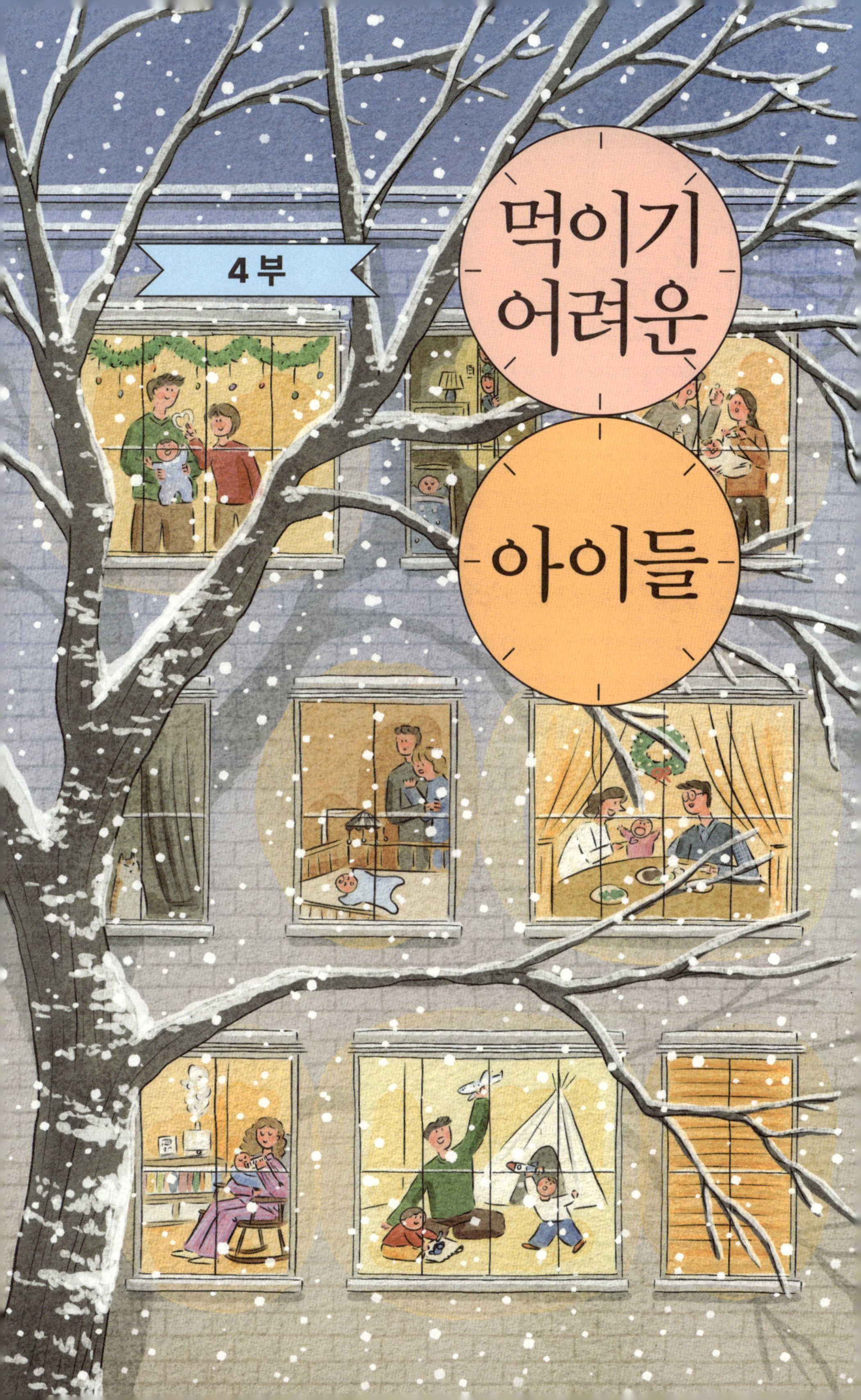

4부
먹이기 어려운
아이들

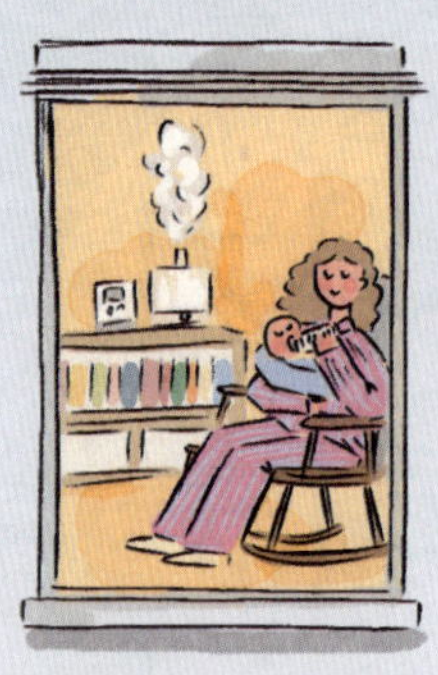

3부에서는 두 돌 이전 아이를 먹이고 재우는 방식을 큰 틀에서 살펴보고 우리가 지금 어디로 가고 있는지를 이야기하였습니다. 이 내용을 바탕으로, 앞으로 일과를 어떻게 만들어갈지 나름대로 계획을 세울 수 있게 되었다면 정말 감사한 일입니다. 하지만 당장의 문제를 해결하기 위해서는 아직도 막막한 분들이 있으리라 짐작합니다.

4부에서는, 이런 이야기를 바탕으로 '지금, 당장'의 문제를 해결하는 방식으로 앞의 이야기들이 실제로는 어떻게 적용되는지 구체적인 방법을 소개하겠습니다.

1개월, 너무 오랫동안 젖을 물고 있어요
너무 찔끔찔끔 젖을 먹어요

"아이가 한 시간씩 젖을 물고 있거나
두어 번 빨고 잠들어 버리는 일이 반복됩니다."

🏥 소아청소년과 방문이 필요해요!

체중이 잘 늘지 않을 때

- 출생 2주 뒤에도 출생 시 체중을 회복하지 못한 경우

아이가 아파 보이거나 기운 없어 보일 때

어떻게 해야 할까요?

① 아이의 신호를 배우는 데 집중합니다.

② 잠들면 배부르고 깨면 배고픈 것으로 판단하고 젖을 물립니다.

③ 수유 중에 아이가 잠들려 하면 발을 가볍게 주무르는 등 자극하여 깨워가며 먹입니다.

④ '배고픈 신호'라고 (판단하여) 젖을 물렸지만, 잘 먹지 않는 일이 반복될 때는 10~20여분 정도 더 기다려서 젖을 물려봅니다.

⑤ 2개월령에 가까워질수록 1) 체중이 적절하게 늘고 2) 수유 간격이 자연스럽게 늘어나며 3) 수유 횟수가 10~12회에서 7~10회 정도로 이전보다 줄어드는 모습이라면 문제없다고 볼 수 있습니다.

⑥ 대부분은 정상입니다. 식욕은 어른이나 아이나 매번 같을 수 없습니다. 적게 먹으면 금세 허기를 느껴 다음에 많이 먹고, 많이 먹고 나면 다음 끼니에 식욕이 떨어지는 게 지극히 자연스러운 반응입니다.

출생 직후인 이 시기는 수유 간격을 엄격히 정할 때가 아닙니다. 뱃구레가 작아 자주 먹어야 합니다. 젖을 자주 빠는 행동은 모유 생산을 늘리는 가장 중요한 자극이기 때문에 더욱 자주 먹여야 합니다. 어떤 때는 많이 먹고 어떤 때는 적게 먹는 일이 반복되는 게 당연합니다. 우연히 한 번에 많은 젖을 먹는 일이 있으면 수유 간격이 자연스럽게 길어지면서 배고픔 때문에 그다음 수유도 많이 하게 되는 게 가장 바람직한 모습입니다.

처음부터 엄마가 아이의 배고픔 신호를 완벽하게 알아채기는 어렵습니다. 배가 고프지 않는데도 입을 오물거리며 배고플 때와 비슷한 몸짓을 보이기도 하니까요. 속아주어도 괜찮습니다. 젖을 충분히 먹인 것 같은데 10분도 지나지 않아 입을 오물거린다면 일단 젖을 또 물려봅니다. 이때 잘 빨지 않는다면 '역시 이건 그냥 오물거리는 거고, 배고프다는 뜻은 아니네' 하고 배우면 됩니다.

하루 중 대부분의 수유를 5분 안팎으로 빨다 잠드는 일이 반복되는 아이라면, '배고픈 신호'처럼 보이는 행동을 할 때 한 10~20분 젖을 물리지 않고 기다려보아도 됩니다. '아 저 몸짓은 분명히 배고픈 거 같은데' 싶어도 20분 정도 더 기다린다고 위험해지지는 않습니다. '정말 배가 고프면 다음 수유는 잘 먹겠지' 하는 마음으로 평소보다 조금만 더 시간을 두고 젖을 물려보세요.

아이가 '이럴 때 잘 먹고, 이럴 때 잘 안 먹는다'라는 경험이 엄마에게 쌓여가는 만큼 '이럴 때 먹으면 배부르고 기분이 좋고, 이럴 때 먹으면 별로네' 하는 경험이 아이에게도 쌓여가면서 자연스럽게 수유 간격이 길어집니다. 한 번에 먹는 양이 늘어나면서 수유와 수유 사이에 잠드는 시간이 길어지고 엄마의 쉬는 시간도 조금씩 늘어납니다. 가장 바람직한 선순환입니다.

다만 타고난 기질에 따라 수유 자체를 힘들어하는 아이도 있습니다. 젖을 잘 먹으려면 깨어 있으면서도 차분한 상태를 유지해야 하는데 이것이 어려운 경우입니다. 첫 번째는 빠는 힘도 약하고 자꾸 자려고만 하며 늘 처져 있는 모습을 보이는 아이들입니다. 배고픈 신호도 명확하지 않아 수유 때마다 억지로 깨워야 하는 일이 많습니다. 두 번째는 깨어 있지만 '차분한' 상태를 유지하지 못하는 아이들입니다. 다른 아이들에 비해 안절부절못하는 모습으로 배고픈 신호를 보이지만 막상 젖을 물리면 몇 번 힘차게 빨다가 고개를 흔들며 뿌리치고 자지러지게 웁니다. 달래서 다시 물려도 이 과정을 반복합니다.

두 경우 모두 대개 부모의 어릴 적 모습을 닮은 '타고난 기질'일 가능성이 높습니다. 부모가 잘못 돌봐서가 아니므로 자책할 필요는 없습니다. 대개 아이가 자라면서 점차 나아지지만, 키우는 동안 걱정이 앞설 수밖에 없으므로 정기 검진을 통해 성장 상태를 꾸준히 확인하는 과정이 필요합니다(단, 부모 모두 어릴 적 무던했는데 아이만 유독 잘 먹지 않고 처진다면 진료를 통해 잘 크고 있는지 확인해 보길 권합니다).

3개월, 수유를 거부해요

"전에는 잘 먹던 아이가 먹을 때가 되어 젖을 물렸는데 조금 먹다 말고는 울면서 고개를 돌려요. 달래가며 먹이거나 잠들 때쯤이나 잠결에 조금 먹었었는데 이제는 그렇게 해도 먹지 않아요."

소아청소년과 방문이 필요해요!

- 체중이 잘 늘지 않을 때
- 아이가 아파 보이거나 기운 없어 보일 때
- 수유 때마다 구토나 역류가 반복될 때

어떻게 해야 할까요?

병원에 가야 하는 경우가 아니라면, 다음 두 가지 질문을 생각해 봅니다.

- 아이의 배고픈 신호와 관계없이 먹이고 있지 않나요?
- 어딘가에서 본 '월령별 수유량'만큼 먹이려 애써오지 않았나요?

두 가지 중 하나 이상 해당한다면 다음을 시도합니다.

① 아이가 거부하는 모습을 보일 때 수유를 바로 중단하고 30분 정도 뒤에 다시 시도합니다.

② ①번의 방법을 3~4일 정도 해보아도 변화가 없다면, 미련 없이 수유를 중단하고 3~4시간 뒤에 다시 수유를 시도합니다.

  - 아이가 배고픈 신호를 명확하게 보낸다면 3~4시간 전이라도 수유합니다.
  - 이때도 먹다가 잠들거나 거부한다면, 바로 중단합니다.
  - 주간에는 최대한 깨어 있는 상태에서 수유할 수 있도록 하고, 부족한 부분은 야간의 꿈나라 수유로 채웁니다.

이런 아이들의 부모는 이런저런 시도를 해보다가 4~5개월 무렵이 되었을 때 진료실을 찾아옵니다. 그런데 아이가 통 먹지 않는다고 걱정하지만, 막상 출생체중 대비 현재의 체중은 정상이거나 오히려 과한 경우가 많습니다. 왜 이런 일이 생겼을까요. '월령별 수유량'에 얽매인 것이 가장 흔한 원인이라고 생각합니다.

검색하면 나오는 '월령별 수유량'은 '이 나이의 아이들이 먹는 양을 조사해서 평균을 내보니 이 정도더라'라는 의미입니다. '이 나이의 아이들은 이만큼을 먹어야 한다'라는 '목표'가 아닙니다.

생후 약 2~3개월경까지는 무조건 빠는 반사가 있으므로 배가 고프지 않아도 일단 젖꼭지가 입에 닿으면 어느 정도는 더 먹을 수 있는 아이가 많습니다. 하지만 빠르면 생후 6~8주부터 이 반사가 사라지면서, 비로소 자신의 진짜 양에 맞춰 먹으려 합니다. 아이가 예전보다 더 적게 먹으니 불안해진 부모는 140mL를 탔는데 30mL밖에 먹지 않으니 일단 멈추지만 5분이나 10분 뒤에 다시 또 먹여서 30mL 정도 더 먹이고, 이렇게 2~3번 나눠서 먹이는 시도를 합니다. 며칠 지나지 않아 이 방법도 통하지 않고 이제는 잠결에 먹이거나 잠든 아이 입을 벌려서 먹여보지요. 처음 며칠은 오히려 이전보다 많이 먹는 일도 있지만, 결국에는 깨어 있는 동안은 아예 먹지 않고 잠결에만 먹으려 들고 갈수록 하루 총수유량은 줄어드는 상황이 됩니다.

본인의 의지와 상관없이 억지로 밥을 두세 번씩 나누어 먹어야 한다고 상상해 보세요. 어른에게도 견디기 힘든 일입니다. 잠결에 배를 채운 아이는 깨어 있을 때 배고픔을 느낄 새가 없으니 깨어서는 왜 먹어야 하는지 모르게 됩니다. 3~4개월 무렵이 되면 젖병만 봐도 반가워서 입맛을 다셔야 할 시기인데, 억지로 먹은 기억 때문에 오히려 엄마가 수유 자세만 잡아도 두려워 울음을 터트리는 것입니다. 이런 상황에 부딪혔다면 지금 아이에게 필요한 것은 젖이나 분유가 아니라 '배고픔' 그 자체입니다. 배가 고플 때 먹는 것이 얼마나 기분 좋은 일인지 다시 가르쳐주어야 합니다.

이제부터 낮에는 최대한 깨어 있는 상태에서 먹이도록 시도하세요. 이 시기는 아이를 깨워가며 먹이는 때가 아닙니다. 수유 중 거부하는 모습을 보이거나 잠든다면 바로 수유를 중단해야 합니다. 수유를 중단하자마자 깨어서 운다고 해도 다시 수유하지는 말아야 합니다. 젖을 배를 채우는 수단이 아니라 잠들기 위한 수단으로 쓰겠다는 겁니다. 수유를 중단하고도 아이가 깨어 있다면 30분 정도 지나서 다시 수유를 시도합니다. 이때도 거부하거나 잠들면 바로 중단합니다. 아이가 그대로 잠든다면 충분히 자고 깨었을 때 다시 수유를 시도합니다.

처음 3~4일간은 잠결에 먹이던 양의 절반도 먹지 않을 수 있습니다. 부족한 수유량은 꿈나라 수유로 보충합니다. 아이가 밤잠을 자기 전 마지막 수유 후 3~4시간 뒤에, 잠든 아이를 깨우지 않고 살짝 입만 벌려서 젖이나 젖병을 물립니다. 아이가 빨기 시작하면 스스로 멈출 때까지 두거나 최대 10~15분 정도만 시도합니다. 이 수유의 목적은 배를 채우는 것이 아니라, 낮 동안 부족한 수유량을 보충하는 최소한의 안전망입니다.

입을 벌리지 않으면 더 이상 시도하지 않습니다. 트림은 낮처럼 안아 올려서 하지 않고 누운 채로 다리를 배 쪽으로 구부렸다 펴는 동작을 반복해도 할 수 있습니다. 2~3분 정도만 시도합니다. 30분 뒤에 다시 수유하는 방법에 반응이 없다면 수유 중단 후 3~4시간 뒤에 먹이도록 합니다. 예를 들어, 아침 6시에 첫 수유를 하였다면 다음 수유는 9시 30분이나 10시경에 다시 시도할 수 있습니다. 하지만 이는 엄격한 규칙이 아닙니다.

만약 아이가 8시 30분쯤에 입맛을 다시면서 울거나 손가락을 힘차게 빠는 등 배고픈 신호를 명확히 보낸다면, 그때는 당연히 먹여야 합니다. 어떤 행동이든 배고픈 신호로 판단하고 젖을 주는데도 잘 먹지 않는 일이 두세 번 반복된다면 그때는 처음의 계획대로 3~4시간 뒤에 수유하도록 합니다. 이때에도 수유량을 정해놓지 말고 아이가 거부하면 미련 없이 수유를 중단합니다. 꿈나라 수유도 같은 마찬가지입니다.

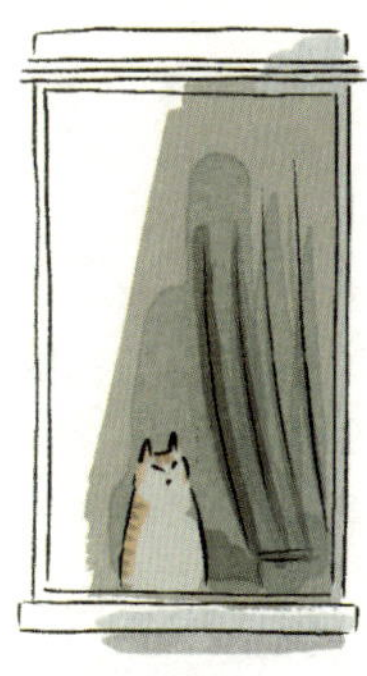

4개월, 1,000mL 이상 분유를 먹는데 괜찮나요?

"하루 총수유량이 1,000mL는 넘으면 안 된다는데, 우리 아이는 1,200mL 넘게 먹어요. 억지로 수유 간격을 늘려보는데 그때마다 자지러지게 울어요."

🏥 소아청소년과 방문이 필요해요!

- 역류 또는 구토가 반복될 때
- 설사를 자주 하는 경우 또는 엉덩이가 짓무를 때

👨‍⚕️ 어떻게 해야 할까요?

① 수유 횟수가 많은지, 한 번에 먹는 양이 많은지를 먼저 살펴봅니다.

② 수유 횟수가 많다면, 울 때 달래려고 먹이거나 재우려고 먹이는 일을 반복했을 가능성이 큽니다.
  - 아이가 울 때는 수유 외의 방법으로 진정시킨 뒤 먹입니다.
  - 먹으면서 잠들지 않도록, 수유 중 잠들면 수유를 중단합니다.

③ 한 번에 많이 먹는 아이라면, 한 번에 240mL까지만 주고 그래도 더 먹으려고 하면 30분 정도 뒤에 줍니다.

4개월령의 50백분위수 체중은 남아 7kg, 여아 6.4kg입니다[200]. 성장을 위해 하루 90~110kcal/kg가 필요합니다[201]. 분유 1,000mL는 약 650~700kcal의 열량을 제공합니다. 그러므로 하루 1,000ml의 분유는 이 시기 아이에게 일반적으로 필요한 열량의 상한선으로 볼 수 있습니다. 체중이 많이 나가거나 성장이 빠른 아이는 1,000mL를 넘길 수도 있지만 흔한 상황은 아닙니다. 그러니 숫자 자체가 문제라기보다는, 왜 많이 먹는지를 살펴야 하는 경우가 더 많습니다.

이만큼 많이 먹는 아이이면서 자주 젖 역류가 있거나 토한다면 아이에게 적당한 양보다 많이 먹이고 있다는 의미입니다. 이런 아이가 체중이 잘 늘지 않는다면 가능한 한 빨리 의사에게 보여야 합니다. 반대로 이렇게 많이 수유하고 토하는데도 체중이 잘 늘고 있거나 과하게 늘고 있다면 성미가 급한 아이일 가능성이 높습니다. 이런 아이들은 젖꼭지 크기를 한 단계 낮추거나 평소 먹는 양의 절반 정도를 먹이고 일단 수유를 멈춘 후에 5분 정도 트림시키고 다시 젖병을 물리는 식으로 나눠서 먹이는 시도를 해볼 수 있습니다. 하지만 이는 반드시 해야 하는 조치는 아닙니다. 아이가 아파 보이지 않고 역류나 구토에 대해 부모가 크게 걱정하지 않는다면, 접종 시기마다 병원에서 아이를 살펴보는 정도의 대응만 해도 괜찮습니다.

먹는 양은 많지만 아이가 토하지 않는다면 다른 이유를 점검해 봅니다. 4개월령의 아이가 하루에 1,000mL 이상 수유하는데, 수유 횟수가 8~10회 이상이라면 한 번에 100~150mL 정도입니다. 이런 아이는 배고픔 외에 다른 이유로 먹고 있을 가능성이 높습니다. 울고 칭얼거릴 때마다 먹여서 달래는 것은 아닌지, 잠들 때만 많이 먹는 건 아닌지 살펴보세요. 많이 먹어서 체중이 지나치게 늘면 철분 결핍 빈혈이나 호흡기 문제 등 잠재적인 건강 문제의 위험이 있지만 토하는 것 외에 지금 당장 아이에게 해로운 일은 찾기 어려울 것입니다. 하지만 이렇게 모든 불편함과 불쾌함을 배를 채워 완화하는 방법만 가르친다면 이후 수면과 이유기 보충식 진행이 더 어려워질 수 있습니다.

6개월, 이유기 보충식을 거부해요

"이유기 보충식을 시작했는데 아이가 삼키지 않아요. 자꾸 혀로 밀어내요."

🏥 소아청소년과 방문이 필요해요!

- 체중이 잘 늘지 않을 때
- 아이가 아파 보이거나 기운 없어 보일 때
- 모유나 분유도 잘 먹지 않을 때

어떻게 해야 할까요?

① 혀로 밀어내는 것은 아이의 본능적인 반사일 수 있으니 크게 실망하지 않아도 됩니다.

② 가볍게 시도하세요. 처음 2주는 먹는 양보다 젖이 아닌 새로운 음식과 숟가락에 익숙해지는 것을 목표로 합시다.

③ 수유 횟수와 간격을 점검하세요. 2주 정도 지났는데도 이유기 보충식에 관심이 없다면 아이가 충분히 배고플 만한 상황에서 먹이고 있는지 살펴보세요.

4개월령 이전의 아이들은 입에 들어온 고형물을 본능적으로 혀로 밀어냅니다. 대체로 이런 본능적 반사가 없어진 후에 이유기 보충식을 시도하도록 하지만 아이에 따라서는 이것이 남아 있을 수 있습니다. 이 시기 아이가 뱉어내는 것은 싫어서가 아니라 아직 혀를 사용하는 방법이 미숙하거나 본능적인 반사 때문일 수 있습니다. 혀 근육도 발달할 시간이 필요합니다.

이유기 보충식을 처음부터 잘 먹는 아이들도 있습니다. 처음부터 입도 벌리지 않고 완강히 거부하는 아이들도 있고요. 이건 타고난 기질에 좌우되는 면이 큰 것 같습니다. 물어보면 부모 중 누군가 한 명은 꼭, 혹은 두 사람 모두가 어려서 잘 안 먹고 "입이 짧다"라는 이야기를 들었다고 합니다. 새로운 변화에 적응하기 위해 언제나 남들보다 더 많은 시간이 필요한 사람들이 있습니다. 아이 중에도 당연히 그런 성향을 보이는 부류가 있다는 것을 받아들여야 합니다. 대신 아이가 새로운 변화인 이유기 보충식을 받아들일 시간을 주면서 현재 마시는 식사만으로는 조금 부족함을 느껴서 반유동식과 고형식에 관심을 두도록, 점진적으로 수유를 줄여가는 것이 우리의 전략입니다.

이유기 보충식을 시작하고 얼마 지나지 않은 시기라면 그저 새로운 음식이 입에 닿는 것을 목표로 합니다. 아이가 입을 벌린다면 음식을 혀 가운데에 놓아줍니다. 준비가 되었다면 뒤로 삼킬 것이고 아직 아니라면 그냥 뱉어낼 겁니다. 괜찮습니다. 지금은 그냥 맛을 보고 익숙하지 않으니 뱉는 상황입니다. 익숙함은 반복에서 만들어집니다. 불쾌한 경험이 아니라는 것을 쌓아두기만 합시다.

식탁이 엉망이 될 수 있지만, 아이가 음식을 직접 만질 수 있게 해주세요. 이 시기 아이들은 손에 쥔 것을 입에 가져가 탐색하는 일이 많습니다. 아이가 마음껏 만지고 뭉개고 입술에 묻혀보게 하세요. 잇몸으로 으깨질 정도로 푹 찐 당근 스틱이나 브로콜리처럼 손에 쥐기 쉬운 핑거푸드를 만들어서 가지고 놀게 하여도 좋습니다. 우연히 입에 한 번 넣어 본다면 성공입니다. 안전을 위해, 핑거푸드는 반드시 보호자가 지켜보는 상황에서 제공합니다.

이런 상황에 대한 가장 좋은 예방책은 모유 수유입니다. 엄마가 먹는 음식의 맛과 향은 모유를 통해 아이에게 전달됩니다. 모유를 수유하는 엄마들이 좋은 음식만 찾는 건 아니어도 해로울 것 같은 음식은 피하는 분들이 많지요. 그렇게 엄마가 다양하고 건강한 음식을 섭취하였다면 아이는 이유기 보충식을 진행하면서 만나는 대부분의 음식을 이미 경험한 적이 있는 것과 마찬가지가 됩니다. 분유 수유아는 출발점이 다를 뿐, 반복 노출을 통해 충분히 적응할 수 있습니다.

2주 정도 지났는데도 이유기 보충식에 관심이 없다면 여전히 수유량이 너무 많은 것은 아닌지 살펴봅니다. 이유기 보충식을 시작하기 직전이 가장 수유량이 많을 때이고 시작한 후에는 점점 수유량이 줄어드는 게 보통입니다. 오히려 이전보다 수유량이나 횟수가 늘었다면 양과 횟수를 최소한 이유기 보충식 시도 전 수준으로 돌립니다. 특히, 양보다는 수유 횟수가 지나치게 잦은 것은 아닌지 살펴봅니다. 분유든 모유든 여전히 울 때마다 젖을 물리고, 재우려고 먹이고 있지는 않은지요. 수유한 지 2시간밖에 지나지 않았는데 이유기 보충식을 준다면 당연히 먹지 않습니다. "수유량과 횟수를 줄여도 여전히 안 먹는데"라고 할 수 있지만, 하루이틀의 시도로 지난 수개월의 습관이 바뀌지는 않습니다.

수유를 줄여서 아이를 배고프게 했다며 안타까워하는 모습을 자주 봅니다. 관점을 바꿔보세요. 수유를 지나치게 자주 해서 종일 배고프지 않은 아이로 만들고 있는 건 아닌지요. 아이가 충분히 배고픈 상태에서 먹는 만족감을 경험하지 못하게 방해하고 있는 것은 아닌지요. 적어도, 수유하면서 잠들거나 자다 깨었을 때 수유하는 것만이라도 멈춰야 아이와 엄마는 그다음으로 나아갈 수 있습니다. 이것이 최소한의 시작입니다.

8개월, 이유기 보충식을 300g씩 먹어도 괜찮나요?

"너무 잘 먹어요. 한 번에 200g 정도를 주었는데도 만족하지 못하고 계속 울어요. 더 주면 더 먹을 수 있는데, 이렇게 먹여도 괜찮나요?"

🏥 소아청소년과 방문이 필요해요!

- 먹을 때마다 토하거나 설사가 반복될 때
- 체중이 감소하거나, 반대로 성장곡선을 가파르게 뛰어넘어 비만이 우려될 때

👨‍⚕️ 어떻게 해야 할까요?

① 직접 먹을 수 있는 핑거푸드를 같이 주세요.

② 양이 충분하다면 이유기 보충식의 알갱이를 다음 단계로 진행합니다.

③ 죽의 물기를 줄이고 되직하게 만들어, 아이가 스스로 먹도록 시도합니다.

적게 먹는 아이만 걱정일 것 같지만 '이래도 될까?' 싶을 만큼 많이 먹는 아이의 부모들도 걱정은 태산입니다. 잘 안 먹는 집에서는 배부른 고민이라 하겠지만 당사자들은 심각합니다. 하지만 분명한 건 식욕이 없는 것보다는 장점이 훨씬 많다는 점입니다. 이 식욕을 엔진 삼아 좋은 방향으로 유도해 봅시다. 맛있는 음식이 아닌 '건강에 좋은 음식'을 많이 먹도록 하고, 일찌감치 스스로 먹는 습관을 들일 기회로 삼으세요.

우선, 이 식욕을 긍정적으로 받아들이세요. 이런 아이들이라고 해서 언제까지나 잘 먹기만 하지는 않습니다. 나중에 밥을 거부하는 시기가 오면 "이제 그럴 때도 되었지"라고 여유 있게 말할 수 있도록 지금의 식욕을 마음껏 즐기세요. 아이들의 성장은 계단식이라서 한참 동안 정체기처럼 보이다가도 어느 순간 훌쩍 자라 있곤 합니다. 급격하게 자라는 '급성장기'에는 먹는 양도 폭발적으로 늘어납니다.

'물 들어올 때 노 저어라'라는 말처럼, 이럴 때 이유기 보충식 진행에 박차를 가해보세요. 잘 먹지 않을 것 같은 채소도 과감히 섞어보고, 잡곡의 비율도 높이고, 알갱이 크기도 키워보세요. 단, 이런 시기에 보충식 대신 분유 수유량을 늘리는 것은 피해야 합니다. 돌을 향해 가는 지금은 고형식을 늘리고 수유량은 줄여가야 할 때입니다.

이유기 보충식의 알갱이를 더 굵게 하자고 하면 아이가 소화할 수 있을지 걱정하는 부모가 많습니다. 앞서 여러 번 설명했듯이 괜찮습니다. 오히려 이 시기에 음식의 다양한 질감을 경험하지 못하면 이후 거친 음식을 거부하는 경향이 커질 수 있습니다. 또한 알갱이가 굵고 되직한 음식(진밥 형태)은 아이가 손으로 집어 먹기에도 훨씬 수월합니다. 아이의 식욕을 믿고, 부모가 보기엔 좀 불편해 보이는 덩어리 음식도 과감히 시도해 보세요.

이 시기의 과식은 '양의 문제'가 아니라 '빠르기의 문제'일 가능성이 높습니다. 200~300g이라면 식당 공깃밥 하나 분량에 육박합니다. 적지 않은 양인데, 먹고 나서도 배고파한다면 '식사의 빠르기'를 점검해 봐야 합니다. 성인 연구에서 확인된 바에 따르면, 우리의 뇌가 포만감을 느끼려면 최소 20분은 필요합니다[202]. 너무 빨리 먹는 아이는 위는 찼는데 뇌는 배고픈 상태일 수 있습니다.

이런 아이들에게는 숟가락을 쥐여주거나 핑거푸드를 주어 '스스로 먹기'를 유도해 보세요. 아직 소근육이 미숙해 집어 먹는 게 서툴고 느릴 수밖에 없습니다. 하지만 그 덕분에 식사 시간이 길어지고, 적당한 양을 먹고도 포만감을 느낄 수 있게 됩니다. 아이의 식욕을 추진력 삼아 소근육 발달도 돕고 식사량도 자연스럽게 조절할 수 있습니다.

결론적으로, 부모가 지켜야 할 원칙은 흔들리지 않습니다. '무엇을 식탁에 올릴지'는 부모의 권한이자 책임입니다. 아이가 단지 양을 채우기 위해 좋아하는 것만 찾지 않도록, 부모는 뚝심 있게 영양가 있는 식단을 내어주어야 합니다. 한편으로는 비만에 대한 경계도 늦추지 말아야 합니다. '입이 심심해서' 먹는 습관이 늘지 않도록 항상 식탁에 앉아서 먹도록 하며, 우유를 포함해서 물 이외의 음료로 갈증을 해결하지 않도록 주의해야 합니다.

과자나 주스가 아니라 밥, 단백질, 채소 위주의 균형 잡힌 식단이라면 과도하게 걱정할 필요는 없습니다. 다만 체중 증가 속도는 정기적으로 확인해야 합니다. 다소 걱정이 될 수밖에 없지만 관점을 바꿔보면, 이 시기의 넘치는 식욕은 선물입니다. 다양한 식재료와 거친 질감을 거부감 없이 탐험하고, 손으로 먹는 즐거움을 배울 기회이기 때문입니다. 걱정 대신, 아이의 왕성한 에너지에 맞는 든든하고 건강한 식탁을 차려주세요.

9개월, 장난감을 쥐여주지 않으면 먹지 않아요

"손에 장난감을 쥐여주고 정신이 팔린 틈을 타서 음식을 먹입니다.
장난감이 없으면 입을 벌리지도 않아요."

🏥 소아청소년과 방문이 필요해요!

- 최근 1~2개월 사이 체중이 늘지 않거나 감소할 때
- 식사 시간에 구토나 역류, 통증처럼 보이는 보챔이 있을 때

어떻게 해야 할까요?

① 억지로 먹이지 않습니다.

② 장난감, 인형, 동화책, 미디어 등등 음식과 식기, 식사 도구 외의 모든 눈요깃거리
　 는 치웁니다.

③ 식사 시간은 20분 정도로 제한합니다.

④ 이유기 보충식 사이에는 한 번씩만 수유합니다.

⑤ 물은 수시로 줄 수 있습니다. 기울여서 마시는 컵으로 제공합니다.

아이가 장난감에 정신이 팔린 상태로 먹이는 것은 억지로 먹이는 일입니다. 아이가 장난감 없이 며칠간 전혀 먹지 않아 탈수 증상을 보일 정도라면, 단순한 식습관 문제가 아닐 수 있습니다. 전문적이고 적극적인 치료가 필요하지 버릇 들이는 이야기를 할 때가 아닙니다. 이런 경우는 반드시 병원에서 평가를 받아야 합니다.

장난감으로 먹이는 시도에도 불구하고 아이의 체중이 늘지 않거나 빠지고 있다면 발달과 성장 전반에 대한 점검이 필요합니다. 건강 문제인지 확인하는 과정과 식습관을 고치는 일을 병행해야 합니다. 특히, 식사 시간에 거의 매번 구토나 심한 역류, 통증처럼 보이는 보챔이 반복된다면 숨겨진 소화기계의 문제 때문에 식사에 집중하지 못하는 것일 수 있습니다. 흔한 일은 아닙니다.

이 상황은 '어떻게든 먹여야 한다'라는 부모의 절박한 마음이 만든 결과입니다. 우리 어른들도 누구나 그렇듯이 아이들도 늘 식욕이 일정하지 않습니다. 언젠가 아이가 이유기 보충식 먹는 시간을 지루해할 때 부모가 잠시 장난감으로 관심을 돌려서 먹인 일이 있을 겁니다. 한두 번이 아니라 여러 번 반복되면서 아이에게는 잘못된 학습이 진행됩니다. '먹는 것은 내 일이 아니라 부모의 일이다' 그러니 '밥 먹는 시간은 지루하다'고 여기게 됩니다.

장난감에 정신 팔려서 먹는 일이 반복되면 아이 내부의 배고픔과 배부름에 대한 감각도 사라집니다[203]. 아이의 기질에 따라 과체중이나 비만이 될 수도, 심각한 저체중이나 섭식 장애로 진단될 수도 있습니다. 부모도 처음에는 한 끼나 두 끼 정도 장난감 없이 먹이는 시도를 해보겠지만 중간에 겁먹고 포기하면서 아이는 이제 학습을 완료하고, 식사 시간의 통제권을 가지게 됩니다. 안 먹고 버티면 재미난 게 눈에 들어오거나 달콤한 게 입에 들어오니 아이는 안 먹는 게 이익입니다.

식사의 기본 원칙을 다시 떠올리세요. 부모는 무엇을, 언제 먹을지 결정합니다. 그것을 먹을지 말지, 얼마나 먹을지는 아이의 몫입니다. 그러니 부모로서 우리가 가장 먼저 할 일은 억지로 먹이지 않는 것입니다. 아이의 입을 벌리고 음식을 밀어 넣는 것만이 억지로 먹이는 게 아닙니다. 장난감을 쥐여주거나 동화책을 보여주며 아이의 관심이 다른 곳으로 가 있는 동안 먹이는 게 바로 억지로 먹이는 겁니다. 음식 한 숟가락 아이 입에 넣으려고 숟가락 비행기를 날리고, 숟가락 기차놀이로 아이 입 터널에 들어가는 일도, 부모가 춤추고 노래하며 아이가 까르르 웃느라 입을 벌린 틈에 넣는 것도, 과일처럼 달콤한 음식으로 입을 벌렸을 때 이유기 보충식으로 바꿔치기해서 먹이는 것도 마찬가지입니다. 아이가 음식을 입에 넣기 위해 배고픔 외의 이유가 필요하다면 억지로 먹이고 있다고 봐도 좋습니다. 억지로 먹이는 것은 비싼 이자로 돈을 빌리는 일과 같습니다. 끼니를 거듭할수록 식욕이 더 떨어지므로 갈수록 더욱 먹이기가 힘들어질 수밖에 없습니다.

장난감을 조금씩 줄여가는 것은 도움이 안 됩니다. 단호하고 일관성 있게 환경을 재구성합니다. 장난감, 인형, 동화책, 미디어 등 아이가 먹을 음식, 그릇, 식사 도구 외에는 모두 치웁니다. 동영상 미디어는 평소에도 보여주어서는 안 됩니다.

부모의 숟가락을 내놓으라고 떼쓰는 아이들도 있습니다. 숟가락 하나는 원래 아이 몫이니까 쥐여줄 만합니다. 하지만 그것을 집어 던지고 또 부모 것을 내놓으라고, '내 손에 있지 않은 그것'을 내놓으라고 떼를 쓸 때의 숟가락은 장난감과 같습니다. '○○를 해야 입을 벌리겠다'라는 것은 들어주어서는 안 됩니다. 억지로 먹이는 일입니다. 처음 며칠간 장난감 없는 식사 시간에 아이가 격렬하게 저항할 것입니다. 여기서 흔들리고 포기하면 다음 시도에서는 아이도 부모도 더 긴 시간과 더 많은 인내가 필요합니다.

식사 시간은 20분 정도로 제한합니다. 아무리 적게 먹어도 그 시간이 지나면, 일단 식욕이 줄어들고 집중력도 떨어지며 식사 시간이 목적 없는 지루한 전투가 되기 때문입니다. 사실 5분만 먹여봐도 이번 끼니를 먹을지 안 먹을지 부모는 알게 됩니다. 나중에는 더 일찍 식사를 끝내도 좋습니다. 하지만 기존의 습관을 바꾸기 시작한 첫 2주 정도는 20분가량의 시도는 해보세요. 가능하다면 아이가 이유기 보충식을 먹을 때 부모도 같이 식사하세요. 아이의 식사를 중단한 후에도 보란 듯이 맛있게 밥 먹는 모습을 보여주세요. 어른의 밥을 달라고 하면 어떻게 하냐고요? 기억하세요. 아이의 식사는 끝났습니다.

새로운 규칙에 적응하는 동안 아이의 총섭취량은 일시적으로 줄어들 수 있습니다. 이 억시 수업료입니다. 건강한 9개월 아이가 며칠간 평소보다 적게 먹는다고 탈수나 영양실조가 발생하기는 어렵습니다. 다소 짜증이 늘고 기운 없어 보일 수 있지만, 적절하게 활동하고 소변 횟수가 유지된다면 3~4일 정도의 섭취 감소로 위험을 이야기하기는 과한 일입니다.

이유기 보충식 사이에 수유는 예전처럼 해주세요. 평소만큼 주되 평소보다 더 먹이려 하지는 마세요. 수유 중에 잠들면 수유도 바로 멈춥니다. 고형식의 부족을 수유로 보충하고, 울 때 수유로 달래고, 재울 때 수유한다면 앞으로도 달라지는 게 없습니다.

아이가 충분히 배고플 수 있게, 식욕이 충전되는 시간을 방해하지 말아 주세요. 배고픔을 견디도록 가르치는 것이 아니라 배고플 때 먹는 기쁨을 배우도록 돕는 것입니다. "배고플 때는 먹어야 한다", "배고플 때 먹

으면 진짜 맛있다"라는 중요한 생존 원리를 늦었지만 배울 수 있게 도와
주세요.

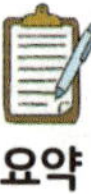

요약

음식을 먹기 위해 '배고픔' 외의 다른 이유가 필요하다면 그것은 아이가 스스로 먹는 즐거움을 방해받고 있는 것입니다. 지금 필요한 일은 아이의 내부 조절 시스템을 재가동하는 것입니다. 며칠간 장난감 없는 식탁에서 아이가 떼를 쓰고 먹지 않더라도 흔들리지 마세요. 그 거부 뒤에는 배고픔을 느끼는 감각과 스스로 먹는 즐거움이라는 중요한 보상이 기다리고 있습니다. 장난감을 치우고 일관성을 유지하는 이 단호함이 아이의 식습관을 건강하게 바로잡는 큰 사랑의 행동이 될 것입니다.

10개월, 자꾸 식탁 의자에서 벗어나려고 해요

"식사 시작 후 5분만 지나면 발을 구르고, 몸을 비틀고, 아이 의자의 안전띠를 풀려고 해요. 붙잡고 먹이면 전쟁터가 되는데, 억지로라도 앉혀서 먹여야 할까요?"

소아청소년과 방문이 필요해요!

- 최근 2~3개월 사이 체중이 늘지 않거나 감소할 때
- 식사 외의 다른 상황에서도 징징거림이 심할 때

어떻게 해야 할까요?

① 자신의 능력으로 먹을 수 있게 해주세요.

② 안전띠는 해야 합니다.

③ 아이가 몸을 빼려 하거나 일어서려 할 때, "일어나면 식사는 끝난다"라고 한 번만 경고합니다.

④ 그래도 발버둥을 치면 식사를 끝내고 아이 의자에서 내려줍니다.

⑤ 쫓아다니며 먹이거나 디시 아이 의자에 앉히지 않습니다.

아이가 끼니마다 의자에서 탈출하려 한다면 앉아 있기에 불편함은 없는지 살펴봅니다. 아이가 자라서 발받침이 너무 낮은 것은 아닌지 등입니다. 안전띠가 꼬여 있거나 궁둥이가 닿는 부분에 이물질은 없는지. 만약 이런 이유가 아니라면, 이 시기에 아이가 의자에서 탈출하려는 시도는 강력한 의사 표현입니다. 대개는 "지금은 배가 충분히 고프지 않아요" 또는 "어떤 불편감을 감수하고 먹을 만큼 배가 고프지 않아요"라는 신호입니다. 존중해야 합니다. 이 신호를 무시하고 억지로 앉혀 먹이려 하면, 식탁은 빠르게 전쟁터로 바뀝니다. 먹은 양이 한 숟가락이든 먹은 지 5분밖에 지나지 않았든, 식사를 중단해야 합니다. "다 먹었구나. 식사 끝!"이라고 말하고 의자에서 내려주세요. 이후로 돌아다니는 아이를 따라다니며 음식을 먹여서는 안 됩니다. 돌아다니다 와서 부모의 밥을 가리키며 입을 벌려도 주어서는 안 됩니다. '식탁 의자를 벗어나면 식사는 끝난다'라는 규칙을 배워야 합니다. 이 규칙의 목적은 아이를 '묶어두기'가 아니라, 식사의 시작과 끝을 예측 가능하게 만들어주는 것입니다.

최근 2~3개월 사이 체중이 늘지 않거나 성장곡선이 평탄해지는 경우는 항상 진료가 필요합니다. 이런 아이들에게 항상 건강상의 문제가 있는 것은 아니지만 전문가의 추적 관찰이 정기적으로 있어야 합니다. 적당한 시기별로 건강상의 문제를 배제하는 검사가 아이에 따라 다르게 필요할 수 있습니다. '분명히 문제가 있을 거야'라는 의도로 검사하는 게 아니라 '현재의 발달과 성장에 영향을 미치는 심각한 기저 질환은 없다'라고 명확히 배제하고 넘어가는 과정이라 이해하면 됩니다.

이 월령 무렵의 아이가 식사 외의 다른 상황에서도 징징거림이 심하다면 전반적인 발달에는 문제가 없는지 알아보아야 합니다. 위험한 행동에 '안 돼'라고 말하면 잠깐 제지가 될 정도로 다른 사람의 말귀를 알아듣고 눈치를 살필 수 있는 시기입니다. 보호자와 상호작용의 모습도 없고 모든 상황에서 떼만 쓰는 아이라면 예민한 기질 이상의 문제는 아닌지 발달 전반에 대한 검사가 필요할 수 있습니다.

10개월 무렵의 아이는 기어다닐 수 있고, 잡고 서거나 벽이나 물체를 잡고 옆으로 걷는 아이들도 있습니다. 아이 스스로 기동력이 생기면서 탐색 활동이 늘어나게 됩니다. 손도 제법 쓸 수 있게 되어 눈에 보이는 것을 비교적 자유롭게 잡아 들어올리고 다른 손으로 옮겨 쥐기도 합니다. 온몸의 근육을 활용하고 싶은 욕구가 폭발합니다. 그래서 식사 전 10~15분 정도 스스로 충분히 기어다니고 움직인 뒤 앉히는 것도 도움이 됩니다. 이렇게 끊임없이 움직이고 싶은 아이에게, 한정된 공간인 식탁 아이 의자에서의 20분은 '배고픔'이 없다면 아이에게는 가혹한 속박이겠지요. '배고픔'이 없다면 말입니다.

아이의 탈출 시도는, 아이가 이미 충분히 먹었고 포만감을 느끼고 있으며 음식에 대한 흥미가 끝났고 다음 활동을 하고 싶다는 욕구입니다. 부모가 이 신호를 무시하고 "몇 숟가락만 더!"라며 억지로 먹이려 할 때, 식탁은 감옥으로 변하게 됩니다.

우리의 대처는 안전한 환경에서 아이의 선택을 존중하는 것입니다. 식탁 아이 의자는 안전을 위해 견고해야 하며 자동차 안전띠와 마찬가지로 5점식 하네스가 가장 안전합니다. 최소한 허리 안전띠만이라도 착용하고, 아이가 일어서지 못하게 높이와 테이블 위치를 점검합니다. 10개월 아이의 탈출 시도는 낙상 위험이 큽니다. 헐겁게 채워두면 어느새 빠져나와 바닥에 떨어져 다칠 수 있습니다. 자동차 안전띠보다는 느슨할 수 있지만 아이가 마음대로 의자에서 일어서거나 상체를 의자 밖으로 내뺄 만큼 헐거워서는 안 됩니다.

아이는 10개월입니다. "의자에서 일어나는 것은 식사가 끝났다는 뜻이야"라고 말해야 합니다. 아이는 정확한 뜻까지는 아니어도 지금의 행동에 대한 경고라는 것은 이해할 수 있습니다. 경고의 목적은 협상이나 협박이 아니라, 규칙과 앞으로 벌어질 일을 알리는 것입니다. "앉아! 앉으면 한 입 줄게!"라는 제안은 식사를 놀이로 바꾸는 일입니다. 놀이로 만들어서 먹여야 한다면, 억지로 먹이는 것과 다르지 않습니다. 아이가 식탁에서 내려달라고 하거나, 위험하게 몸을 비틀어 위험한 자세를 만들 때는 미련 없이 식사를 끝내고 의자에서 내려줍니다. 내려준 후에 쫓아다니며 먹이거나, 수유 혹은 간식으로 배를 채워주면 안 됩니다. 다음 식사 시간까지 기다려야 한다는 것을 경험으로 배워야 합니다. 아이에게 식욕을 되돌려주는 과정입니다. 너무 적게 먹은 게 안타까워서 간식을 준다면, 식탁에서 떼써서 내려오면 상을 받는다는 것을 아이에게 가르쳐주는 일과 같습니다. 식사가 끝나고 나면 씻고, 식탁을 정리하고, 바로 놀이로 전환합니다. 식사가 '끝났음'을 분명히 할수록 다음 식사가 쉬워집니다.

아이의 식사 시간은 20분 정도라는 것을 기억해 주세요. 어떤 날에는 더 긴 시간 동안 집중해서 먹는 경우도 있겠지만 대체로 10개월 아이의 집중력은 한계가 명확합니다. 30분, 40분씩 부모가 목표한 양을 다 먹이려고 하면 아이는 발버둥 치는 법을 배웁니다. 짧고 굵게, 긍정적인 경험으로 식사를 끝내주세요.

가장 근본적인 대책은 역시 예방입니다. 식사 시간의 지루함을 없애는 방법에는 배고픔을 되돌려주는 것에 더해서, 아이의 식사 시간을 '아이의' 식사 시간으로 만들어주는 것입니다. 자신의 능력과 선택으로 먹을 수 있도록 기회를 주세요. 10개월 아이는 손의 협응력이 폭발적으로 발달하는 시기입니다. 숟가락으로 먹여주는 것만으로는 지루함을 느낍니다.

밥그릇에 아이가 직접 집어 먹을 수 있는 핑거푸드를 놓아주세요. 부드러운 주먹밥, 길게 썬 과일, 잇몸으로 으깨질 정도로 찐 채소 등을 충분히 제공하여 아이가 자신의 선택으로 식사를 이끌도록 해주세요. 스스로 먹는 과정이 아이의 성취감을 높이고 식사 시간을 즐거운 탐험의 시간으로 바꿔줄 것입니다.

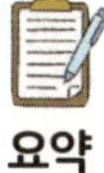

요약

아이의 탈출 시도는 '배부름'과 '독립'이라는 자연스러운 발달 신호입니다. 이를 억지로 막거나 음식으로 협상하지 말고, 식사 환경에 대한 명확한 규칙을 설정하여 안전하게 아이의 자율성을 존중해 주어야 합니다. 다음 식사 시간을 즐겁게 맞이할 수 있도록, 충분히 배고픔을 느낄 기회를 빼앗지 말아야 합니다. 의자에서 일어나면 식사는 끝납니다. 이것이 아이에게 식욕을 돌려주는 가장 공정한 규칙입니다.

12개월, 식탐이 너무 많아요

"밥을 먹고 돌아서면 냉장고나 식탁을 가리키며 음식을 달라고 울어요. 배가 고프다고 떼쓰는데 밥 먹은 지 30분도 안 되었어요. 간식을 주지 않으면 진정시키기 힘들어요."

소아청소년과 방문이 필요해요!

- 식사 후 구토가 반복될 때
- 최근 1~2개월 사이 체중이 급격하게 상위 백분위수로 넘어갈 때
- 흙, 돌, 종이 등 먹어서는 안 되는 것을 반복적으로 삼키려는 경향을 보일 때

어떻게 해야 할까요?

① 스스로 먹는 힘을 길러 자연스럽게 포만감을 조절할 수 있도록 해주세요.
② 아이가 좋아하는 음식이 아니라 아이에게 좋은 음식 위주로 제공해 주세요.
③ 3번의 끼니와 2번의 간식을 가능한 한 일정하게 주세요.
④ 정해진 식사와 간식 외에 지루함·떼쓰기·졸림을 음식으로 달래지 않도록 합니다.
⑤ 구강 감각 욕구를 충족시킬 비음식 활동을 제공해 주세요.

잘 먹지 않던 아이가 어느 순간 평소에는 생각할 수 없는 양을 먹는 일이 있습니다. 이럴 때는 1~2주 정도 경과를 지켜보아도 좋습니다. 대부분 다시 예전의 양으로 돌아갑니다. 그리고 또 잘 먹는 시기가 부정기적으로 찾아올 겁니다. 하지만 이후로도 계속 "먹고 나서도 바로 또 달라"는 모습이 반복된다면, 먼저 이 아이가 '정말 배가 고픈지', 아니면 '음식이 달래주는 역할'을 하게 되었는지를 구분해 봐야 합니다.

우선, 너무 급하게 먹는 아이는 아닌지 되돌아보세요. 성미가 급한 아이들은 자기의 양보다 빠르게 많이 먹는 경향이 있습니다. 특히, 먹고 난 후에 조금씩 게워 내는 아이들은 과식 또는 빠른 섭취로 인한 역류가 아닌지 확인해야 합니다. 급하게 먹는 아이들은 스스로 먹을 수 있게 하면 상황이 조금 개선될 수 있습니다. 부모가 떠먹여주는 것에 비해 어렵기 때문에 자연스럽게 먹는 빠르기가 조절되고 그렇게 식사 시간이 길어지면 적당한 시기에 포만감을 느끼고 식사를 멈추게 될 것입니다. 그리고 이런 문제가 아니더라도 이제는 스스로의 힘으로 먹어야 하는 시기가 되었습니다.

주의해서 살펴야 하는 것 중에 이식증이 있습니다. 아이가 음식이 아니라 흙, 돌, 종이 등 음식이 아닌 것을 반복적으로 '삼키려' 하는 경우 심각한 빈혈 때문인 경우가 있습니다. 단순히 입에 넣고 빠는 탐색 행동과는 다르게, 음식이 아닌 것을 실제로 삼키려 하는 모습을 보입니다. 흔한 증상은 아니지만 이런 행동이 의심될 때는 진료를 통해 질병 여부를 확인해야 합니다.

그래도 많이 먹는다면, 이 식탐을 추진력 삼아 좋은 음식을 더 많이 주도록 하지요. 아이가 좋아하는 것을 끝없이 주면서 너무 많이 먹는다고 걱정할 것이 아니라, 아이에게 좋은 음식을 골고루 제공해 주세요. 특히 주스와 가당 음료는 제한해야 합니다. 과일만 많이 주거나 물 대신 우유로 갈증을 해결하는 습관도 좋지 않습니다. 곡물, 육류, 채소, 과일, 유제품을 매일 '골고루' 챙겨줍니다. 곡물 잡곡의 비율을 더 높여서 곡물 전체를 잡곡으로 주어도 좋습니다. 콩류도 으깨어서 섞어 주세요. 육류도 소고기, 닭고기, 돼지고기, 오리고기, 달걀 등 한 종류에만 집중되지 않게 다양하게 주세요. 채소도 다양하게 무지개색으로 식탁에 올립니다. 보라색 가지, 초록색 오이와 브로콜리, 노랗고 붉은 파프리카 등 흔히 어린이들이 잘 먹지 않는 것으로 알려진 채소들을 이럴 때 많이 먹여주세요. 지금 우리 아이는 식욕이 넘쳐서 식탐을 내고 있습니다. 음식이 아이의 취향에 맞지 않아 덜 먹는다면 식탐을 조절하게 된 것이고 취향에 맞지 않아도 잘 먹는다면 좋은 음식을 먹었으니, 그것도 좋은 일입니다.

이제 끼니는 다른 가족들과 시간을 맞추어 세 번 먹도록 합니다. 정규 끼니와 끼니 사이에 간식을 한 번씩 주어서 세 번의 식사와 두 번의 간식이 권장되는 일반적인 형식입니다. 이른바 '입이 심심해서' 먹는 습관은 만들지 말아야 합니다. 여행지에서 다음 일정을 기다리는 시간이 길어지거나 긴 이동 중간에 한 번쯤 간식을 주는 게 큰 잘못은 아니지만 이런 상황을 자주 반복하면 곤란합니다. 지루함을 음식으로 달래는 습관은 떼쓰기-간식-배부름-식사 거부-떼쓰기의 악순환을 만들거나 반대로 지나치게 열량 섭취를 높여 비만의 위험도 있습니다. 행여나 포만감을 목적으로 단 음식을 주는 것은 오히려 상황을 악화시킨다는 것도 주의할 부분입니다.

10~12개월 아이는 치아가 나고 구강 협응 능력이 발달하며 씹는 행위 자체에 대한 구강 감각 욕구가 강해집니다. 이 욕구를 음식으로만 채우려 하지 마세요. 손에 안전한 치발기를 쥐여주거나, 칫솔질을 해주기, 부모와 아이가 의성어나 의태어 말장난을 하며 입 근육을 쓰는 놀이를 하는 것 등이 모두 대안이 될 수 있습니다.

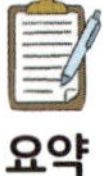

요약 ==아이의 식탐을 좋은 음식을 먹이는 원동력으로 쓰세요.== 음식이 곧 사랑은 아닙니다. 먹을 것을 주지 않는 것에 죄책감을 가질 필요가 없습니다. 스스로 건강에 좋은 음식을 먹을 수 있도록 제공하고, 지루함을 음식으로 해결하는 습관을 만들지 않는 것, 그것이 아이의 건강한 성장과 자기 조절 능력을 키우는 중요한 방법입니다.

13개월, 반찬만 먹어요
맨밥만 먹어요

"아이가 밥과 반찬을 섞어 주면 밥을 뱉어내고 반찬만 골라 먹어요."
또는 "반찬은 입에 대지 않고 맨밥만 먹으려 해요."

🏥 소아청소년과 방문이 필요해요!

- 최근 2~3개월 사이 체중 증가가 둔화하거나 감소할 때
- 창백한 얼굴, 심한 보챔 등 철분 결핍 증상이 의심될 때
- 특정 질감이나 온도에 구역질을 반복하는 등 심한 감각 회피를 보일 때

어떻게 해야 할까요?

① 재료를 서로 비슷한 크기로 잘게 섞어, 밥과 찬을 한 그릇에 담아 제공합니다.

② 골라 먹기를 시도하면 "골라 먹으면 식사는 끝이야"라고 한 번만 안내합니다.

③ 계속 골라내면 식사를 끝내고 식기를 치웁니다.

④ 식사를 끝낸 후에 아이를 쫓아다니며 먹이지 않습니다.

⑤ 일정한 식사와 간식을 지킵니다. 사이에는 물만 제공합니다.

⑥ 먹지 않더라도 꾸준히(10번 이상) 음식을 식탁에 올립니다.

이 시기 아이의 편식은 흔하고 자연스러운 현상입니다. '내가 선택하겠다'는 자율성을 강하게 주장하고, 우연한 어떤 경험으로 한 종류 음식에 꽂히는 것도 특이한 일은 아닙니다. 우연히 오랫동안 씹은 흰 쌀의 단맛을 경험한 아이는 한동안 맨밥을 우선 먹으려 드는 게 당연합니다. 할머니 댁에서 어른들이 먹으려고 양념한 나물의 짜고 고소한

맛을 본 아이가 양념 맛이 없어도 특정 나물이나 채소에 한동안 손이 가는 것도 당연합니다. 이유기 보충식에서 매번 분쇄하고 데친 고기만 먹다가 구운 고기를 먹어본 아이가 고기 냄새만 맡아도 흥분하는 게 당연합니다. 그래서 맨밥, 고기, 채소 등을 시즌제처럼 돌려가며 골라 먹는 아이들 이야기는 진료실에서 흔히 듣는 이야기입니다. 아이들의 편식은 자연스러운 모습입니다. 한 1~2주 정도는 지켜보아도 괜찮습니다.

대처하는 요점은 아이에게 끌려가 식단을 단일화하지 않는 것입니다. ==아이가 선호하는 것만 식탁에 올리고 먹지 않는 음식은 아예 제외하는 일만 피하면 됩니다.== 아이가 한 가지를 고집할수록 식단의 '다양성'을 유지하려는 노력이 필요합니다. 다만 균형 잡힌 영양 섭취를 매 끼니마다 달성하는 것을 목표로 삼을 필요는 없습니다. 아이는 영양의 균형을 하루 전체 혹은 일주일이나 이보다 긴 시간을 통해 나누어서 얻게 될 것입니다.

12~18개월 무렵의 아이는 자신이 스스로 선택하고 통제하겠다는 자율성을 강력하게 주장합니다. 식사 시간은 아이가 통제권을 행사하기 가장 좋은 때입니다. 무엇을 먹을지 스스로 결정하겠다는 의사 표현이 편식으로 나타날 수 있습니다. 여기에 더해 이제는 주는 대로 먹는 게 아니라, 익숙하지 않은 음식에 경계심이 폭발적으로 증가합니다. 아이는 짧은 시간이지만 자신의 과거 경험을 바탕으로 안전하고 예측 가능한 것을 선호하게 됩니다. 하지만, 최근에 갑자기 생긴 현상이 아니라 이유기 보충식 시기부터 먹이기 까다로운 점이 많았고 특정 질감이나 온도에 구역질을 반복하는 등 심한 감각 회피를 보이고 동시에 부모와 상호작용이 많지 않은 것 같다면 발달 전반을 점검하기 위해 진료가 필요합니다.

자연스러운 모습이지만 1~2주 이상 지속되는 경우 영양의 불균형을 걱정할 수밖에 없습니다. 이럴 때는 가벼운 대처부터 시작해 봅니다. 반찬류는 맨밥보다 염분, 지방, 단백질 등 다양한 맛을 갖고 있습니다. 맛이 강한 것을 선호하는 아이들은 반찬류만 골라 먹으려 할 수 있습니다. 특히 생선구이를 좋아하는 아이들은 짠맛에 사로잡힌 경우가 많습니다. 원칙대로 소금간과 첨가당을 하지 않고 육류를 제공할 때도 지방이 적은 살코기 위주로 주도록 합니다. 생선류는 1주일에 1~2회, 한 번에 30g 이하로 제공하는 게 중금속 중독 예방을 위해 안전합니다.

맨밥만 먹는 아이들은 흰쌀밥의 단맛을 경험했을 수 있습니다. 잡곡 비율을 높여 흰 쌀밥의 단맛을 줄이는 대안도 있습니다. 또 맨밥만 먹는 아이 중에서는 새로운 맛이나 식감을 경계하는 게 이유인 경우도 있습니다. 맨밥은 다른 반찬에 비해 맛과 질감이 일관적이라 아이에게 가장 안전한 음식으로 느껴질 수도 있습니다. 밥과 다른 음식 재료들을 섞어서 아이에게 다양한 음식을 맛볼 기회를 주도록 합니다.

극단적인 편식이 오랜 기간 지속되는 경우 이 상황을 해결하는 방법은 '제한된 선택권'을 주는 것입니다. 아이에게 선택권을 주는 일은 중요합니다. 하지만 부모가 받아들일 수 없는 결과를 선택지로 주면 안됩니다. 예를 들어, 겨울에 맨발로 외출하겠다는 아이에게 "운동화를 신을래 말래"라고 묻고 아이가 "말래"라고 답할 때 "그건 안 돼"라고 하면 애당초 물어볼 필요가 없었던 것처럼 말이지요. "파란 장화 신을래, 노란 장화 신을래"라고 물어보는 게 낫습니다. 음식도 똑같습니다. 무엇을 먹을지 아이가 정하기로 한 게 우리의 원칙입니다. 하지만 한 가지 음식만 섭취하는 것은 아이를 돌보는 입장에서 받아들일 수 없는 행동입니다. 먹을지 말지는 여전히 아이가 선택할 수 있지만 먹지 않아서 겪게 되는 배고픔 역시 아이가 경험할 수 있어야 합니다.

밥과 반찬류를 섞어서 한 그릇에 담아 주세요. 아이가 골라내기 어렵게 밥과 찬을 비슷한 크기로 잘게 잘라 충분히 섞어서 제공합니다. 일품 식사를 아이가 뱉어내거나 골라내서 먹으려는 경우는 "다 먹었네. 식사 끝!"이라고 말하며 식기를 치웁니다. 아이가 좋아하는 음식을 다시 꺼내주지 않습니다. 식탁에서 내려온 뒤 다음 끼니까지는 간식이나 우유는 최소한으로 제공합니다. 3~4일은 평소와 같은 양을 주되 더 늘리지는 말고, 이후에도 끼니를 먹지 않으려 한다면 이제는 우유와 간식의 양을 과감하게 줄이거나 중단해야 합니다. 떼쓴다고 간식으로 달래주면 '음식은 떼쓰기의 보상'이라는 잘못된 학습이 일어납니다. '끼니때 먹지 않으면 다음 끼니까지 기다려야 한다'라는 중요한 생존 원칙을 배울 수 없습니다.

이 상황을 예방하려면 이유기 보충식 시기에 최대한 다양한 음식을 경험하게 하는 게 중요합니다. 일단 이런 일이 일어난 뒤에는, 아이가 새로운 음식을 거부하거나 뱉어낸다고 해서 식단에서 그 음식을 바로 제외해서는 안 됩니다. 아이가 새로운 음식을 먹기 전까지 10~15번의 노출이 필요합니다. 아이가 입에 대지 않더라도 식탁에 계속 올려두어 눈으로 보고, 만져보고, 익숙해지도록 하는 것이 장기적인 편식 교정에 결정적인 역할을 합니다.

요약

13개월 아이의 편식은 자연스러운 발달 과정입니다. 하지만 오랜 시간 지속될 때는 밥과 반찬을 섞어 일관되게 제공하고 아이가 골라 먹거나 거부할 때는 바로 식사를 끝내서, '밥상 위에서는 부모가 정한 규칙에 따라야 한다'라는 것을 배우도록 도와주어야 합니다. 음식을 둘러싼 싸움을 멈추고, 다음 식사 시간까지 배고픔을 느낄 기회를 제공하는 것이 부모가 할 수 있는 중요한 식습관 교육입니다.

15개월, 동영상이 없으면 밥을 먹지 않아요

"아이가 영상을 보는 동안에는 얌전히 앉아 입을 벌리는데, 영상을 끄는 순간 숟가락을 거부하고 식탁에서 내려가려 해요. 밥을 먹이려고 영상을 보여줘도 괜찮나요?"

소아청소년과 방문이 필요해요!

- 최근 2~3개월 사이, 체중 증가가 둔화되거나 감소할 때
- 창백한 얼굴, 심한 보챔 등 철분 결핍 증상이 의심될 때
- 일상생활 전반이 미디어 없이는 통제되지 않을 때
- 미디어 시청 중단 시 극심한 분노발작을 보일 때

어떻게 해야 할까요?

① 미디어를 아이의 눈앞에서 즉시, 완전히 제거합니다.

② 식사 시간은 20분을 넘기지 않도록 합니다.

③ 억지로 먹이지 않습니다.

④ 우유는 하루 2회, 100~120mL 정도로(아이의 성장·대변 상태·식사량에 따라 조정) 제한합니다.

⑤ 물은 수시로 제공합니다.

⑥ 아이에게 숟가락이나 핑거푸드를 주어 스스로 먹는 주도권을 줍니다.

밥 먹을 때 장난감을 쥐여줘야만 입을 벌리는 아이에서 상황이 더 악화된 형태입니다. 아이는 지금 '식사'를 하는 것이 아니라, 영상에 '최면'이 걸린 상태로 음식을 '투입'당하고 있습니다. 아이가 자신의 배고픔과 배부름을 인지하는 능력 발달을 저하시키는 행위입니다. 아이는 음식의 맛, 향, 질감을 느끼지 못하며 음식을 먹어야 하는 이유 자체를 알 수 없게 됩니다.

아이는 음식을 씹고 삼키는 행위를 의식하지 못하며 포만감 등의 몸 안의 신호에 반응하여 먹을지 말지를 결정하지 않고 외부 자극에만 집중하고 있는 상태입니다. 아이가 많이 먹는 기질이라면 비만이 될 씨앗을 심어주는 일이고 잘 먹지 않는 기질이라면 먹는 행위를 고통스럽게 받아들이게 됩니다. 정도가 심하면 음식을 보기만 하거나 부모가 부엌 방향으로 움직이기만 해도 울게 됩니다.

이 지경까지 이르게 된 부모들은 약속이라도 한 듯 같은 하소연을 합니다. 이렇게라도 하지 않으면 정말 입도 벌리지 않는다고 말이지요. 9개월 사례에서도 설명했지만, 그게 사실이라면 지금 이 책을 읽고 있으면 안 됩니다. 미디어를 보여주지 않으면 밥을 먹지 않아 굶고 탈수되어 쓰러질 정도라면 생존을 위한 본능부터 문제가 없는지 확인해야 합니다. 적극적인 치료가 필요한 아이에게 식습관을 어떻게 만들고 훈육을 어떻게 할 것인지 고민할 일이 아닌 거지요.

우리 아이가 "에이, 그 정도는 아니지"라는 생각이 든다면 아이의 본능을 믿어야 합니다. 배고플 때 먹이지 않고 배고플까 봐 먹이는 일이 반복된다면 아이는 계속 배고픔이 어떤 느낌인지 알 수 없습니다. 심지어 배부른 상태에서 먹는 일이 반복된다면 모든 수유와 식사가 고통스러운 시간이 됩니다. 미디어를 보여주는 행위 자체도 아이에게 해롭다는 것을 앞서 진지하게 이야기하였습니다. 이제라도 아이를 믿고 올바른 방향으로 되돌려야 하고, 우리는 되돌릴 수 있습니다.

다시, 기본 원칙에서 시작합니다. 부모는 무엇을, 언제 먹을지 결정합니다. 그것을 먹을지 말지, 얼마나 먹을지는 아이가 정합니다. 아이가 정한 결정에 따른 결과를 아이는 스스로 경험해야 합니다. '안 먹으니 힘들구나. 이게 배고픔이구나' 배워야 합니다. '배고플 때 먹으니 이렇게 맛있구나' 느껴야 합니다. 억지로 먹이지 말아야 합니다. 아이의 입을 강제로 벌려서 먹이는 것만이 억지로 먹이는 게 아닙니다. 먹을 이유, 배고픔이 없는 아이 입에 음식이 들어가도록 하는 일은 모두 억지로 먹이는 겁니다.

억지로 숨을 쉬게 할 수 있을까요? 들숨과 날숨을 자신의 리듬이 아니라 부모가 공기를 밀어 넣고 빼는 일을 반복한다면 편히 숨을 쉴 수 있을까요? 먹고 자고 배설하는 일들은 남이 억지로 할 수 없고 심지어 스스로의 의지로 조절하기도 어렵습니다. 우리는 먹고 싶고, 자고 싶고, 배설하고 싶은 신호에 반응할 뿐입니다. 어떻게든 한 끼는 억지로 먹였다고 쳐도, 그다음 끼니는 어떻게 하지요. 배고픔을 경험하지 못하고, 포만감이 이어지는 상태에서 먹는 일은 아이에게 가혹한 경험입니다.

몸 안의 신호를 느끼고 그것에 반응하고 대비하고 부모에게 도움을 청하는 법을 배우는 것은 두 돌 전 아이가 배워야 하는 가장 기본입니다. 먹는 일뿐만 아니라 잠잘 때도 같습니다. 졸린 느낌을 모르는 아이는 그냥 짜증만 냅니다. 대소변이 나올 것 같은 느낌을 모르는 아이는 그냥 안절부절못하게 됩니다. 이런 몸 안의 신호를 느끼고 부모에게 도움을 청하고 부모의 도움을 받으면서 스스로 할 수 있도록 배워가는 것, 때가 되면 하게 되는 일들이지만 시작은 수유와 식사에 있습니다.

장난감 식사와 마찬가지로, 미디어 시청을 조금씩 줄여가는 것은 도움 되지 않습니다. 아이의 식탁에는 아이가 먹을 음식, 그릇, 식사 도구만 둡니다. 처음 수일간은 식사를 완강히 거부할 것입니다. 충분한 배고픔을 경험하기 위해서는 한 끼나 두 끼로는 부족한 일이 많습니다. 식사 시간은 20분 정도로 제한합니다. 아무리 적게 먹어도 이 정도 시간이 지나면 아이의 식욕과 집중력 모두 떨어져 의미없는 시간을 보내게 됩니다. 한두 숟가락만 먹어도 이번 끼니를 먹을지 말지 부모는 알 수 있습니다. 처음 2주 정도는 일단 앉아 있는 연습이 필요하기 때문에 먹지 않더라도 최소한 10분 정도는 기다려주지만, 이후부터는 더 일찍 식사를 끝내도 좋습니다. 한 번 식탁 의자에서 내려간 아이를 다시 식탁 앞에 앉히는 것은 다음 끼니때입니다. 이제부터는 먹겠다는 신호를 보이더라도 충분히 배고플 기회를 주세요. 아이가 식사를 중단한 후에도 부모는 보란 듯이 맛있게 밥 먹는 모습을 보여주세요. 부모가 먹는 밥에 관심을 보여도, 아이의 식사는 이미 끝났다는 것을 잊지 마세요.

새로운 규칙에 적응하는 동안 아이의 식사량은 줄어들 수밖에 없습니다. 다소 체중이 빠지기도 합니다. 이 역시 수업료로 생각해야 합니다. 우리는 아이가 건강하게 자라기를 바랍니다. 그저 살찐 아이를 바라는 게 아니지요. 모든 끼니에서 잘 먹는 모습을 보려고 최선을 다한 결과로 여기까지 오게 되었습니다. 성인의 식욕이 매번 똑같지 않은 것처럼, 아이의 식욕도 들쑥날쑥한 게 자연스러운 일임을 받아들여야 합니다. 이번에 잘 먹지 않으면 다음 끼니에 잘 먹을 것이고, 오늘 잘 먹지 않으면 내일 잘 먹을 것이라 믿어야 합니다. 아이가 충분히 배고플 수 있게, 식욕을 다시 채워가는 이 시간을 방해하지 마세요.

탈수를 막기 위해 물은 수시로 제공합니다.

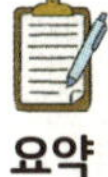

요약

식사 중 미디어 사용은 아이의 내부 조절 시스템을 파괴하고, 음식에 대한 잘못된 조건화를 만듭니다. 미디어가 없으면 밥을 먹지 않는 것은 배고픔 때문이 아니라 미디어에 조건화된 행동 패턴입니다. 부모는 미디어를 단호하게 즉시 제거하고, 며칠간의 식사 거부를 성장의 수업료로 받아들여야 합니다. 일관된 규칙과 배고픔을 느낄 기회를 제공하는 것이 아이가 스스로의 식욕을 되찾고 건강하게 자라도록 돕는 가장 확실한 방법입니다.

16개월, 아직도 밤중 수유를 해요

 "아이가 밥도 잘 안 먹고 분유나 생우유도 안 먹으려 들어요. 그냥 젖만 물려고 해요. 밤에도 자주 깨어나는데 깰 때마다 젖을 물리지 않고는 재울 수 없어요."

 "아이는 밥도 잘 먹는 편이고 검진에서 성장도 적절하다고 해요. 여전히 모유를 먹이는데 적게 먹는 날은 하루 두 번, 많이 먹는 날은 네다섯 번씩 젖을 물기도 해요. 그리고 매일 한두 번 정도 밤에 깨면 여전히 수유하는데 괜찮을까요?"

🏥 소아청소년과 방문이 필요해요!

밤중 수유 자체보다, 이로 인한 건강상의 위험 신호나 부모의 어려움이 클 때 방문이 필요합니다. 특히 사례1과 같이 주간의 고형식 섭취가 부족한 상황은 적극적인 진료가 필요합니다.

- 체중 증가가 현저히 둔화되거나 감소할 때
- 창백한 얼굴, 심한 보챔 등 철분 결핍 증상이 의심될 때
- 중이염이 자주 반복될 때
- 이에 하얀 얼룩이 보일 때(소아 치과 진료 필요)
- 부모가 심각한 수면 부족과 우울감으로 힘들 때

👨‍⚕️ 어떻게 해야 할까요?

① 단호하고 즉각적으로 밤중 수유를 중단하고 진료를 통한 건강 평가가 필요합니다.

② 낮 시간에 3끼 고형식과 두 번의 간식을 제공합니다.

③ 수유는 하루 두 번 간식 시간으로 제한합니다.

④ 일관된 취침 루틴을 지킵니다.

육아에 대한 많은 질문은 아이가 처한 상황에 따라 같은 질문이어도 다른 답이 나올 수 있습니다. 밤중 수유 역시 그렇습니다. 요즘에는 밤중 수유가 '하면 안 되는 일'로 널리 알려져 있어서 감추는 분이 많은 것 같지만 모든 아이에게 해롭기만 한 것은 아닙니다. 이로움과 해로움을 따지기 위해서는 맥락을 따져봐야 합니다. 같은 밤중 수유라도 사례1 과 사례2 는 전혀 다른 이야기입니다.

사례1 의 경우는 적극적인 의학적 조치가 필요한 상황입니다. 아이가 이 월령의 주식인 고형식을 거부하고 젖만 찾는 경우, 먹는 일을 배고픔을 해결하기 위한 행위가 아니라 잠들기 위해서, 짜증을 진정시키기 위해서, 심심한 입을 달래기 위해서 하고 있을 가능성이 높습니다. 아이가 나쁜 수면 연관과 잘못된 섭식 습관에 갇혀 있는 것은 아닌지 살펴보아야 합니다.

이런 상황에서는 철분 결핍 빈혈 등 영양 문제가 동반될 가능성이 높으며, 부모 역시 수면 부족에 따른 우울감과 '이렇게 젖만 먹어도 되나?'라는 불안감과 다른 선택의 여지가 없다는 마음에 심각한 심리적 어려움을 겪을 수 있습니다. 따라서 단호하고 즉각적인 밤중 수유 중단이 필요하며, 동시에 혈액검사 등 건강에 대한 전반적인 평가가 꼭 이루어져야 합니다.

이런 상황에서는 1) 진료가 먼저입니다. 출생 시 대비 성장과 충치와 철분 결핍 빈혈 유무에 대한 확인이 필요합니다. 부모의 우울감과 수면 부족 역시 진료를 통해 적극 도움을 받도록 권합니다.

2) 밤중 수유는 단호하게 끊는 게 필요합니다. 시간이 길어질수록 부모도 아이도 힘듭니다.

3) 123쪽, '수면 리듬 되돌리기' 부분을 참고해서 일과를 구성해 봅니

다. 3끼의 고형식과 중간에 2번의 수유를 제공하되, 억지로 먹이지 않고 잠든 채로 수유하지 않습니다.

4) 대개 처음 3~4일이 가장 힘들고, 2주는 일관되게 유지해야 새로운 규칙에 아이가 적응합니다.

아이에게서 젖을 빼앗는 게 아니라, 익숙하지 않은 고형식도 배고플 때 먹으면 진짜 맛있다는 경험을 만들어주는 게 우리의 목표입니다.

사례2 와 같은 경우의 질문을 받으면 저는 '한밤중의 무단횡단' 같은 일이라고 비유합니다. 이해할 수 있는 선택이지만 남에게 권하기는 어렵다는 뜻입니다. 아이나 부모에게 해로울 정도가 아니라면 위험을 관리하며 맥락에 따라 선택할 수도 있는 일이라고 생각합니다.

아이가 낮에 고형식도 잘 먹고, 검진에서 키와 몸무게의 성장도 적절하며, 부모가 밤에 젖을 먹이기 위해 깨더라도 괴롭거나 귀찮지 않고 오히려 사랑과 만족감을 느낀다면, 굳이 '그러면 안 된다'고 지적할 필요는 없다고 생각합니다. '한밤중의 무단횡단'을 아주 바람직한 일이라고 할 수는 없지만, 건너는 중간에 장난치지 말고 갑자기 빠른 속력으로 달려오는 차가 있을 수도 있으니 그래도 살피면서 건너라고 충고하는 정도면 되지, 굳이 '어떻게 사람이 그런 일을 할 수가 있냐'고 비난할 일은 아닌 것과 같습니다.

충치에 대한 위험이 커지니 치과 검진을 자주 받고 불소 도포에 대해 문의하도록 권유하고 "이제 한번 그냥 재워보시면 어떨까요? 아이에게도 기회를 줘 보지요" 정도로 가볍게 이야기를 끝내는 게 적당하지 않을까요. 아이와 부모가 행복하다면, 그 관계의 만족감이 밤중 수유로 인한 잠재적 위험보다 클 수 있기 때문입니다. 하지만 **사례1** 처럼 잠재적 위험이 아니라 현실에서 안 좋은 결과가 이미 벌어졌다면 이건 다른 이야기입니다.

　아이를 키우면서 생기는 많은 질문에 대한 대답은 '정답'이어서 내놓는 것은 아닙니다. '대체로, 이렇게 하는 게 큰 문제를 만들 가능성이 적더라'라는 의미일 뿐입니다. 밤중 수유로 부모나 아이에게 문제가 발생한다면 주저 없이 중단해야겠지만, 아니라면 그로 인한 위험을 인지하고 대책을 적용하며 유연하게 대처할 수 있습니다. 어떤 선택을 하더라도 배움이 남을 것이고 아이와 함께 앞으로 나아가게 될 것입니다.

요약

16개월 아이의 밤중 수유는 상황에 따라 접근법이 달라야 합니다. '주간 섭취 부족이나 부모의 심각한 어려움(사례1)'이 동반될 경우, 이는 나쁜 습관이자 건강 문제의 신호이므로 단호하게 즉시 중단하고 전문가의 진료를 받아야 합니다. 반면, 고형식도 잘 먹고 양호하며 부모-아이가 행복하다면(사례2), 잠재적 위험(충치 등)을 인지하고 치과 검진과 같은 대책을 적용하며 유연하게 대처할 수 있습니다. 육아에서 가장 중요한 것은 일률적인 정답이 아닌, 부모와 아이의 행복과 건강을 중심에 두는 맥락적 접근입니다.

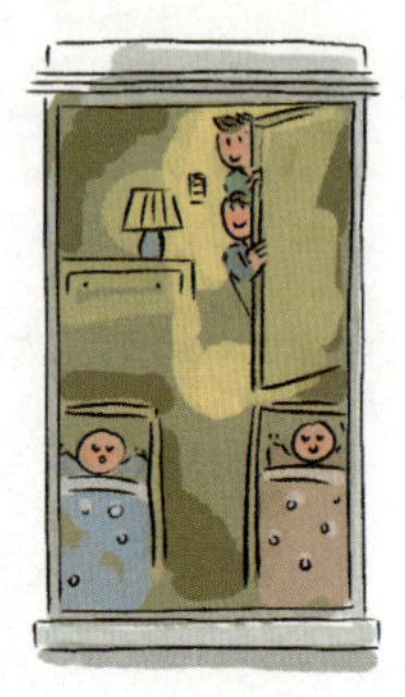

진료실에서는 보호자와 세세한 사정을 모두 이야기할 수 없습니다. 각 가정의 상황을 진료 한 번으로 파악할 수도 없고, 대기 환자가 밀려 있을 때는 압박감에 쫓겨 보호자를 보채며 질문하게 되고, 그러다 보면 상담이 아니라 취조가 되고 맙니다. 대개는 "일단 이렇게 하시고 일주일 뒤에 실제로 어떻게 하고 계신지 일지를 작성해 보세요. 이유식도 한 통 가져와서 보여주시고요"라고 말한 뒤 월령별로 적절한 시간표를 적어드립니다.

이 시간표를 접하면 '한번 해보겠다'며 의지를 보이는 분도 있지만, "어휴, 이렇게 어떻게 사나!"라는 반응을 보이는 분도 참 많습니다. 하물며 "어떻게 책대로 아이를 키울 수 있느냐"며 비웃는 분도 있습니다. 그러나 일찍 재우기, 푹 재우기, 잘 먹는 모습을 보는 데 성공한 엄마 대다수는 대부분 일주일 안에 효과를 보았다며 찾아옵니다. 자고 먹는 일의 교정을 시작할 때 처음 사나흘의 단호한 태도가 중요하다는 사실을 말해주는 대목입니다. 이럴 때는 저도 반갑고 고마운 마음이 들어 웃으며 엄마를 격려합니다.

"정말 잘하셨어요. 말은 쉽지만 실천하기는 무척 어려운 일이라는 걸 제가 잘 압니다. 이제부터는 부모님 마음대로 한번 키워보세요. 댁에 맞는 하루 일과를 만들어보세요. 어떤 새로운 시도를 해서 문제가 생기더라도 되돌리는 방법을 이미 익히고 경험하셨잖아요. 잘하실 수 있을 겁니다.

중요한 건 일상(日常)과 일탈(逸脫)을 구분해 주는 일입니다. 우리가 수도승을 키우는 건 아니잖아요. 일주일에 하루이틀쯤 늦게 잘 수도 있지요. 몸에 좋지 않은 음식을 먹을 수도 있어요. 일상이 있는 아이에게 일탈이란 정말 즐거운 경험이고 해방입니다. 일상의 지루함을 견디게 하는 힘일 거예요. 하지만 일탈이 일상인 아이는 늘 지루하고 공허합니다. 언제나, 지금보다 더 새롭고 지금보다 더 강력한 자극을 갈망하니까요.

어떤 식이든 좋습니다. 아이에게 예측 가능한 하루와 예측 가능한 세상을 엄마의 의도대로 만들어주면 됩니다. 잘 안되거나 아이에게 해로울까 봐 걱정되시면 그때는 다시 상의해 주세요."

그래요. 이 책을 읽고 적용해서 아이가 바뀐 모습을 경험하게 된다면 그때부터는 사정에 맞게 응용해 보세요. 기본으로 되돌리는 방법을 알았으니 엄마 아빠와 내 아이를 위한 육아 방침을 세우면 됩니다. 새로운 방침에 대해 걱정되거나 불안한 마음이 든다면 그게 아이에게 일상이어도 좋을지 고민해 보세요.

할머니 댁에 다녀오면 잘 안 먹고 버릇도 없어지는 아이들이 있습니다. 엄마가 마음으로 몸으로 고생해 가며 겨우 만들어놓은 규칙적인 습관을 하루이틀 만에 망가뜨린 것 같아 속이 상할 수 있습니다. 그러나 그건 일탈입니다. 할머니, 할아버지는 좀 그래도 된다고 생각합니다. 휴가 때 바닷가에서도 반듯하게 정장을 차려입어야 한다고 주장하는 엄마 아빠가 아니라면 말이지요. 일탈을 허용하지 않는 일상이란 강박일 뿐입니다. 다만 할머니나 할아버지가 한 가정에서 생활한다면 이야기는 조금 달라집니다. 그럴 때는 할머니나 할아버지도 엄마 아빠만큼 엄격하지는 않더라도 아이의 일상을 깨뜨리지 않도록 함께 애써야 합니다. 엄마 아빠 앞에서만이라도 보조를 맞춰주어야 아이들이 혼란스러워하지 않습니다.

음식 가운데는 김에 대해서 많이 물어봅니다. 김 싫어하는 아이들 보기 어렵지요. 한두 번 김을 맛본 아이 중에는 밥은 먹지 않고 김만 집어먹을 정도로 좋아하는 아이들도 있습니다. 그러면 저는 이렇게 대답합니다. "김 주셔도 되지요. 맛있잖아요. 좋아하면 당연히 줘도 됩니다. 하지만 김 없이 밥을 안 먹는 아이라면 절대로 주지 마세요. 그건 안 됩니다."

평소에 담백한 식사를 하는 아이에게 특별한 날이나 특별한 이유로 사탕이나 아이스크림을 준다면 정말로 행복해합니다. 늘 달고 짠 음식을 먹는 아이는 그렇지 않은 음식을 벌받는 일, 견뎌내야 하는 상황으로 받아들입니다.

규칙적인 일상은 아이에게도 부모에게도 돌아갈 수 있는 베이스캠프가 됩니다. 일상을 가진 아이는 새로운 변화에 적응할 여유와 에너지가 있습니다. 하지만 일탈뿐인 아이, 일상이 불규칙한 아이는 매일매일 모든 사건에 새로이 적응해야 합니다. 그럴수록 아이의 심리는 더 불안해지고 건강한 정신을 유지하기 힘들어집니다. 아이와 함께 규칙적인 일상으로 돌아갈 방법을 알고 있는 부모 역시 육아에서 여유를 챙길 수 있습니다. 아이의 수면과 섭식에서 자신감을 얻은 부모는 '참고 기다리며 지켜봐 주는 일'의 강력한 힘을 배우게 됩니다. '기본적인 일상을 지키면서 기다리면 좋아지는 게 아이'라는 사실을 깨닫는 순간 육아가 행복해집니다. 순간순간 아이의 보챔이나 울음소리가 들려도 여유롭게 넘길 수 있습니다. 한껏 떼를 부리며 눈물짓는 모습마저도 귀여워 보일 수 있습니다.

할머니 할아버지가 아이를 돌볼 때 너그러워지는 까닭은 아이에게서 생기는 대부분의 문제는 시간이 지나가면 해결된다는 것을 알기 때문입니다. 말 그대로 여유가 있는 겁니다. 젊은 엄마 아빠들처럼 그렇게 당장의 문제를 해결하기 위해 전전긍긍하는 것은 아이뿐만 아니라 부모 자신에게도 괴로운 일이라는 것을 알기 때문입니다.

진료실에서 꼭 하고 싶었지만 할 수 없었던 이야기를 한 권의 책으로 정리해 보았습니다. 결국 '어두우면 졸리다, 졸리면 잔다, 배고프면 먹는다'는 당연한 이야기를 이렇게 길게 늘어놓은 것입니다. 너무 당연해서 더욱 중요하지만, 결코 쉽지 않은 것이 재우고 먹이는 일들입니다. 이 책이 여러분과 여러분의 아이들에게 작은 도움이 되기를, 부모 스스로를 격려하고 아이의 사랑스러운 모습을 더 많이 발견할 수 있는 하나의 계기가 되기를 진심으로 희망합니다. 긴 글 읽어주셔서 감사합니다.

2014년 5월 정재호

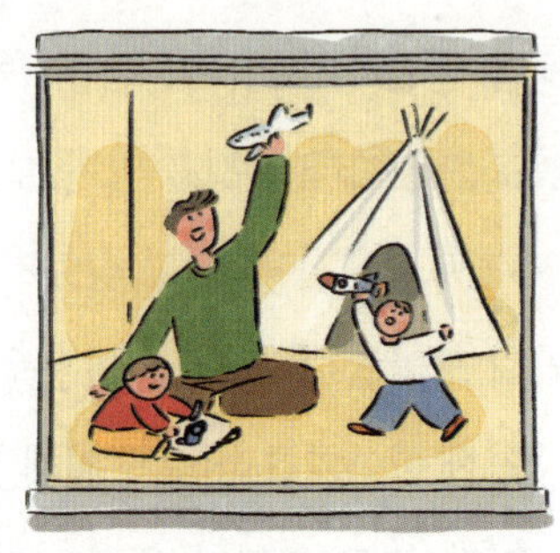

제가 건네드린 마법 주머니는 이제 한편에 잘 접어두셔도 됩니다. 이 책에 담긴 의학적 지식과 경험에서 나온 조언은 거친 길을 헤쳐 나갈 작은 도구, 그저 옛날이야기 속 마법 주머니와 같습니다. 실제로 아이를 이만큼 키워낸 것은 숱한 걱정과 피로 속에서도 기꺼이 아이 곁을 지켜낸 엄마 아빠의 사랑이었습니다.

이유를 알 수 없는 울음 앞에서도 도망치지 않고 버텨낸 날들, 아이와 함께 수없이 깨고 다시 잠들며 뒤척이던 밤들, 숨소리만 조금 달라져도 불침번처럼 밤을 지새우던 그 모든 순간이 바로 아이를 자라게 한 진짜 마법이었습니다.

마법 주머니가 백 개라도 꼬마에게 용기가 없었다면 엄마를 구하지 못했을 것입니다. 세상에 아무리 훌륭한 육아 정보가 넘쳐난다 한들, 아이 곁을 직접 지켜준 여러분이 없었다면 저의 지식과 경험은 아무런 쓸모가 없었을 것입니다.

초판을 세상에 내놓을 때나, 다시 원고를 다듬은 지금이나 제가 전하고 싶은 마음은 같습니다. 아이를 키우는 길고 낯선 여행길에서 지금 여기가 어디쯤인지, 제대로 가고 있는 건지 막막할 때 이 책이 작으나마 믿음직한

지도가 되기를 바랍니다. 모든 것이 엉망진창인 것 같아 주저앉고 싶을 때, 엉킨 실타래를 풀고 다시 시작할 수 있는 실마리가 되었으면 좋겠습니다.

그렇게 지도 보는 법을 익히고, 때로는 길을 잃었다가도 다시 제자리를 찾는 과정을 겪으면서, 앞으로는 부모님 각자의 소신대로 아이를 키워나갈 단단한 자신감이 생기셨기를 응원합니다. 무엇보다, 그 시간을 지나오며 여러분의 마음이 조금 더 담대해지셨기를 희망합니다.

꼬마가 결국 엄마를 구할 수 있었던 건 마법 주머니의 힘만은 아니었습니다. 그것을 부릴 수 있게 해준, 원래부터 아이 마음속에 있던 용기 덕분이었습니다. 마찬가지로 이 책이 엄마 아빠 안에 이미 자리하고 있던 그 사랑과 용기를 다시 한번 일깨우는 계기가 되었기를 기원합니다.

2026년 5월 정재호

참고 문헌 & 웹사이트

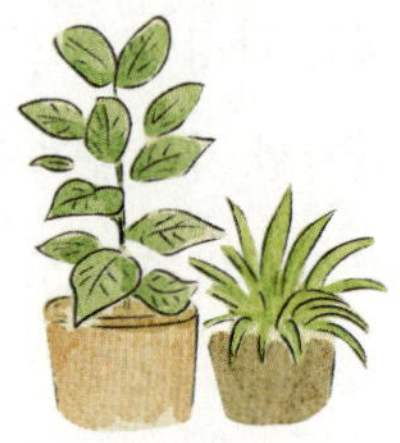

1   MH Kryger, Roth T, Goldstein CA. Kryger's Principles and Practice of Sleep Medicine, 7th ed. 2022

2   Mindell JA, Sadeh A, Wiegand B, How TH, Goh DY. Cross-cultural differences in infant and toddler sleep. Sleep Med. 2010

3   Xie L, Kang H, Xu Q, et al. Sleep drives metabolite clearance from the adult brain. Science. 2013

4   Gooley JJ, Chamberlain K, Smith KA, et al. Exposure to room light before bedtime suppresses melatonin onset and shortens melatonin duration in humans. J Clin Endocrinol Metab. 2011

5   Erdenetuya Bolormaa, et al. Screen time and pubertal development: a systematic review and meta-analysis. Ann Hum Biol. 2025

6   Spiegel K, Tasali E, Penev P, Van Cauter E. Brief communication: Sleep curtailment in healthy young men is associated with decreased leptin levels, elevated ghrelin levels, and increased hunger and appetite. Ann Intern Med. 2004

7   Keren Nathan, et al. Improvement in BMI z-score following adenotonsillectomy in adolescents aged 12–18 years: a retrospective cohort study. BMC Pediatr. 2021

8   Spiegel K, et al. A meta-analysis of the associations between insufficient sleep duration and antibody response to vaccination. Curr Biol. 2023

9   van der Helm E, et al. REM sleep depotentiates amygdala activity to previous emotional experiences. Curr Biol. 2011

10   Gruber R, et al. Impact of sleep restriction on neurobehavioral functioning of children with attention deficit hyperactivity disorder. Sleep. 2011

11   Sadeh A, Tikotzky L, Scher A. Parenting and infant sleep. Sleep Med Rev. 2010

12   Cai DJ, Mednick SA, Harrison EM, et al. REM, not incubation, improves creativity by priming associative networks. Proc Natl Acad Sci USA. 2009

13   Lacaux C, Andrillon T, Bastoul C, et al. Sleep onset is a creative sweet spot. Sci Adv. 2021

14   Masanobu Kawai, et al. Association of Nighttime Sleep Duration at 1.5 Years With Height at 3 Years: The Japan Environment and Children's Study. JCEM. 2025

15   대한수면학회, 수면의학, 군자출판사. 2022

16   Sonia Marie Lenehan, et al. The Architecture of Early Childhood Sleep Over the First Two Years. Matern Child Health J. 2022

17   YoungMin Ahn, et al. Sleep Patterns among South Korean Infants and Toddlers: Global Comparison. J Korean Med Sci. 2016

18   Monique K LeBourgeois, et al. Circadian phase and its relationship to nighttime sleep in toddlers. J Biol Rhythms . 2013

19   Barbara C Galland. Establishing normal values for pediatric nighttime sleep measured by actigraphy: a systematic review and meta-analysis. Sleep. 2018

20   Paruthi S, Brooks LJ, D'Ambrosio C, et al. Recommended amount of sleep for pediatric populations: a consensus statement of the American Academy of Sleep Medicine. J Clin Sleep Med. 2016

21   Hirshkowitz M, et al. National Sleep Foundation's sleep time duration recommendations: methodology and results summary. Sleep Health. 2015

22   E Touchette, et al. Genetic and environmental influences on daytime and nighttime sleep duration in early childhood. Pediatrics. 2013

23   Mindell JA, et al. Behavioral treatment of bedtime problems and night wakings in infants and young children. Sleep. 2006

24   Price AMH, et al. Five-year follow-up of harms and benefits of behavioral infant sleep intervention: randomized trial. Pediatrics. 2012

25   Gradisar M, et al. Behavioral interventions for infant sleep problems: A randomized controlled trial. Pediatrics. 2016

26   Wendy Middlemiss, et al. Asynchrony of mother-infant hypothalamic-pituitary-adrenal axis activity following extinction of infant crying responses induced during the transition to sleep. Early Hum Dev. 2012

27   Meltzer LJ, Mindell JA. Systematic review and meta-analysis of behavioral interventions for pediatric insomnia. Journal of Pediatric Psychology. 2014

28   Mindell JA, et al. Sleep and social-emotional development in infants and toddlers. Journal of Clinical Child & Adolescent Psychology. 2017

29   Hiscock H, et al. Long-term mother and child mental health effects of a population-based infant sleep intervention: cluster-randomized, controlled trial. Pediatrics. 2008

30   Avi Sadeh, et al. Parenting and infant sleep. Sleep Med Rev. 2010

31 Reuter A, et al. A systematic review of prevention and treatment of infant behavioural sleep problems. Acta Paediatrica. 2020

32 Weissbluth M. Healthy Sleep Habits, Happy Child (4th ed.). 2015

33 Richard Ferber. Solve Your Child's Sleep Problems: New, Revised, and Expanded Edition. 2006

34 Kim West. The Sleep Lady's Good Night, Sleep Tight, 3rd ed. 2020

35 U.S. Consumer Product Safety Commission. Safe Sleep – Cribs and Infant Products. https://www.cpsc.gov/SafeSleep

36 Moon RY, Carlin RF, Hand I; Task Force on Sudden Infant Death Syndrome. Sleep-related infant deaths: updated 2022 recommendations. Pediatrics. 2022

37 U.S. CPSC. Fisher-Price Rock'n Play Sleepers Recall. 2019

38 질병관리청(KDCA) 국가건강정보포털 (https://health.kdca.go.kr). "겨울철 한파대비 건강수칙"

39 https://www.lullabytrust.org.uk/baby-safety/safer-sleep-information/room-temperature/

40 https://www.thensf.org/how-to-make-a-sleep-friendly-bedroom/

41 Franco P, et al. Influence of ambient temperature on sleep characteristics and autonomic nervous control in healthy infants. Sleep. 2000

42 질병관리청(KDCA) 국가건강정보포털 (https://health.kdca.go.kr). "기후변화에 의한 폭염"

43 기상청 날씨누리 (https://www.weather.go.kr), 국민행동요령, "폭염"

44 U.S. Surgeon General. The Health Consequences of Involuntary Exposure to Tobacco Smoke. 2006

45 Matt GE, et al. Thirdhand tobacco smoke: emerging evidence and arguments for a multidisciplinary research agenda. Environmental Health Perspectives. 2011

46 Chang AM, et al. Evening use of light-emitting eReaders negatively affects sleep, circadian timing, and next-morning alertness. PNAS. 2015

47 Hugh SC, et al. Infant sleep machines and hazardous sound pressure levels. Pediatrics. 2014

48 Pease AS, et al. Swaddling and the risk of sudden infant death syndrome: a meta-analysis. Pediatrics. 2016

49 International Hip Dysplasia Institute. Hip-Healthy Swaddling. https://hipdysplasia.org/infant-child/hip-healthy-swaddling/

50 Warren JJ, Bishara SE. Duration of nutritive and nonnutritive sucking behaviors and their effects on the dental arches in the primary dentition. Am J Orthod Dentofacial Orthop. 2002

51 Barbosa C, Vasquez S, Parada MA, et al. The relationship of bottle feeding and other sucking behaviors with speech disorder in Patagonian preschoolers. BMC Pediatrics. 2009

52 Scott A. Rivkees, Haiping Hao. Developing Circadian Rhythmicity in Infants. Seminars in Perinatology. 2000

53 Charles A. Czeisler, et al. Stability, Precision, and Near-24-Hour Period of the Human Circadian Pacemaker. Science. 1999

54 Archer SN, Robilliard DL, Skene DJ, et al. A length polymorphism in the circadian clock gene Per3 is linked to delayed sleep phase syndrome and extreme diurnal preference. Sleep. 2003

55 Grigg-Damberger MM. The visual scoring of sleep in infants 0 to 2 months of age. J Clin Sleep Med. 2016

56 Henderson JMT, France KG, Owens JL, Blampied NM. Sleeping through the night: the consolidation of self-regulated sleep across the first year of life. Pediatrics. 2010

57 Rachel E Lerner, et al. Associations Between Mother-Infant Bed-Sharing Practices and Infant Affect and Behavior during the Still-Face Paradigm. Infant Behav Dev. 2020

58 Mindell JA, Sadeh A, Kohyama J, How TH. Parental behaviors and sleep outcomes in infants and toddlers: a cross-cultural comparison. Sleep Med. 2010

59 Kurdziel L, Duclos K, Spencer RM. Sleep spindles in midday naps enhance learning in preschool children. PNAS. 2013

60 Iglowstein I, Jenni OG, Molinari L, Largo RH. Sleep duration from infancy to adolescence: reference values and generational trends. Pediatrics. 2003

61 Bathory E, Tomopoulos S. Sleep Regulation, Physiology and Development, Sleep Duration and Patterns, and Sleep Hygiene in Infants, Toddlers, and Preschool-Age Children. Curr Probl Pediatr Adolesc Health Care. 2017

62 Ward TM, Gay C, Anders TF, Alkon A, Lee KA. Sleep and napping patterns in 3-to-5-year old children attending full-day childcare centers. Journal of Pediatric Psychology. 2008

63 Galland BC, et al. Normal sleep patterns in infants and children: a systematic review of observational studies. Sleep Medicine Reviews. 2012

64 Staton S, et al. Many naps, one nap, none: A systematic review and meta-analysis of napping patterns in children 0-12 years. Sleep Medicine Reviews. 2020

65 Wright KP, et al. Entrainment of the human circadian clock to the natural light-dark cycle. Current Biology. 2013

66 M Nakagawa, et al. Daytime nap controls toddlers' nighttime sleep. Scientific Reports. 2016

67 Akacem LD, et al. Bedtime and evening light exposure influence circadian timing in preschool-age children: A field study. Neurobiology of Sleep and Circadian Rhythms. 2016

68 American Academy of Pediatrics. Media and Young Minds. Pediatrics. 2016

69 LeBourgeois MK, et al. Digital media and sleep in childhood and adolescence. Pediatrics. 2017

70 EK Kang C, et al. Behavioral insomnia in infants and young children. Clin Exp Pediatr. 2021

71 Crowley SJ, et al. An update on adolescent sleep: New evidence informing the perfect storm model. Journal of Adolescence. 2018

72 Marcus CL, Brooks LJ, Draper KA, et al. Diagnosis and management of childhood obstructive sleep apnea syndrome. Pediatrics. 2012

73 Johnson L, et al. Genetic and Environmental Influences on Infant Growth: Prospective Analysis of the Gemini Twin Birth Cohort. PLoS ONE. 2011

74 De Leonibus C, et al. Timing of puberty and physical growth in obese children: a longitudinal study in boys and girls. Pediatr Obes. 2014

75 NCD Risk Factor Collaboration. Worldwide trends in BMI, underweight, overweight, and obesity from 1975 to 2016. Lancet. 2017

76 A century of trends in adult human height. eLife. 2016

77 Kolay E et al. Self-Reported Eating Speed Is Associated with Indicators of Obesity in Adults: A Systematic Review and Meta-Analysis. Healthcare. 2021

78 Jelenkovic A, et al. Genetic and environmental influences on height from infancy to early adulthood: An individual-based pooled analysis of 45 twin cohorts. Sci Rep. 2016

79 Satter E. Child of Mine: Feeding with Love and Good Sense. 2000

80 RE Black, et al. Maternal and child undernutrition and overweight in low-income and middle-income countries. Lancet. 2013

81 Horta BL, et al. Breastfeeding and intelligence: a systematic review and meta-analysis. Acta Paediatr. 2015

82 Ip S, et al. Breastfeeding and maternal and infant health outcomes in developed countries. AHRQ Evidence Report/Technology Assessment No. 153. 2007

83 Thompson JMD, et al. Duration of breastfeeding and risk of SIDS: an individual participant data meta-analysis. Pediatrics. 2017

84 Joan Younger Meek, et al. Policy Statement: Breastfeeding and the Use of Human Milk. Pediatrics. 2022

85 Ballard O, Morrow AL. Human milk composition: nutrients and bioactive factors. Pediatr Clin North Am. 2013

86 Anstey EH, et al. Breastfeeding and breast cancer risk reduction: implications for black mothers. Am J Prev Med. 2017

87 Babic A, et al. Association between breastfeeding and ovarian cancer risk. JAMA Oncol. 2020

88 Aune D, et al. Breastfeeding and the maternal risk of type 2 diabetes: a systematic review and dose-response meta-analysis of cohort studies. Nutr Metab Cardiovasc Dis. 2014

89 Oboh I, et al. The influence of lactation and its duration on bone mineral density in pregnancy and postpartum: a systematic review with meta-analysis. Clin Nutr ESPEN. 2021

90 Zeevenhooven J, et al. The New Rome IV criteria for functional gastrointestinal disorders in infants and toddlers. Pediatr Gastroenterol Hepatol Nutr. 2017

91 Lucassen PL, et al. Systematic review of the occurrence of infantile colic in the community. Arch Dis Child. 2001

92 AAP Committee on Child Abuse and Neglect. Abusive head trauma in infants and children. Pediatrics. 2009

93 Karp H. The Happiest Baby on the Block. Bantam Dell. 2002

94 KB Mitchell, et al. ABM Clinical Protocol #36: The Mastitis Spectrum, Revised 2022. Breastfeeding Medicine. 2022

95 Mennella JA, et al. Prenatal and Postnatal Flavor Learning by Human Infants. Pediatrics. 2001

96 AAP Section on Breastfeeding. Prevention of rickets and vitamin D deficiency in infants, children, and adolescents. Pediatrics. 2008

97 Hollis BW, et al. Maternal versus infant vitamin D supplementation during lactation: a randomized controlled trial. Pediatrics. 2015

98 Institute of Medicine. Dietary Reference Intakes for Calcium and Vitamin D. Washington, DC: National Academies Press. 2011

99 안효섭, 신희영 편. 홍창의 소아과학. 제12판. 미래엔. 2020

100 FAO/WHO. Standard for Infant Formula and Formulas for Special Medical Purposes Intended for Infants. Codex Stan 72-1981 (revised 2007, amended 2024). Rome: FAO/WHO Codex Alimentarius Commission.

101 Bellioni-Businco B, et al. Allergenicity of goat's milk in children with cow's milk allergy. J Allergy Clin Immunol. 1999

102 WHO. Safe preparation, storage and handling of powdered infant formula: guidelines. Geneva: WHO; 2007

103 Nicklaus S. The role of dietary experience in the development of eating behavior during the first years of life. Ann Nutr Metab. 2017

104 Schwartz C et al. Developmental changes in the acceptance of the five basic tastes in the first year of life. Br J Nutr. 2009

105 Bialek-Dratwa A, Kowalski O. Infant Complementary Feeding Methods and Subsequent Occurrence of Food Neophobia. Nutrients. 2023

106 Maier-Noth A et al. The lasting influences of early food-related variety experience: a longitudinal study of vegetable acceptance from 5 months to 6 years in two populations. PLoS ONE. 2016

107 Nicklaus S et al. A prospective study of food preferences in childhood. Food Qual Pref. 2004

108 Mennella JA, Griffin CE, Beauchamp GK. Flavor programming during infancy. Pediatrics. 2004

109 Bialek-Dratwa, et al. Neophobia—A Natural Developmental Stage or Feeding Difficulties for Children? Nutrients. 2022

110 Gisel EG. Effect of food texture on the development of chewing of children between six months and two years of age. Dev Med Child Neurol. 1991

111 Mary Fewtrell, et al. Complementary Feeding: A Position Paper by the European Society for Paediatric Gastroenterology, Hepatology, and Nutrition (ESPGHAN) Committee on Nutrition. JPGN. 2017

112 Northstone et al. The effect of age of introduction to lumpy solids on foods eaten and reported feeding difficulties at 6 and 15 months. J Hum Nutr Diet. 2001

113 WHO. WHO Guideline for complementary feeding of infants and young children 6–23 months of age. 2023

114 Shutts K et al. Social information guides infants' selection of foods. J Cogn Dev. 2009

115 Raab A et al. Cooking rice in a high water to rice ratio reduces inorganic arsenic content. J Environ Monit. 2009

116 김다영 등. 국내 비오염 논토양에서 재배한 현미와 백미 중 비소화학종 함량. J Appl Biol Chem. 2018

117 UK Food Standards Agency (FSA). Red kidney beans. Food Safety Guidance. 2009

118 FDA/EPA. Advice about Eating Fish for Those Who Might Become or Are Pregnant, Breastfeeding, and Children. 2024

119 EFSA. Dietary Reference Values for nutrients. 2017

120 IOM/National Academies. Dietary Reference Intakes. 2005

121 한국영양학회. 한국인 영양소 섭취기준(KDRIs). 2020

122 Coulthard H et al. Delayed introduction of lumpy foods to children during the complementary feeding period affects child's food acceptance and feeding at 7 years of age. Matern Child Nutr. 2009

123 Delaney AL & Arvedson JC. Development of swallowing and feeding: Prenatal through first year of life. Dev Disabil Res Rev. 2008

124 American Academy of Pediatric Dentistry (AAPD). Dental Growth and Development. www.aapd.org

125 NHS. Foods to avoid giving babies and young children. 2023

126 질병관리청, 한국심폐소생협회. 2025 한국 심폐소생술 가이드라인. 2025

127 AAP. How Much Water Should My Baby Drink? HealthyChildren.org. 2022

128 DG Liem. Infants' and Children's Salt Taste Perception and Liking: A Review. Nutrients. 2017

129 WHO. Guideline: Sugars intake for adults and children. 2015

130 Vos MB et al. on behalf of the American Heart Association. Added Sugars and Cardiovascular Disease Risk in Children. Circulation. 2016

131 AHA. Sugar 101. heart.org

132 Ventura AK & Worobey J. Early influences on the development of food preferences. Curr Biol. 2013

133 Rhodin MM et al. Human renal function maturation: a quantitative description using weight and postmenstrual age. Pediatr Nephrol. 2009

134 식품의약품안전체. 식품영양성분 데이터베이스. foodsafetykorea.go.kr

135 Stein LJ et al. The development of salty taste acceptance is related to dietary experience in human infants: a prospective study. Am J Clin Nutr. 2012

136 Health Eating Research (HER). Healthy Beverage Consumption in School-Age Children and Adolescents: Recommendations from Key National Health and Nutrition Organizations. 2025

137 Temple JL. Caffeine use in children: what we know, what we have left to learn, and why we should worry. Neurosci Biobehav Rev. 2009

138 Kazal LA. Prevention of iron deficiency in infants and toddlers. Am Fam Physician. 2002

139 질병관리청. 2021년 영유아건강검진 검진의사 상담 매뉴얼. 2020

140 Newman J & Taylor A. Effect of a means-end contingency on young children's food preferences. J Exp Child Psychol. 1992

141 Ventura AK & Birch LL. Does parenting affect children's eating and weight status? Int J Behav Nutr Phys Act. 2008

142 myplate.gov

143 realfood.gov

144 Black MM & Aboud FE. Responsive feeding is embedded in a theoretical framework of

responsive parenting. J Nutr. 2011

145 Engle PL & Pelto GH. Responsive feeding: implications for policy and program implementation. J Nutr. 2011

146 Tan CC & Holub SC. Children's self-regulation in eating: associations with inhibitory control and parents' feeding behavior. J Pediatr Psychol. 2011

147 USDA MyPlate. Toddler portion sizes. myplate.gov

148 Heyman MB et al. (AAP). Fruit Juice in Infants, Children, and Adolescents: Current Recommendations. Pediatrics. 2017

149 AAP. Choking Prevention for Babies & Children: What Every Parent Needs to Know. HealthyChildren.org 2026

150 AAP. Botulism: Causes, Signs, Symptoms and Treatment. HealthyChildren.org 2025

151 Rona RJ et al. The prevalence of food allergy: A meta-analysis. J Allergy Clin Immunol. 2007

152 Bergmann MM et al. Evaluation of food allergy in patients with atopic dermatitis. J Allergy Clin Immunol Pract. 2013

153 Chatoor I. Feeding disorders in infants and toddlers. Child Adolesc Psychiatr Clin N Am. 2002

154 Jihyun Kim, et al. The incidence and risk factors of immediate type food allergy during the first year of life in Korean infants: a birth cohort study. Pediatr Allergy Immunol. 2011

155 FDA. Food Allergies. https://www.fda.gov/food/nutrition-food-labeling-and-critical-foods/food-allergies. 2026

156 AAP Committee on Nutrition. Hypoallergenic infant formulas. Pediatrics. 2000

157 Greer FR et al. Effects of early nutritional interventions on the development of atopic disease in infants and children. Pediatrics. 2008

158 Du Toit G et al. Randomized trial of peanut consumption in infants at risk for peanut allergy (LEAP study). N Engl J Med. 2015

159 Perkin MR et al. Randomized trial of introduction of allergenic foods in breast-fed infants (EAT study). N Engl J Med. 2016

160 Ierodiakonou D et al. Timing of allergenic food introduction to the infant diet. JAMA. 2016

161 Palmeira P et al. IgG placental transfer in healthy and pathological pregnancies. Clin Dev Immunol. 2012

162 Lack G. Epidemiologic risks for food allergy. J Allergy Clin Immunol. 2008

163 Skinner JD et al. Children's food preferences: A longitudinal analysis. J Am Diet Assoc. 2002

164 Forestell CA & Mennella JA. Early determinants of fruit and vegetable acceptance. Pediatrics. 2007

165 Wardle J et al. Modifying children's food preferences: The effects of exposure and reward on acceptance of an unfamiliar vegetable. Eur J Clin Nutr. 2003

166 Togias A et al. Addendum guidelines for the prevention of peanut allergy in the United States. J Allergy Clin Immunol. 2017

167 Tabbers MM et al. Evaluation and treatment of functional constipation in infants and children: Evidence-based recommendations from ESPGHAN and NASPGHAN. JPGN. 2014

168 Benninga MA et al. Rome IV criteria — neonate/toddler. Gastroenterology. 2016

169 N. Ameh, EA Ameh. Timing of passage of first meconium and stooling pattern in normal Nigerian newborns. Ann Trop Paediatr. 2009

170 Terhi Solasaari, et al. Bowel function in a prospective cohort of 1052 healthy term infants up to 4 months of age. Eur J Pediatr. 2024

171 Tunc VT et al. Factors associated with defecation patterns in 0–24 month-old children. Eur J Pediatr. 2008

172 Benninga MA et al. Functional Gastrointestinal Disorders: History, Pathophysiology, Clinical Features, and Rome IV. Gastroenterology. 2016

173 AAP. Recommended Drinks for Children Age 5 & Younger. healthychildren.org. 2023

174 Iacono G et al. Intolerance of cow's milk and chronic constipation in children. N Engl J Med. 1998

175 Sikirov D. Comparison of straining during defecation in three positions. Dig Dis Sci. 2003

176 Chatoor I. Diagnosis and Treatment of Feeding Disorders in Infants, Toddlers, and Young Children. Washington, DC: Zero to Three Press. 2009

177 Kerzner B, Milano K, MacLean WC Jr, et al. A practical approach to classifying and managing feeding difficulties. Pediatrics. 2015

178 Levine A, Bachar L, Tsangen Z, et al. Screening criteria for diagnosis of infantile feeding disorders as a cause of poor feeding or food refusal. J Pediatr Gastroenterol Nutr. 2011

179 Carlos Augusto Monteiro, et al. The UN Decade of Nutrition, the NOVA food classification and the trouble with ultra-processing. Public Health Nutr. 2018

180 Hall KD, et al. Ultra-processed diets cause excess calorie intake and weight gain: An inpatient randomized controlled trial of ad libitum food intake. Cell Metab. 2019

181 Vos MB, et al.; AHA Nutrition Committee of the Council on Lifestyle and Cardiometabolic Health, et al. Added sugars and cardiovascular disease risk in children: a scientific statement from the AHA. Circulation. 2017

182 AAP. Choosing Healthy Snacks for Kids. HealthyChildren.org 2020

183 Birch LL, Marlin DW. I don't like it; I never tried it: effects of exposure on two-year-old children's food preferences. Appetite. 1982

184 WHO. Guidelines on physical activity, sedentary behaviour and sleep for children under 5 years of age. Geneva: WHO. 2019

185 YH Han, et al. Screen time, mealtime media use, and dietary behaviors in Korean preschoolers: a cross-sectional study. Korean J Community Nutr. 2023

186 Kim SK, Wi DS, Kim KM. Effect of Media Exposure on Social Development in Children. Global Pediatric Health. 2023

187 AAP. Amount and Schedule of Baby Formula Feedings. HealthyChildren.org 2022

188 AAP. How Often and How Much Should Your Baby Eat? HealthyChildren.org 2022

189 Flaherman VJ, et al. Early weight loss nomograms for exclusively breastfed newborns. Pediatrics. 2015

190 Meltzer, Crabtree. Pediatric Sleep Problems: A Clinician's Guide to Behavioral Interventions. American Psychological Association. 2015

191 Henderson JM, et al. Sleeping through the night: the consolidation of self-regulated sleep across the first year of life. Pediatrics. 2010

192 WHO. WHO Guideline for complementary feeding of infants and young children 6–23 months of age. Geneva: World Health Organization; 2023.

193 U.S. Department of Agriculture and U.S. Department of Health and Human Services. Dietary Guidelines for Americans, 2020–2025. 9th ed. 2020

194 질병관리본부, 대한소아청소년과학회. 2017 소아청소년 성장도표 해설집. 2017

195 Jaffe AC. Failure to thrive: current clinical concepts. Pediatr Rev. 2011

196 대한비만학회. 소아청소년 비만 진료지침. 2022

197 Vasanti S Malik, et al. Intake of sugar-sweetened beverages and weight gain: a systematic review. Am J Clin Nutr. 2006

198 Tanumihardjo SA, et al. Poverty, obesity, and malnutrition: an international perspective recognizing the paradox. J Am Diet Assoc. 2007

199 Robinson TN. Reducing children's television viewing to prevent obesity. JAMA. 1999

200 질병관리청. 2017 소아청소년 성장도표. 2017

201 WHO/FAO/UNU. Human Energy Requirements. Rome: FAO. 2004

202 Holliday A, et al. Appetite-related gut hormone responses to feeding across the life course. J Endocr Soc. 2025

203 Birch LL, et al. The variability of young children's energy intake. N Engl J Med. 1991